Integrative Systemic Therapy

Metaframeworks for Problem Solving with Individuals, Couples, and Families

整合系统治疗

解决个人、伴侣和家庭问题的心理治疗元构架

[美]

威廉·M. 平索夫（William M. Pinsof）
道格拉斯·C. 布瑞林（Douglas C. Breunlin）
威廉·P. 罗素（William P. Russell）
杰伊·L. 勒博（Jay L. Lebow）
谢丽尔·兰佩琪（Cheryl Rampage）
安东尼·L. 钱伯斯（Anthony L. Chambers）

著

兰 菁 郑蕴之 陈筱迪 朱琴怡／译

中国轻工业出版社

图书在版编目（CIP）数据

整合系统治疗：解决个人、伴侣和家庭问题的心理治疗元构架／（美）威廉·M. 平索夫（William M. Pinsof）等著；兰菁等译. —北京：中国轻工业出版社，2023.3

ISBN 978-7-5184-4114-3

Ⅰ.①整… Ⅱ.①威… ②兰… Ⅲ.①精神疗法 Ⅳ.①R749.055

中国版本图书馆CIP数据核字（2022）第160177号

总 策 划：石　铁

策划编辑：阎　兰　　责任编辑：孙蔚雯

责任终审：张乃柬　　责任校对：刘志颖　　责任监印：吴维斌

出版发行：中国轻工业出版社（北京东长安街6号，邮编：100740）

印　　刷：三河市鑫金马印装有限公司

经　　销：各地新华书店

版　　次：2023年3月第1版第1次印刷

开　　本：710×1000　1/16　印张：30

字　　数：305千字

书　　号：ISBN 978-7-5184-4114-3　　定价：120.00元

读者热线：010-65181109，65262933

发行电话：010-85119832　传真：010-85113293

网　　址：http://www.chlip.com.cn　http://www.wqedu.com

电子信箱：1012305542@qq.com

如发现图书残缺请与我社联系调换

210329Y2X101ZYW

/ 推 荐 序 /

看到《整合系统治疗——解决个人、伴侣和家庭问题的心理治疗元构架》
（*Metaframeworks for Problem Solving with Individuals, Couples, and Families*）
的中译版，我感到很欣慰，总结起来有五个原因。

第一，现在的家庭治疗都在向整合方向发展，不再像早期那样门派林立，
而是相互吸收，相互融合。就像萨尔瓦多·米纽秦（Salvador Minuchin）晚
年时所言，他不再以结构派家庭治疗师称呼自己，而是改用了家庭治疗师这
个称谓。连创建了一个流派的大师都不再死守自己的流派，更何况我们呢?

第二，我个人非常喜欢整合。曾有听过我讲家庭治疗的人对我说："方老
师，在您的课中，既能看见结构派的影子，也能看见策略、跨代等流派的影
子，其至能看到行为主义的影子。"是的，我喜欢把我认为不同流派有用的成
分整合到一起，使其发挥更大的作用。家庭治疗从兴起到现在，已经走过了
半个多世纪，有众多先贤为我们提供了大量宝贵的视角，这些理论和技术都
饱含智慧的光辉，吸引着我们博采众家之长，不忍偏废。对来访者而言，整
合更能保证来访者的福祉，使咨询真正地"以来访者为中心"，为来访者量身
定制。对咨询师而言，整合更有利于专业成长，使之可以在清晰而系统的框
架下不断精进，活到老，学到老。对整个心理咨询领域而言，整合规避了派
系争斗，促进了和谐发展，可谓当下心理咨询领域的大势所趋。我不仅会在
咨询实践中整合，也会用整合的思路进行督导和教学。我正尝试在家庭治疗
领域推广整合的培训方式，并撰写整合的教材。衷心期盼心理咨询领域可以

有更多关于整合的著作。

　　第三，我国的家庭治疗当下所处的发展阶段亟须整合。虽然我国家庭治疗的起步略晚，但至今也发展三四十年了。我们已经成功地把家庭治疗介绍到了国内，让更多大众熟悉并接纳了这种求助方式，也成功地培养了一大批深耕于许多重要流派的咨询师，比如萨提亚、结构派、情绪聚焦等流派，不一而足。这些都是我们已经取得的成就。然而，正如美国的家庭治疗在经历了爆发之后会归入整合一样，我们国内的家庭治疗经验也已经有足够多的积累，终于可以走向整合了。因此，这本书可谓生逢其时。它的出版顺应了我国家庭治疗的发展趋势，定能带来助益。

　　第四，我很喜欢这本书的作者。我曾在2018年邀请本书的作者之一——道格拉斯·C. 布瑞林（Douglas C. Breunlin）——来中国参加我们在杭州举办的第四届家庭治疗国际研讨会。那是他第一次受邀来中国。在那次会议上，道格拉斯不仅做了精彩的大会报告，还与其他流派的咨询师一起现场演示了家庭个案咨询，并做了为时三天的整合系统治疗工作坊。这既是整合系统治疗第一次被介绍到国内，也让我领略了整合系统治疗的魅力。

　　第五，我很高兴地看到自己的三位弟子参与翻译了这本书。第一位是兰菁博士。我觉得，人各有不同，兰菁博士天生就是为咨询而生的人。我非常喜欢她对咨询的热爱和执着追求。为了更好地学习家庭治疗，本已取得了博士学位的她，毅然辞掉了国内的工作，只身前往整合系统治疗的开创地——美国西北大学——进行学习。第二位是朱琴怡。当年出于对家庭治疗的热爱，她在北京大学光华管理学院读完本科之后，毅然改换专业投身到我的门下读硕士，毕业后又在我的实验室工作了两年，然后与兰菁博士一起前往美国西北大学学习整合系统治疗。第三位是郑蕴之。因为在大学四年级时听了我讲家庭治疗，她改变坚守了长达三年的研究兴趣，转投到家庭治疗领域，现在还在美国攻读博士。尽管郑蕴之不像兰菁和朱琴怡是我的博士生和硕士生，但我也早已把她当成自己的弟子。陈筱迪虽然与我没有直接的师生关系，却也早在北京师范大学举办第二届国际家庭治疗大会时，主动参与过翻译等会务工作。看到我身边的年轻人一波一波地投身这个领域，成长为这个领域的栋梁，使得家庭治疗后继有人，我感到由衷的欣慰。

因此，于公于私，于情于理，我都要推荐这本书。正如作者所言，这本书讨论的问题超越了具体的流派和做法，是"一种观点而非模型"。希望大家可以在阅读中整理所学，梳理所用，为我们的终身学习和发展奠定良好的基础。也希望这本书可以填补国内心理咨询整合方法的空白，为推动我国心理咨询领域的发展做出一点贡献。

方晓义

教育部长江学者特聘教授

北京师范大学心理学部教授、博士生导师

中国心理学会婚姻家庭心理与咨询专业委员会主任委员

家姻心理首席顾问

众里寻他千百度

从萌生翻译这本书的念头，到最终交稿，差不多经过了4年时间。这个征程远远超出我的预期，因为其中的种种波折与困难也远远超出我的想象。每当挫败和无助席卷而来，令我怀疑自己还能否坚持做完这件事的时候，我总会想象一下，如果翻译可以完成，我将在译者序里说些什么。然而，今日回首，万千感慨涩于笔头，只道天凉好个秋。此刻，我只想抛却种种，静静地坐下来，跟你们分享这本书对我的影响，同时将它郑重而诚恳地介绍给你们，我亲爱的同行。

从我开始学习心理咨询到遇见整合系统治疗（integrative systemic therapy，IST），有差不多10年时间。遇见它时，我正就读于这本书的发源地——美国西北大学家庭研究院。在那之前，我已经完成了家庭研究与治疗的硕士和博士项目的学习，也在学历教育之外受过一些流派（比如心理动力学）的系统培训。所以，当我跨入西北大学时，已经远远不是一张白纸了，更像是一锅糨糊。那时，我学过的、用过的、思考过的及体验过的种种流派在我体内翻滚，仿佛在咨询的每一个瞬间都可以有很多种方向，纵然条条大路皆通，无奈罗马时近时远。于是，我尝试通过学习更多的东西来整理已有的混乱，但就像家庭治疗中讲"试图解决问题的尝试恰恰维持了问题"一样，我越吃越饿，越学越乱。正是在这样的时刻，我遇到整合系统治疗，像是漂泊的青春得以安放。虽然它只是心理咨询整合领域的众多尝试之一，虽然它远非完美，但它用稳定而智慧的声音告诉我，每个咨询师都必将走出一条属于自己的路。

这让我想到王国维在《人间词话》中说的"三境界"："古今之成大事业、大学问者，必经过三种境界：'昨夜西风凋碧树。独上高楼，望尽天涯路。'此第一境界也。'衣带渐宽终不悔，为伊消得人憔悴。'此第二境界也。'众里寻他千百度，蓦然回首，那人却在，灯火阑珊处。'此第三境界也。"哪怕我们不是要成什么大事，只是想好好地做一个心理咨询师，可能也不免要在这三个境界中走过一遭又一遭。在初学咨询时，我们专注而兴奋，仿佛独上高楼，一目千里，笑谈古今，挥斥方遒。然而，我们很快发现，看得越远，疑虑越多，看似望断天涯路，实则断肠人在天涯。坐而论道给了我们参透和驾驭的假象，起身上路就往往不辨东西、不知魏晋了。于是，就有了"衣带渐宽终不悔"的日子，有了熬夜上的地球另一边的课，有了节衣缩食报的培训、找的督导和体验，有了无处不在的反思和觉察；当然，也可能有像我一样越吃越饿的困顿和迷茫。我在前赴后继的培训和督导中要么呕吐掉之前所学的，用婴儿的眼睛重新看待这个世界；要么忍受消化不良的阵痛，像一个分裂忠诚的孩子，不知忠于谁、也不敢不忠于谁；同时，还要不断地修剪自己，试图靠近某些标准和规范。我想，大家现在应该可以理解了，为什么我在看到整合系统治疗时，仿佛一个憔悴的赶路人"蓦然回首"，停下脚步，不再众里寻他，而是终于在灯火阑珊处看到了自己，也终于明白在心理咨询的第一课里，老师说"咨询师自己才是最重要的工具"的含义。

整合系统治疗有什么化腐朽为神奇的魔力吗？其实，它是一个"没营养"的东西。它本身既不生产理论，也不生产技术，所以如果指望学了这个就可以集大成，恐怕是要落空的。它之所以生逢其时，是因为现在整个心理咨询领域已经营养极大丰富了，就像我们不再会担心吃不饱，而是担心得富贵病一样。作为每一个当代的咨询师，我想我们也不必担心没得学，而更需要担心消化不良。所以，整合系统治疗这个"没营养"的东西，提供了我此刻最需要的消化酶。而且我认为，消化酶是当代咨询师成长的刚需。

整合系统治疗不会教我怎么做咨询，也没有什么标准需要我削足适履，它只是提供了一个构架，就像一个书架，空空如也。不过，正因为空，却让我可以把自己所学或将学之事都慢慢地按照某种逻辑填进去。最后，这个书架呈现出来的就是我这个咨询师的样子，是与我的个人风格最契合的、我用起来最顺手的、真正为我量身定做的一套工具。当我把重心放在如何整理自己的书架上时，就终于不再众里寻他了，不需要在感到匮乏时继续狂奔暴走，而是向内看，关注我此刻的专业成长需要，关注我此刻面对的来访者的需要。同时，在我此生的学习之路上，也不需要像狗熊掰棒子一样，慌张而无谓。我更像在一片丰茂的菜园里，只需要想一想这顿要吃什么，然后走进菜园，直奔目的地，集齐原料，用自己喜欢的方式烹饪，款待自己。

在这本书里，你可以看到整合系统治疗的整个理论构架，它为你呈现了做咨询的底层逻辑，那些指导原则、蓝图和精髓图示，像是一块块木板，搭起了这个书架。然后，假设元构架可用来承载你所学的理论和想法，试图不留盲区地让你带着系统观来看待每一个个案；计划元构架用来把你所学的各种策略和技术按营养成分表分解归类，让你在咨询中可以按需索取、灵活组合，而不再需要沿着某一个流派的思路从头走到尾。对话和反馈暗藏着一些帮助你观察自己、拓展思路、提高灵活性的内功心法。通读全书，你或许可以真正体会到做咨询需要"想法上的复杂化"和"行动上的简单化"，并且知道如何从大处着眼，从小处着手。

在翻译的过程中，我深感此书行文枯燥甚至晦涩，也会担心是否翻译得恰当、读得顺畅。我相信，阅读此书的过程可能不是轻松愉悦的，但我也相信，读完是值得的。整个翻译的完成，仰赖"万千心理"的阎兰和孙蔚雯编辑在不同阶段给予我们的支持。感谢我在美国西北大学家庭研究院的校友郑蕴之（翻译了第一章至第五章）和陈筱迪（翻译了第九章至第十二章）跟我

（翻译了第六章至第八章）一起分担艰涩的翻译工作，以及朱琴怡在最后统稿阶段的大力支持。我们都是翻译新手，仅凭对整合系统治疗的热情而懵懂地接下了这个重任，大概都后悔过，都想过退缩。若不是有彼此的加油鼓劲，我们绝不可能走到终点。还要感谢本书的作者道格拉斯·C. 布瑞林（Douglas C. Breunlin）从始至终的支持和鼓励，以及威廉·P. 罗素（William P. Russell）的频频关怀和期待。当然，还要感谢我这一路走来遇见的许多师长和同道，没有这一路的学习，我不会众里寻到整合系统治疗，就算寻到也未必有什么体悟。

最后，我想说，蓦然回首，透过整合系统治疗看到自己，当然不是这条路的终点。我们在整合了现阶段的冲突之后，还要继续独上高楼、衣带渐宽，准备好下一次的蓦然回首。作为临床工作者，我们有幸生于营养过剩的时代，同时也面临着前所未有的成长的挑战，如何健脾养胃、减脂塑形，成了营养过剩时代的新课题。我衷心地希望有越来越多的同行对心理咨询的整合感兴趣。毕竟，正如陆机在《文赋》中有"夸目者尚奢，惬心者贵当"一说，如果我们是流派的生产者（卖家），理应强调流派的特长以吸引眼球，而如果我们是流派的消费者（买家），也不过图个"惬心"而已。

兰菁

2022 年 8 月于北京

/ 前　　言 /

本书的核心是两个观点，或者更准确地说，是两个灼热的信念。第一点，心理咨询领域必须越过那些具体的模型（无论是否有实证支持），发展出一个可以同时合并及超越这些模型的、全面而整合的构架。这一信念与对共同因素流派的追捧一脉相承（Sprenkle，Davis，& Lebow，2009）。这样面向全面和整合流派的运动也预示着心理咨询将作为一门成熟的临床科学而登场。

第二点是心理咨询领域必须将推动了家庭治疗领域的诞生和发展的系统理念和实践整合进来。在过去的 40 年间，家庭（和伴侣）治疗已经成为精神健康领域中一门被重视和被认可的专业。然而尽管如此，心理咨询领域仍被个体病理学和个体咨询的概念所主宰。现在，整个咨询领域需要普遍认识到所有的咨询都是在"生物心理社会"情境中发生的，这情境就包括了我们的生理、我们的自我、我们的关系、我们的家庭、我们的社区以及我们所身处的社会。

这是大势所趋和势在必行的，但这一"势"所面临的挑战在于会将事情复杂化。只考虑一个个体及其问题实在是容易得多了。治疗一个个体也比治疗一对伴侣、一个家庭或将社会正义纳入咨询使命容易得多。大多数咨询师缺乏一个用来同时容纳个体及其所处情境的构架。本书就旨在补救这一缺失。本书中讨论的广度超越了通常所说的治疗模型，因此，我们将整合系统治疗看作一种观点而非模型。

本书的历史

本书始于 25 年前。彼时，道格拉斯·C. 布瑞林（Douglas C. Breunlin）来到这个刚刚重组的美国西北大学家庭研究院（也被称为芝加哥家庭研究院），与威廉·M. 平索夫（William M. Pinsof）成为同事。从 20 世纪 80 年代早期开始，平索夫一直在撰写"以问题为中心的整合治疗"（Pinsof，1995）的著作，旨在创建一个全面的构架来整合家庭、个体和生理治疗。布瑞林则在发展他的观点和著作——"元构架"（Breunlin，Schwartz，& Mac Kune-Karrer，1992，1997），旨在整合不同的元理论或元构架，从而为理解家庭和组织家庭治疗提供全面而整合的构架。平索夫的工作在很大程度上受到了他与杰伊·L. 勒博（Jay L. Lebow）（从 20 世纪 70 年代晚期开始）及家庭研究院的其他同事长期合作的影响。布瑞林之前就职于芝加哥的青少年研究院（Institute for Juvenile Research，IJR），并与理查德·施瓦茨（Dick Schwartz）和贝蒂·麦克库恩－卡勒（Betty Mac Kune-Karrer）密切合作。而这两家研究院恰恰是芝加哥家庭治疗理论和实践的发源地。

平索夫和布瑞林整合了他们各自的模型，即"以问题为中心"和"元构架"这两个模型。更重要的是，他们共同努力，旨在促成心理咨询的理论和实践向着前文所述的核心信念的方向转变。他们开始探索整合其模型的可能性。乍看上去，布瑞林的元构架观点为考量家庭系统提供了一个优雅而缜密的评估构架。而平索夫的以问题为中心的整合模型则提供了一个细致的、整合的、多系统的干预构架，这正可以作为对元构架观点的补充。勒博在心理咨询整合上的工作阐明了这两个模型所处的更广阔的理论情境，而谢丽尔·兰佩琪（Cheryl Rampage）在女性主义家庭治疗上的工作则为关于性别的现代的微妙论述奠定了基础。由此而生的并不是一个新的模型，倒像是一个超越模型的、看待心理咨询的观点。

家庭研究院自 20 世纪 60 年代末期成立伊始，就一直是一个心理咨询培训和实践中心。这也就成了检验和锤炼这一新兴的整合观点的理想环境。具体来说，兰佩琪与布瑞林同期来到家庭研究院，并在美国西北大学创建了该院的婚姻家庭治疗硕士项目（Master of Science in Marriage and Family Therapy Program，MSMFT Program）。在兰佩琪（及其后的历任项目主任）的领导下，该项目成为探索和锤炼布瑞林和平索夫二人观点整合的完美实验室。

威廉·P. 罗素（William P. Russell）曾与布瑞林一起受训于青少年研究院，并紧随其后地加入了家庭研究院。作为婚姻家庭治疗硕士项目的核心教职成员之一，罗素多年来一直教授着整合的观点，并且逐渐参与得越来越多，并帮助该观点成为婚姻家庭治疗硕士项目和家庭研究院临床服务中的核心观点。最终，罗素开始敦促布瑞林和平索夫对这一观点的关键特性进行进一步阐述和澄清。从 21 世纪初起，罗素就成了本书中呈现的这个项目的领军人物，他是绝对无可替代的，他的贡献是无价的。如果没有他友善的坚定支持，没有他对于重点和目的的澄清，没有他对于新兴观点的热情，这本书就不会存在。我们亏欠了罗素很多，同时也无比感激他。

在最近几年里，安东尼·L. 钱伯斯（Anthony L. Chambers）也加入了我们的团队。他的年轻以及他对于族群和伴侣咨询深入的双重理解，都拓展了新兴的观点，并注入了新的能量。在平索夫和勒博早年工作的基础上，钱伯斯对于家庭心理学的热情和投入更是将新一代研究者和临床实践者的反馈融入了我们的工作。钱伯斯的反馈也促使我们决定将这套观点的名字从"以问题为中心的整合元构架"改为"整合系统治疗"。

在本书中将会看到的

本书的使命在于，呈现一套关于心理咨询理论和实践的全面统一的、综合复杂的观点，希望它对于心理咨询专业的学生而言是容易接受的，对于经验丰富的临床工作者而言是有内容并且有价值的。这不是一本操作手册，也不是一份入门指南。本书会逐一介绍整合系统治疗的核心概念，并且细化其操作过程。本书中有大量的咨询脚本和范例，每一个都是对我们在过去 40 年间治疗并督导的个案的融合。这些个案都在不同程度上被简化了，只为在有限的篇幅内演示整合系统治疗的核心特征。出于尊重个案并保密的目的，我们也杜撰了一些个案细节。

　　第一章用一个个案作为开篇，该个案包含了多年间的多个咨询片段。在第二至四章，转入对一些核心观念的介绍，比如治疗蓝图以及整合系统治疗的本质，即在个案系统中将问题序列转化为解法序列。第五章介绍了用于分析问题和系统的假设元构架。随后的第六章介绍了用于干预并转化个案系统的计划元构架。第七章探索了与个案进行促进转化和合作的对话的艺术。第八章描述了解读个案的反馈可以怎样构建和淬炼我们的假设和计划。第九至十一章描述并阐释了整合系统治疗在家庭、伴侣和个体中的应用。第十二章对本书进行了总结，讨论了整合系统治疗可以怎样作为咨询师在整个职业生涯中不断学习和成长的构架。

　　于我们而言，整合系统治疗以其全面性和丰富性，成了对我们的咨询思考和实践都有挑战、有帮助并且不断演进的构架。希望对你们而言也是如此。它会帮助你找到一条路，并且沿着这条路一以贯之地走下去，走过那些现已存在或即将出现的咨询模型。因为整合系统治疗已经让我们思考得更全面，并且成了能更有效地服务于个案的咨询师，所以我们有理由相信，它也将拓展你的思维并且助益你的实践。欢迎你！

/ 目　　录 /

第一章

我们如何思考和工作：
实践中的整合系统治疗

本章通过描述同一个家庭在咨询中的不同阶段的工作来展示实践中的整合系统治疗。本书之后的章节将展示、讨论和说明整合系统治疗的核心概念和组成部分。其中许多概念都会在本章对个案的描述中简要涉及。为了突出整合系统治疗的特点，我们选择了一个相对复杂的个案，也因此缩短和跳过了咨询中的许多对话，对一些干预技术也只是进行了简要描述。

来访者的来电

整合系统治疗是从咨询师和来访者之间的第一次对话开始的，这种对话通常始于邮件或者电话。在这次对话中，咨询师会对来访系统（那些关乎主诉问题的维持／解决的人）、主诉问题的性质以及来访者的目标建立初步的认识，并据此开始界定直接来访系统（谁会直接参与到咨询中）。

汤姆因婚姻危机打电话来求助，他50岁了，是丽娜（48岁）的丈夫以及三个孩子（艾登，19岁；塔尼娅，16岁；迈尔斯，10岁）的父亲。

汤姆：我有一大堆麻烦，不知道该怎么办了。我的妻子，丽娜，坚持让我来做咨询。我最近喝了很多酒，还和一个女同事扯上了关系。丽娜这周发现了这件事，把我赶出了家门。我现在住在我哥哥那里。

咨询师：汤姆，你现在怎么看你的婚姻？你是想继续并挽救这段婚姻呢，还是想结束这段关系？

汤姆：我爱我的妻子，我想挽救这段婚姻。我简直不能相信自己做的蠢事。

咨询师：既然你想挽救这段婚姻，你觉得丽娜会愿意和你一起来参加第一次会谈吗？你愿意邀请她吗？

汤姆：我想邀请她。我已经跟她说了梅琳达——我的那个女同事，还有我们的婚外情。但是她很受伤，也很生气，我甚至不确定她愿不愿意和我共处一室。

咨询师：既然你的目标是修复婚姻，那么我觉得，如果可能，从一开始就跟你们两个一起工作会更好。你要不给她打个电话？告诉她我觉得你们两个最好都能来。这样我们可以听听她是怎么想的，可以更全面地了解你的婚姻，看看婚姻里发生了什么，以及要改变什么。

在这个案例片段里，咨询师开始激发来访系统中关键成员之间的互动（给汤姆布置邀请丽娜加入咨询的任务），并借此主动地评估来访系统的能力。同时，咨询师也避免把咨询称为伴侣咨询，因为对这个时候的丽娜来说，这可能是她所反感的；相反地，咨询师将丽娜的参与看作帮助汤姆和自己了解丽娜的视角。要把丽娜纳入咨询，意味着咨询师使用了整合系统治疗的人际情境指导原则，即在可行和适当的情况下，咨询师会优先选择直接与关系系统而非个体一起工作。

第一段咨询

汤姆第二天打来电话说丽娜同意一起参与咨询。他分享了丽娜（作为在家里处理财务的人）对咨询费用的担心。咨询师和汤姆一起研究了健康保险报销的事宜，并欣喜地发现汤姆的保险可以报销一部分咨询的费用，剩下的费用对他们来说是完全可以承受的。

为了给咨询提供实证支持，咨询师邀请汤姆和丽娜填写了一份在线调查问卷来更快地评估他们当前的状况，这也便于之后追踪他们在整个咨询历程中的变化。汤姆说他觉得丽娜应该不会介意填这份问卷，他则愿意做任何有助于咨询的事情。他们随后预约了第一次会谈。

第一次会谈

在第一次会谈之前，咨询师查看了一下丽娜和汤姆填写的问卷的结果。他们俩都在问卷中报告感到抑郁和焦虑。他们也都承认汤姆存在频繁滥用酒精的情况，这在咨询师看来是一个可能需要处理的限制。他们还提到，他们在婚姻关系里感到没有情感联结，对性生活也不满意。丽娜的问卷结果还显示，她现在缺乏对汤姆的信任，对这段婚姻的承诺也很低，同时她还非常愤怒。夫妻俩也都表现出对小儿子（迈尔斯）在社交上的孤立和学业上的困难的担忧。问卷还显示，丽娜是非裔美国人，有大学学历，目前是州就业保障部的调查员；汤姆是欧裔美国人，有高中学历，目前是当地电力公司的工具设备经理。最后，他们还在问卷中提到自己原生家庭中的父母都在其长大过程中离婚了。丽娜提到和母亲之间是安全的且有情感联结的，但是汤姆报告称他和原生家庭里的任何人都没有情感联结，也不觉得安全。咨询师留意到这一信息，以便之后在对案例提出假设时使用。现在，下一步就是从来访者那里直接听到他们是如何看待问题的，以及他们希望怎么做。

在第一次咨询开始时，咨询师先询问了丽娜对和汤姆一起来参加会谈的感受。咨询师本次会谈的主要目标之一就是澄清丽娜当前对这段婚姻的期待，并和她建立治疗同盟。咨询的成功取决于和双方都能建立良好的治疗同盟，而治疗同盟建立的关键之一就是咨询目标的一致。

咨询师：丽娜，汤姆在电话里很明确地向我表达了他的意思，如果可能，他想继续这段婚姻，和你共同解决这些问题。你现在对于你们婚姻的想法是怎样的呢？

丽娜：我不确定。我不知道自己还能不能再一次相信他。婚外情摧毁了我的世界。如果不是为了孩子们，我很可能已经离开这段关系了。

咨询师：这段婚外情对你来说是毁灭性的。听起来，你从来没想到汤姆会做这样的事。

丽娜：也不全是。他喝酒喝得太多了，有时候，我担心他人在哪儿、在做什么。我跟汤姆在一起从来没有觉得是完全安全的和有把握的。但是我也从来没有想过他会真的和别的女人有染——起码不是在工作中吧。

汤姆：我已经戒酒了。那段关系也结束了。我在参加匿名戒酒会，我会坚持下去的。我不知道为什么我会那么蠢。丽娜，再给我一次机会吧。我可以变成你想要的那个丈夫。（丽娜把头转向一边，眼含泪水。）

咨询师：你相信他现在的话吗？

丽娜：我想相信，但是我觉得很受伤、很生气。我不敢相信这些真的发生在我身上。

咨询师：丽娜，我不想以任何方式让你觉得有压力，但是你有没有一些条件，如果汤姆做到了，你就愿意尝试跟他和好并重建你们的婚姻呢？

丽娜：肯定要戒酒。我需要知道他人在哪儿、在做什么。不要在我问
　　　他的时候消失、撒谎或者发脾气。他需要对我坦诚，所有事情
　　　都要公开。（咨询师认为，丽娜能够这么快就尝试想解决方案是
　　　一个积极的信号。）

咨询师：汤姆，你懂丽娜的意思吗？

汤姆：嗯，我懂。我要如实告诉她我在哪儿，要可靠一点，而且不回
　　　避谈事情。

接下来，这次会谈集中在讨论婚外情是如何被发现的以及他们两个人当
时是如何反应的，并对他们婚姻的过去做了一些探索。咨询师相信，婚外情
（主诉问题）被嵌在一套复杂的因素中，我们称之为**限制之网**，并被此网维
系。这个网在探索问题序列（模式化的互动，包括相关的意义和情感）的过
程中会徐徐展开。第一次会谈的主要目标之一是开始梳理问题序列，并开始
探索解法序列将是怎样的。

咨询师：我想知道这一步步的瓦解是怎么发生和发展的，看起来是什么
　　　样的，你们的感受又是怎样的。

汤姆：有挺多事牵扯进来了。我猜，跟我的酗酒和错误判断有关。

咨询师：可能是的，但是我想知道你喝酒之前的心理活动是怎样的。比
　　　如，你曾感觉到沮丧、孤独或者焦虑吗？（在搞清楚问题序列
　　　怎样开始发展的过程中，咨询师开始探究这一假设，即对汤
　　　姆来说，酗酒可能是有功能的，也就是一种逃避负面情绪的
　　　方式。）

汤姆：是的，很多时候都是。

咨询师：在那些时候，你和丽娜谈过你的这些情绪和感受吗？

汤姆：我从不是一个健谈的人。我想我曾经试过主动找人谈谈吧，但

现在，我猜我就和着酒咽下去了。

丽娜：他以前会主动找我做爱，但自从我们有了孩子，再加上他喝酒喝得越来越凶，那方面的事情基本没有了。我可没什么兴趣应一个酩酊大醉或醉醺醺的人的要求做爱。

咨询师：我来看看是不是听明白了。汤姆，听起来，你确实会感到沮丧或者孤独，每当那时，你以前会主动找丽娜做爱，但是随着你喝酒喝得越来越多以及孩子们相继出生，这样的情况就越来越少了。这也让你喝得更多，性生活更少。而且，你似乎经常在喝酒之后找丽娜做爱，但她不感兴趣。（汤姆的酗酒似乎在最初是尝试应对孤独感的一种解决方案，至少部分是这样的，但是现在变成了现有的问题序列中的一部分。在这一问题序列中，酗酒限制了他用其他更有效的方式应对情绪，比如跟丽娜分享感受。）

汤姆：对，是这样的。我猜我们都知道接下来发生了什么？

咨询师：你是指婚外情？

汤姆：是啊，我想梅琳达不管我是喝醉了还是清醒，都会接受我。[咨询师指出婚外情可能是汤姆试图解决问题的一种（选择不当的）解决方案。]

丽娜：所以你的意思是，如果我因为你酗酒或者因为照顾孩子们累到筋疲力尽而不跟你做爱，你就要去和一个只是在单位跟你笑笑的25岁女人做爱？（丽娜感到被指责了，好像出了问题就怪她。咨询师决定转变方向，把焦点放在汤姆的酗酒史以及他对自己的问题行为负有的责任上，以此来保护自己和丽娜的治疗同盟。）

咨询师：从我听到的来看，我觉得汤姆自从成年早期开始，就在通过酒精和性来处理自己的痛苦或负面情绪。这个模式后来在你们的关系中就不奏效了，于是他找了另一个人继续这种模式。我在想，如果汤姆能找到其他方式来应对自己的痛苦情绪或者情感需求，那么会怎么样呢？（咨询师提供了一个关于问题序列的假设，并开始探索可能的解法序列。）

汤姆：比如什么？

咨询师：比如先告诉自己，你当前的情绪感受是怎样的，然后试着跟丽娜谈谈这些情绪感受；而不是先喝几杯，再去找她做爱，然后被她拒绝，之后你就知道会发生什么了。（咨询师引入了一个非常具体的解法序列，并开始积极地评估来访系统改变的能力。）

丽娜：我现在觉得很受伤也很生气，我甚至不能确定自己能否接收到汤姆的情绪。我不觉得是温暖或者有爱的。

咨询师：当然。不过我想我们在讨论的是，如果以后汤姆可以通过酗酒和性爱之外的其他方法来应对他的情绪，那么会怎样。可能在过去的很长一段时间里，性和酒精已经成了汤姆解决任何情感痛苦的方法——很糟糕但在某种程度上有效的方法。（咨询师回应了丽娜的被推了一把的压力感，同时带着共情地提到了汤姆的"不良"行为。）

丽娜：你明白咨询师的建议吗？你要这么做吗？听起来你要去找一种全新的应对情绪的方法。

汤姆：我觉得我明白了。我不知道能不能做到。我不太了解自己的情绪感受，也不知道要怎么谈论。我只知道我讨厌自己之前的所作所为，也不能没有你和孩子们。如果为了不再重蹈覆辙，我不得不学这些，那么我会尽力的。我已经不再喝酒了。

咨询师：这听起来是一个非常好的开始。

丽娜：那么我们看看能不能持久吧。我还不能完全相信，但可能随着时间会慢慢相信吧。

丽娜进一步谈到，她如何积极地帮助他们的大儿子（艾登）适应大学生活，帮助他们 16 岁的女儿塔尼娅解决学校的课堂展示作业，以及帮助 10 岁的小儿子迈尔斯解决他在社交上的孤独感和学业上的困难。问题序列也随之进一步展开。她在照顾孩子们的过程中体验到了孤独感，加上汤姆总是用性作为和她联结的主要方式，这都让丽娜觉得孤独和不被爱。

接下来的会谈

在接下来的会谈中，咨询师先后聚焦于汤姆和丽娜的婚姻，以及迈尔斯和其他家庭成员。

婚姻会谈

随着这对夫妻开始专注于解决他们的核心问题序列，汤姆的酗酒问题逐渐凸显。汤姆的父母在他 10 岁的时候就离婚了，当时还是青少年的汤姆为了应对自己在社交中的尴尬以及父母离婚后的关系所造成的压力而开始喝酒。在和丽娜的婚姻中，尤其是在孩子们相继出生后，汤姆的酗酒问题愈演愈烈，并在近几年变成脱缰的野马，不可收拾。汤姆能够做到不让酗酒影响工作，但是酒精还是摧毁了他的私人生活。梅琳达也是一个严重的酒精依赖者，在她和汤姆的关系中，一起喝酒是重要的一部分。

与之相反，同样来自离异家庭的丽娜几乎从不喝酒。丽娜的爸爸是一个酒精成瘾者，也并不经常参与家庭事务。丽娜说她总是在做那个"完美的孩子"，试图做弟弟妹妹的榜样和妈妈的帮手。丽娜和汤姆在高中相识，她在那个时候总是班里的前几名。后来丽娜去上大学，大学毕业后，她开始在州政府工作。高中毕业之后一年左右，汤姆开始在电力公司上班。在这些年里，由于汤姆总是加班，丽娜不得不日复一日地承担着照料孩子和家庭的责任。而梅琳达是汤姆在单位认识的年轻欧裔女性，这让汤姆的背叛对丽娜来说更加伤人。咨询师明白，种族、性别和家庭角色功能都是这对夫妻的背景中重要的部分，都可能会限制解法序列的发展和实行。

丽娜：知道汤姆和一个不用承担任何生活责任的年轻欧裔女性搞外遇的时候，我特别受伤。我没日没夜地为我们的家庭操劳。我把孩子们拉扯大，而他却背叛了我。

咨询师：丽娜，你提到梅琳达是"欧裔"。这对你来说意味着什么？

丽娜：这会让我去想一开始我是不是应该跟他结婚。当年，我妈妈就不确定他是不是真的爱我，或许他感兴趣的只是和一个非裔女性在一起的"异国情调"。或许我从一开始就不应该相信他。

汤姆：丽娜，梅琳达是欧裔和我跟她在一起一点儿关系都没有。你是非裔也不是我爱你的原因。我爱你，可我又觉得我已经失去你了。你和孩子们站在一边，而我则和工作、酒精站在另一边。我好像是熟透了的、等着被采摘的果子，虽然我不想这么说，可是我可能会和任何一个对我感兴趣的有魅力的女人在一起，不管她是非裔还是欧裔。

咨询师：汤姆，丽娜的非裔身份是你跟她结婚的因素之一吗？

汤姆：我爸爸是一个真正的种族主义者，我一直以来以不像他为荣。我高中的时候有非裔朋友，和丽娜在一起也感觉是自然而然的。并且，我妈妈很讨厌我爸爸的种族主义，对我的非裔朋友也很接纳。丽娜来的时候，她张开了双臂欢迎丽娜加入我们的家庭。

丽娜：我确实感觉到被汤姆的妈妈欢迎和接纳。我担心的是，或许我是汤姆故意用来气他爸爸的武器。

汤姆：就算事情是这样，当然事实并非如此，那也行不通啊。我们在一起的时候，我爸爸已经改变很多了。你也知道的，他对我们要结婚这件事还是很开放的。

丽娜：也许你说得对吧。他是挺接纳我的。我猜，可能我就是不喜欢关于梅琳达的任何方面——欧裔、年轻、漂亮，我讨厌关于她的一切。

汤姆：我不是在为她辩护，但事实上出轨的是我。我回复了梅琳达，我不用非得回复。我才是你该讨厌的那个人。是我背叛了你，她不是该负主要责任的人。（汤姆努力地将丽娜的怒火引到自己身上，让自己作为婚外情的责任人，这让咨询师印象深刻。）

随着他们进一步探索问题序列，咨询师清楚地看到在丽娜拒绝汤姆的性生活提议之前，汤姆就已经是孤独、失去联结、痛苦和烦躁不安的了。他呈现出来的逍遥自在和斗志满满的形象开始慢慢地在工作和家庭中瓦解。他的"玩儿命工作，玩儿命喝酒"的表面形象也在逐渐崩塌。他在质疑生活的意义，在空虚感、弥漫的焦虑和孤独感中挣扎。他之前参加的匿名戒酒会是他唯一的宣泄出口。

在这些会谈的早期，咨询师考虑过分别与汤姆和丽娜做一次个体会谈，但汤姆和丽娜在面对彼此以及面对咨询师时所表现出的令人惊喜的高度的自我暴露和痛苦的真诚，让咨询师觉得个体会谈是没有必要的。此外，他们的问卷数据显示，他们从第二次会谈开始就和咨询师建立了稳固的治疗同盟，而且令人惊喜的是，他们彼此之间的治疗同盟也很稳固。

这样每周一次的咨询在进行到快5个月的时候，丽娜和汤姆之间就已经发生了许多变化。汤姆搬回来住，两人共同决定把汤姆和梅琳达的婚外情告诉孩子们（大孩子们一直在问，爸爸的生活里是不是有了别人）。汤姆为自己的背叛向丽娜和孩子们道了歉。在咨询中，他们两个人都非常真诚地讨论了他们婚姻中的无联结感。咨询师帮助这对夫妻建立一套流程，用来处理丽娜因汤姆出轨而产生的深深的痛苦和不断反复的愤怒。期间，汤姆做到了真诚地回答丽娜的问题，共情丽娜被背叛的这段经历，并确认了他在这段关系中的承诺。这是相当反复的和具有挑战性的工作，比在这个案例报告里能呈现的更复杂。通过这些高强度的咨询工作，他们在逐步重建信任——对汤姆来说，不能撒任何谎。汤姆决定规律地参加匿名戒酒会，并在其帮助下戒酒。汤姆也意识到自己过去和自我、和丽娜之间都很阻断，他现在也开始以一种新的方式沟通情绪了。他意识到，性是他过去唯一知道的跟人联结、亲近和被安抚的方式。

虽然丽娜还是有点犹豫，担心汤姆的这些改变是因为恐惧，一旦觉得事情回归正常，他就会变回去。但从整体而言，丽娜对汤姆的这些改变是很欢迎的。丽娜还坚持，作为继续他们婚姻的前提条件，汤姆必须切断和梅琳达的所有联系。碰巧的是，在汤姆和梅琳达分手后不久，梅琳达就在其他地方找到了工作，离开了电力公司。

然而，梅琳达从电力公司离开并不能完全达到丽娜对他们要做个了结的要求。丽娜决定和梅琳达进行一次谈话。汤姆对这次会面忧心忡忡并且不大情愿，咨询师起初也是如此，但在评估了丽娜的目标，发现目标是现实的，并且确认不会有安全问题之后，咨询师选择支持丽娜。咨询师相信，对丽娜而言，做出行动会为自己赋能，况且丽娜也具备应对在这样的会面中可能出现的挑战所需的人际沟通能力和自我控制能力。在梅琳达辞职几周后，丽娜给她打了电话，安排了两个人的会面。在这次会面中，丽娜就梅琳达选择和一个已婚男人发生婚外情一事与她对质。梅琳达痛哭起来，向丽娜道歉，并请求她原谅自己。丽娜说她可以原谅，但是不能忍受梅琳达再联系汤姆。这次会面让丽娜觉得更有力量，之前作为受害者的感觉也少了一些；而且显著减少了丽娜对梅琳达和汤姆再次坠入婚外情的担心。

随着丽娜和汤姆咨询中的这个部分慢慢稳定下来，咨询师也惊叹于他们问题序列的转变。现在，当汤姆觉得孤独和着急的时候，他会主动找丽娜谈话和沟通，而不是要求做爱。除非丽娜觉得筋疲力尽，她从不拒绝汤姆向自己寻求支持；有时候，她甚至可以用一种非常友好的方式告诉他，"现在不想，等一会儿"。他们之间的联结在不断加深，这也在丽娜每周的问卷里体现出来——丽娜对这段关系的承诺和信任的分数都在上升。慢慢地，两个人的性满意度也开始改善。

> 丽娜：让我真正对汤姆更有信心的是，那天晚上，他告诉我，我没有让他更多地参与照顾孩子们，这让他生气。他说，他觉得被排除在外，就好像我们不是共同养育孩子的父母。我向他道歉，然后告诉他，过去的很多年，我一直像单亲妈妈一样养育着孩子。所以有的时候我会忘记，他应该提醒一下我。

> 咨询师：听起来，你没有以前那么孤单了。你第一次真正拥有了一个伴侣，但需要习惯一下。

> 丽娜：对，但我还是有点难以信任他。有时候，我觉得他跟我谈论他的情绪感受只不过是为了做爱。我觉得，我还在慢慢了解这个跟我一起生活的"新"人。当他因为合理的理由生我的气时，我竟然会觉得更有安全感。因为他不是仅仅在取悦我或者做一个"好孩子"。

> 咨询师：如果他可以冒让自己生气也让你生气的风险，尤其是当这种愤怒不是为了防御他自己筑起的墙和谎言的时候，你就会知道，他的新表达方式并不是为了操纵你，而是真真切切的。这很好。你觉得呢，汤姆？

> 汤姆：我就是想做爱而已。（在这次会谈结束的时候，大家都笑了起来。）

迈尔斯 / 家庭会谈

随着他们的婚姻状况稳步好转，汤姆和丽娜都越来越多地谈起了他们对迈尔斯的担心。他们和咨询师一起将迈尔斯的问题以及他们在帮助迈尔斯时的困难界定为新的主诉问题。迈尔斯现在读四年级，在学校社交上很被孤立，还经常说他讨厌上学。汤姆在迈尔斯的这个年纪也发生过同样的事情，他的父母也是大概在那个时候离婚的。汤姆认为，迈尔斯的这些问题会随着他的成长自行解决，而丽娜则显得更忧心忡忡，很担心他们遗漏了什么。

对此，咨询师提出这样的假设，即他们正在把焦点更多地放在迈尔斯身上，这可能是他们逃避婚姻中某些尚未解决的问题的一种方式，尤其是他们的性关系修复得很缓慢。

咨询师：我同意你们两个表达的对迈尔斯的担忧。我认为，这是合情合理的。但是，我有另一个担忧，就是我们通过把焦点转移到迈尔斯身上，来回避进一步探索你们性关系中的问题。

丽娜：我不这么认为。我的感觉是我们的婚姻危机已经解除了。现在，我们可以给迈尔斯他需要的注意了。我的直觉是我们两人的性关系会随着时间的推移而自行好起来。

咨询师：丽娜，你觉得汤姆对此怎么想？

丽娜：我觉得他会认同我说的，但我不确定。

咨询师：为什么你不现在就跟他确认一下呢？（咨询师希望看到他们两个之间就敏感话题的互动，并评估和促进他们自己完成治疗工作的能力。因此，咨询师要求丽娜去帮助汤姆探索他的情绪感受，而不是让汤姆自己探索。）

丽娜：你怎么看？把焦点转到迈尔斯身上是我们在回避关注自己以及性关系吗？

汤姆：我不太确定。我们现在的性关系不是我理想的样子，但是它在变好。我的直觉是，我们的方向是对的，接下来交给时间就可以了。我不想说得这么老套，但是我觉得这就像在我们的新花园里种最后一朵花，我们不应该太着急。

丽娜：（对着咨询师说）他那么说是因为他知道我喜欢种花草。（对着汤姆）你真的是这个意思吗？还是只因为你觉得这是我想听的才这么说？

汤姆：对，我真的是这个意思。我觉得我们会达到那个目标。

咨询师：尽管我们此刻会更多地关注迈尔斯，但是不要松掉这根弦。我们往前走，也可以随时转回来。

在这次会谈快结束的时候，咨询师建议他们把迈尔斯和其他孩子带来进行一次家庭会谈。他认为，值得和所有孩子一起讨论这次家庭危机对他们来说是怎样的，并且在不把迈尔斯作为"被认定的病人"和这次咨询的唯一关注点的情况下，增进对迈尔斯的了解。咨询师认为，如果不是把焦点都直接放在迈尔斯身上，他更可能敞开心扉。于是他们安排了下周的家庭咨询。

这次家庭咨询从咨询师欢迎孩子们开始，咨询师询问他们见到自己的感受和参与家庭会谈的感受。艾登自愿第一个发言，说他觉得很有趣，也有一点担心。当问到他在担心什么时，艾登说，他担心父母会在这次咨询里宣布他们要离婚了。汤姆和丽娜向艾登和其他孩子确认了他们不会离婚，他们的婚姻在变得稳固。咨询师询问塔尼娅来参加这次家庭咨询的感受。她说，她不在乎来不来，因为妈妈说必须来，所以她就来了。咨询师问她过去的3个月对她来说是不是一段艰难的时光。她回答道："是，但是除了我自己和我的朋友之外，没人知道。"

咨询师：那对你来说是怎样的一段艰难时光呢？

塔尼娅：我不知道。我不喜欢听他们吵架。

咨询师：当你听到他们吵架的时候，他们会说什么或者做什么呢？

塔尼娅：妈妈会说让爸爸离开家，说再也不想见到他。

咨询师：你听到这些的时候，有什么感觉呢？

塔尼娅：害怕。害怕我不能再见到爸爸了，害怕爸爸爱另一个女人比爱妈妈更多。

咨询师：你对他们两个中的任何一个生气了吗？

塔尼娅：是的。我对爸爸背叛妈妈很生气，对妈妈把爸爸赶出去也有点生气。但是我能理解。如果我是妈妈，我也会把他赶出去。

咨询师：迈尔斯，我能问你一个问题吗？

迈尔斯：嗯，可以。

咨询师：你也觉得害怕吗？

迈尔斯：我很讨厌他们吵架和吼叫。爸爸搬走的时候，我很害怕。

咨询师：当时，有人能跟你聊聊你的害怕吗？比如塔尼娅？

迈尔斯：我会跟她说。晚上听到爸爸妈妈吵架的时候，我会和她睡。

咨询师：你能向塔尼娅寻求支持，她也能让你觉得安全一点，这很好。你能跟爸爸或者妈妈谈你对爸爸搬出去的害怕吗？

迈尔斯：不能。我不想让他们生我的气。

咨询师：迈尔斯，你现在能告诉他们你当时有多害怕以及你现在可能还是不时地害怕吗？（咨询师让这些在这里发生，作为实施新的解法序列的第一步。）

迈尔斯：（对着爸爸说）我以为你永远不会回来了，我再也见不到你了。妈妈当时很生气，我知道有很糟糕的事情发生了。

汤　姆：我很抱歉，当时没有跟你谈谈。我为自己的所作所为而羞愧不已，对于要搬出去也很不安。我那个时候不是一个很好的父亲。

迈尔斯：（眼里含着泪水）我知道。你为什么会那样对妈妈和我们呢？

汤　姆：（眼里含着泪水）因为我太害怕解决我们的问题了，因为我自私，我没有像现在一样想得那么清楚。我很抱歉让你这么难受。但是我很高兴你现在可以跟我说这些。

在爸爸说话的时候，迈尔斯站了起来，走到爸爸身边，坐在了爸爸的腿上。爸爸抱着他。每个人的眼眶里都有泪水在打转，大家都很伤心。过了一会儿，咨询师说，能够谈论和分享他们对于生活中危机的想法和感受，这显示了他们作为一个家庭的优势力量。咨询师继续探索艾登和塔尼娅对于父母婚姻的剧烈变化的感受，并在这次咨询结束的时候邀请他们一周后再参加一次咨询。

在这个家庭要离开的时候，咨询师问汤姆和丽娜能不能多留几分钟，让孩子们在候诊室稍做等待。在只有夫妻俩的时候，咨询师问他们，同不同意让自己在下次咨询时跟迈尔斯谈论他在家庭、学校以及学习上的问题。咨询师还询问，他们是否同意让自己跟迈尔斯讨论接受教育和神经心理评估的可能性，以便帮助迈尔斯查明他的学习问题。咨询师解释，这次评估或许可以由他们的健康保险报销；如果不能，可以由一个接受了良好培训和督导的心理学实习生进行，并按照他们的收入浮动收费。汤姆和丽娜完全认可并同意了咨询师的提议，并说他们愿意尽其所能地辅助这样的对话。

在下一次咨询中，在询问了孩子们和夫妻俩对上次会谈的反应之后，咨询师转向迈尔斯，询问他是否可以让自己当着他家人的面跟他谈论过去几个月在学校的情况。（咨询师在第一次有迈尔斯参与的会谈中和他建立了治疗同盟，因而得以在第二次家庭咨询中转向关于学校和学业表现这样更有难度的话题。）迈尔斯回答"好的"，并接着说了下去。

迈尔斯：很难啊。我很难记住任何东西。我觉得孤单，而且常常想哭。

咨询师：你在学校哭过吗？

迈尔斯：没有。我不想当一个"哭包"。

咨询师：嗯，我理解那对你来说很难。承受所有这些，还得努力在学校集中注意力。迈尔斯，你觉得为什么很难记住东西呢，之前或者现在依然这样吗？

迈尔斯：因为我笨。有些孩子就是这么说我的。

咨询师：你这么看自己有多长时间了？

迈尔斯：一直都这样。

咨询师：你知道，我不认为你很难记住东西是因为你笨，我觉得有其他的什么原因。

迈尔斯：比如说？

咨询师：我不知道，但是通过上周和今天跟你说话，我能看出来你不笨。事实上，我觉得你很聪明。你想不想搞清楚为什么对你来说记住某些东西很难呢？

迈尔斯：嗯，我想。

咨询师：我们这里有一个医生，负责帮孩子们搞清楚为什么他们擅长某些事，而不擅长另一些事。你愿意跟她见一见，看看她能不能帮我们搞清楚这个记忆问题吗？

迈尔斯：当然。你真的觉得她可以帮我吗？

咨询师：是的。我会跟她谈谈，然后你父母可以给她打电话，约定一个时间让你们见面。这样可以吗？

咨询师为迈尔斯安排了学习障碍测评，测评结果显示，迈尔斯存在重大听觉学习问题。于是咨询师、迈尔斯的父母、迈尔斯、迈尔斯的教师、学习障碍专家以及学校心理学家共同召开了一次会议。在这次会议中，大家共同为迈尔斯制订了一系列干预措施，让他得到所需要的支持从而在学校变得更成功。随着迈尔斯的进步，他更自信了，在学校也开始主动和其他孩子一起玩。汤姆和丽娜也慢慢对迈尔斯更放心了。他们也能理解迈尔斯听从语音指令的困难，并且开始要么向迈尔斯演示他们想让他做的事，要么就写下来让迈尔斯读，而不再主要靠听了。

结束这一阶段——暂告段落

在两次家庭会谈后，咨询师与汤姆和丽娜再次会面。汤姆和丽娜提到他们对目前治疗的结果非常满意，觉得是时候停止咨询了。他们觉得他们的婚姻已经得到了修复，迈尔斯的状况也好多了。虽然明白前路依旧漫漫，但他们觉得已经具备了靠自己继续走下去的工具。咨询师询问他们，他们说的"工具"是指什么。

> 汤姆：我学会了停止逃避，开始直接面对丽娜。现在，我们可以讨论以前一直回避的难题了。我们还学到了如何作为一个家庭一起讨论那些让我们害怕的情绪感受。来做心理咨询给了我们面对自己的勇气。噢，还有，我还学到了性不是唯一建立联结或者得到安慰的方式，我觉得我也不会再酗酒了。
>
> 咨询师：丽娜，那你呢？你学到了什么或者从咨询中获得了什么呢？
>
> 丽娜：我拥有了疗愈的机会。在我发现汤姆出轨的时候，我的心都碎了。虽然我的心还在疗愈，不过我坚信这样的疗愈会继续下去。我还意识到，当我不得不强大起来的时候，我可以有多强大。我意识到如果我不得不失去汤姆，我也能过下去。
>
> 汤姆：噢，天呐！我现在可真得小心点了。
>
> 丽娜：当然了。你可不会有第二次机会了。你得明白这一点。
>
> 汤姆：我明白。
>
> 咨询师：汤姆，丽娜说"不会有第二次机会了"，你有什么感受？
>
> 汤姆：我觉得害怕。我觉得我可以坚持不碰酒精，然后走正道，但是说实话，我不能百分之百确定。不喝酒对我来说还是一种新体验，我还在努力表达自己的情绪感受并且保持诚实。我也有点害怕就这样不再见到你了。因为你把我、我们都从危险的悬崖边带了回来。我多少是有点依赖你的。
>
> 咨询师：好吧，汤姆，其实我也不是百分之百确定现在停止咨询是对的。你戒酒的状态是新的，你也刚有了一种处理自己情绪——尤其

是那些痛苦和不舒服的感受的新方法。我们也都知道你们目前的性关系还不是最理想的状态，其中可能暗含着一些更深层的、我们尚未触及的问题。但我还是尊重你们共同的感受，也就是这段咨询可以暂告段落了。如果你们觉得自己在退步，会怎么做呢？（咨询师也有着和他们一样的对于结束咨询的不确定，但是咨询师不想削弱他们成长起来的效能感和优势力量。咨询师非常清晰地将这里的结束定义为暂告段落，也就意味着未来或许可以进行其他咨询。他的最后一个问题反映出他想成为这对夫妻的安全港湾的意愿，与此同时，尊重和确认了他们想要靠自己的意愿。）

丽娜：我们会给你打电话，然后回到这里来。

咨询师：很好。我会在这里。你们两个都做得很棒。

汤姆：我们是你最棒的病人吗？

咨询师：（轻轻微笑）当然是。不过，我是说认真的，如果再有问题，当然这也是难免的，尽力用好你们的技巧和工具去解决它。如果还是不行，就回来做下一段咨询。不要等太久、到了真的有大麻烦的时候才来。

丽娜：我们不会等太久的。非常谢谢你帮助我们和我们的家庭。

咨询师：荣幸之至。再见，保重。

第二段咨询

下一段咨询开始于 18 个月后丽娜的一通电话。

丽娜：汤姆最近很奇怪。他有点鬼鬼祟祟的，也更回避了。我觉得他又在喝酒了。我快气炸了，好像一切都在重演。

咨询师：你和他对质的时候，他怎么说？

丽娜：他说没什么，他说他没在喝酒，什么事也没有，说是我偏执了，让我不用担心。但是我的直觉告诉我一定有什么不对劲的。

咨询师：这样多久了？

丽娜：我不确定。最近情况越来越糟糕了。我大概 4 个月前开始觉得不对劲。

咨询师：让我们找一个你们俩都能来的时间吧。

丽娜：他说这都是我凭空想出来的，我比他更需要来见你。我不确定他会不会来。

咨询师：告诉他，你们两个一起来非常必要。（咨询师觉得他和汤姆、丽娜的治疗同盟都还足够稳固，所以他可以对他们两个人一起来咨询这件事说得非常直接并有权威性。）

丽娜：我试试。

第一次会谈

咨询师在两天后见到了汤姆和丽娜。咨询师首先问汤姆，他认为他和丽娜之间发生了什么。随着会谈的进行，汤姆坚持说什么事情都没有，都是丽娜过于敏感、小题大做。作为回应，丽娜列举了汤姆的一系列"奇怪"的行为，并说她最近在车库发现了一个空的威士忌酒瓶，而且 3 天前，有人给她发短信说汤姆在出轨一个欧裔同事。她不认识那个号码，对方也没说他是谁。汤姆很吃惊，说他有个同事想要毁了他和他们的婚姻，他大概能猜到那个人是谁。他还说，他不知道为什么他们的车库会出现一个空的威士忌酒瓶。汤姆提出，可能是有些小孩在小巷里喝酒，然后顺手把酒瓶放在那里。丽娜说，她很难相信汤姆说的，她也不知道自己想要怎样。

此刻，咨询师觉得汤姆并没有对丽娜坦诚，于是咨询师询问能否单独见他们两个人。他们同意了。咨询师明白，对保密性保持清晰和共识是很重要的，也清楚在伴侣咨询中对于个体会谈的运用，于是询问他们是否想要咨询师在他们两人之间对个体会谈的内容进行保密。丽娜看着汤姆说道："就保密吧。如果他在酗酒或者出轨，你知道总比没人知道要好。"汤姆说："我无所谓。我不怕说真话。"

个体会谈

丽娜

在与丽娜的会谈的一开始，她就泪流满面地跟咨询师说："我觉得我的婚姻完了。"她的痛苦如洪水般倾泻而出。她说，她觉得汤姆在对她使用"煤气灯式心理操纵 ①"，让她怀疑自己的感知。她还说，她觉得现在发生的事情与种族有关，或许汤姆因为她是非裔美国人所以没法爱她或者真的想和她在一起。那个给她发短信的人说，汤姆出轨的对象是欧裔，就像梅琳达，这让她感觉既有趣又痛苦。或许汤姆从未真正爱过她。

> 丽娜：他跟我结婚可能是因为我不是他妈妈。我可能是你能找到的最
> 　　　不像他妈妈的人。好学生，有成功的事业，且是非裔。或许这
> 　　　都不是他真正需要或者想要的。
> 咨询师：丽娜，我们也可以把焦点放在汤姆身上，以及他为什么和你结
> 　　　婚、其中有多少是因为他是欧裔而你是非裔的因素，但是我觉
> 　　　得，今天我们需要谈的是，你在你现在的人生中需要的是什么。
> 丽娜：我不知道。我不确定我还能相信什么人或者什么事。我觉得他
> 　　　在对我说谎，但也可能没有。可能他酒瘾复发了，这才是问题
> 　　　所在。我该怎么办？

---

① 该术语源自一部美国电影《煤气灯下》（*Gaslighting*），指一方不断地通过歪曲事实来让另一方反复质疑自己的认知、记忆、判断和感受等。——译者注

咨询师：我不确定。对我来说，问题是你需要怎么样才能不再头晕目眩，而是站稳脚跟？目前的当务之急是先搞清楚你需要怎么样稳定自己。你现在可能没法查清事情的真相，但是你需要怎么做来找回自己的平衡呢？

丽娜：对我来说，现在事情的真相就是，我不信任汤姆。如果要我选择是相信自己的直觉还是相信他，我必须相信我的直觉。我觉得我想让他搬出去了。我不能再这样活着了，这重新勾起了之前所有的痛苦。

丽娜继续探索着自己的感受和需要，然后得出结论，她会要求汤姆搬出去，至少现在暂时搬出去。她还说，她不想和汤姆一起做伴侣咨询，因为觉得他不够坦诚。她想要自己的个体咨询师，来帮助她理清她在人生的现阶段需要做些什么。咨询师同意为她提供转介，但是要求丽娜等汤姆做完个体会谈之后再决定要不要完全拒绝伴侣咨询。丽娜同意等到下一次他们三个人一起会面的时候再做决定。这段时间，汤姆可以在另一个房间睡或者去他哥哥家。

汤姆

汤姆来到咨询室，坐下来，长叹一口气，然后说话。

汤姆：天呐，我是不是彻底搞砸了。我不敢相信现在的状况。我又在酗酒，而且我开始和一个女同事搞暧昧。我没和她发生关系，但是我们之间说的话是我不会想让丽娜听到的。我知道之前我们暂停咨询的时候丽娜说过"不会有第二次机会了"。如果我告诉她真相，我们就完了，这可不是我想要的。

咨询师：你想要什么，汤姆？

汤姆：我不确定。我觉得我想和丽娜在一起，但是看看我都做了些什

么啊。我以为我想戒酒，但我又在喝酒。我似乎做不到我想让
自己做的事。我全搞砸了，我很迷茫。

咨询师：汤姆，我就直说了。只要你还在酗酒，我就不认为你能搞清楚
你想要什么，以及为什么做不到。我知道，戒酒不会解决你的
所有问题，但这是搞清楚其他事情的前提条件。

汤姆：但是我不能告诉丽娜真相，不然就全完了。

咨询师：如果你不告诉她真相，你们就全完了。如果你告诉她真相，承
担起你该负的责任，承诺戒酒并且面对你的一堆麻烦，可能，
也只是可能，她会再给你一次机会。但是如果你一直"筑墙"、
否认，你就亲手葬送了你的婚姻。（咨询师把汤姆的酗酒看成阻
碍他想清楚以及可以整合自己的行为、感受和意图的限制。）

在个体会谈的几天之后，汤姆和丽娜共同出席了一次关于后续跟进和计
划的会谈。

咨询师：你们两个过得怎么样？对个体会谈感觉如何？

丽娜：我告诉他，他得搬出去，不是只搬出去几天。我需要一些空间，
我不确定我还能不能受得了再重新经历一遍这些。

汤姆：丽娜，我有一些想告诉你的事情，我之前一直害怕告诉你。如
果这是你想要的，那我会搬出去的。但是我需要你听我说完这
些话，可以吗？

丽娜：好，你说吧。

汤姆：我很害怕告诉你真相，因为我记得你之前说过"不会有第二次机
会了"。但是在回来做咨询之后，我清楚地看到，如果我不跟你
说实话，我们无论如何还是完了。所以我要告诉你真相。我确
实又开始酗酒了，而且我还骗了你。你发现的那个威士忌瓶子

是我的。我现在已经不喝了，回到了匿名戒酒会，会参加接下来 90 天的 90 次互助团体会议。还有这件事你也说对了——我确实开始和一个同事搞暧昧，但是我和她没有任何肉体上的关系。我已经和她断了，我告诉她，我需要把我的想法以及我的婚姻都梳理清楚，我和她只能做同事。讽刺的是，她和她丈夫也开始做伴侣咨询了。

丽娜：我早就知道这些。我不能相信你竟然又骗我，还想让我以为是我自己疯了。如果你在刚开始喝酒或者搞暧昧的时候就直接告诉我，我们就可以早点回来做咨询，至少你不会撒谎。我要怎么知道以后都不会再这样了呢？

汤姆：你没法知道。我也不知道。我只知道我今天没有喝酒，没有撒谎，没有和其他任何人做任何不合适的事。我的计划是明天继续这么做，并且希望可以永远这么做。我觉得我需要做个体咨询来搞清楚我到底是谁、我想要什么。

丽娜：那随你。我也觉得我需要做个体咨询来搞清楚我想怎么办，来帮帮我。

咨询师：汤姆，我很高兴看到你可以跟丽娜说实话。我也很高兴听到你在努力戒酒。我支持和欣赏你想做个体咨询来搞清楚自己究竟是谁和需要什么。丽娜，我也欣赏和支持你还愿意去倾听汤姆，而不是直接走开。我也完全明白你此刻想拥有自己的咨询师。让我来谈谈我们现在都有哪些继续下去的选项，可以吗？

汤姆和丽娜：当然可以。

咨询师：就咨询工作来说，目前我觉得有三个选项。第一个是我们停止这个伴侣咨询，你们两个各自做个体咨询。第二个是在你们两个各自做个体咨询的同时，我们继续伴侣咨询。第三个是我们继续一起工作，但是把侧重点更多地放在个体上，也就是说，我们在伴侣咨询的情境下做一些个体咨询的工作。你们两个怎么看？（咨询师明白同时做个体咨询和伴侣咨询可能有什么优势和劣势，于是请汤姆和丽娜考虑这些选项，共同规划他们的咨询工作。）丽娜，我对你怎么想尤其感兴趣。（咨询师优先考虑丽娜的回答，一方面保护了和丽娜的治疗同盟，同时也指出丽娜在这个决策过程中的自主权。）

丽娜：我不知道。我觉得自己好像都站不稳了，我需要有人站在我这边，只为我着想，而不是想着这段婚姻。尽管你很好，但是我觉得你更想着我和汤姆的婚姻，或许不能像个体咨询师一样客观。

咨询师：丽娜，我理解你觉得我是为你们的婚姻工作的。让我来澄清一下。我是为你们的关系工作的，但是不一定是你们的婚姻。你们俩这辈子都必然会跟彼此有关系了。即使没有婚姻关系，你们至少会共同作为父母和（外）祖父母。我的工作是帮助你们拥有对你们来说最好的关系，不管是什么形式，其实不一定是婚姻。当两个人坚信离婚是他们想要的，或者当他们没法不再伤害彼此的时候，我也确实会帮助他们做离婚的工作。

丽娜：你是建议我们接着和你一起工作，不要做任何个体咨询吗？

咨询师：我是说这是一种可能性，尤其是在目前这种情况下。我的意思是，你们两个目前都不想寻求另一段关系，而且你们当下出的问题和汤姆酗酒有关，也和汤姆不敢真的回到你身边、做你的伴侣有关。他在很认真地对待他的酗酒问题，也在竭尽全力地控制它。我也认为汤姆已经准备好面对自己和你了。我觉得暂时分开也不是一个坏主意。汤姆，你对我刚刚说的怎么想？（咨询师在支持丽娜和分居的观点时，也很敏感地注意到这可能会给他和汤姆的治疗同盟造成裂痕。）

汤姆：我同意你说的。我很想做自己的工作，也很想解决我们婚姻的问题，如果我能在这个咨询中兼顾两者，我就会这么选了。我并不那么热衷于分居这件事，不过这或许也有好处。这都要看你怎么决定吧，丽娜。

丽娜：在这些事情都浮出水面之后，我给一个个体咨询师打了电话，我们预约了这周的一次会谈。我会去见见她，想一想，然后看看到时候我想怎么做。

这次会谈以汤姆和丽娜同意预约下周的共同会谈而告终。又过了一周，他们两个如约先后来到咨询室。丽娜最先发言。

丽娜：在上次会谈之后，我见了我的个体咨询师两次，在这期间我也想了很多。如果事情真的能改变，我是很想努力拯救我们的婚姻的。我听到了你对我们现状的分析，也听到了汤姆对戒酒的承诺以及为我们的婚姻做出努力的决心，如果我们可以一起为此而努力，一起变得更强大，那会是最好的情况。我觉得我一定是疯了才会想再试一次，但是我会再给我们的婚姻一次机会。汤姆，我不知道你再听到我这么说还会不会加以认真对待了，因为我上次也说过那是我们的最后一次机会。但我还是想说，我不会再来一遍了。我还想继续一段时间的个体咨询，我也希望我们两个能保持暂时分居，并且继续做伴侣咨询。如果我们能重建信任，认真做一些改变，我们之后可以再谈你搬回来的事情。

咨询师：丽娜，你做了很多思考和规划。听起来，你和你的个体咨询师之间的工作很有效果。

丽娜：非常有帮助。她明白我现在的状况。她支持我让自己变得更强大、更少依赖汤姆的渴望。同时，她也明白，我爱汤姆，如果可能，我想要重新修复这段婚姻。她也认识你，觉得你非常棒，而且她跟很多物质成瘾的来访者工作过。她看上去很冷静，也很实际。

咨询师：丽娜，这听起来很棒也很合适。我可以联系你的个体咨询师吗，丽娜？如果我的来访者在做其他形式的咨询，我通常会联系他们的其他咨询师。（咨询师想要跟汤姆和丽娜的其他咨询师建立联系、合作并且建立咨询师系统的同盟关系。）

丽娜：当然了，没问题。

咨询师：汤姆，你在听丽娜说她和个体咨询师的工作时，有什么感受和想法吗？

汤姆：我不太相信人们在匿名戒酒会里讨论的那种"高于人类的力量"，但是我觉得有更高的力量存在，那个力量在看着我、看着我们。丽娜，我非常感激我的生命里有你，我也愿意接受我们继续走下去的可能性。我其实感觉有点错愕。

咨询师：汤姆，你看上去有点难过。你现在感觉怎么样？

汤姆：感觉很奇怪，不过我想哭。我能感觉到你们两个对我的关怀，甚至是丽娜的个体咨询师的关怀，这都让我很感动。我不明白为什么，但就是觉得我好像被照顾了。（汤姆默默地流泪。三个人静静地坐着。过了几分钟，汤姆接着说了下去。）在匿名戒酒会里，他们说要放下，尤其是放下那种自己可以掌控人生的幻想，我觉得这就是我正在经历的。我不能靠自己掌控自己的人生，这是我第一次直面这一点。要做到这些，我需要匿名戒酒会；我需要你，丽娜；而且，其实我也很需要这个咨询。

咨询师：汤姆，跟我说说这个"放下"。（咨询师想要支持汤姆的开放，这是他的人生中刚刚出现的部分，这样的开放可能有助于他的情感上的康复。)

汤姆：我就是觉得很累。就像是我已经为了成为某种人而奋斗了很久，或者说让自己看起来是某种样子的，但这行不通。当在家里、在丽娜和孩子们面前行不通的时候，我就逃回工作里。在那里，他们告诉我，我有多棒，也有年轻的女同事回应我，让我觉得自己是有力量的、是活着的，但是我其实一直在喝酒、撒谎、伪装。我不记得我和谁说过了什么。我被自己的生活和谎言弄得筋疲力尽。

咨询师：丽娜，你对汤姆刚刚说的话和他的眼泪有什么感受吗？

丽娜：有很多不同的感受。我很难过，我自己也想哭。我觉得汤姆现在很真实，很敞开心扉，或许在他的人生中，这是第一次。我觉得如释重负，就像我们一起长长地叹了一口气。我也很害怕，怕这样的情况不会持续下去，怕他会再次把自己封闭起来，怕我又一次一个人被丢下。

汤姆：丽娜，我发誓，不管我多么害怕或者疯狂，我不会再把自己封闭起来或者逃开了。我会把自己的一团糟带到匿名戒酒会，会告诉你，也会带到这里来。如果你看到我有走下坡路的趋势，就指出来，告诉我。我不想再像之前那样。我伤害了你和孩子们，我很羞愧，因为我既不是一个好父亲，也不是一个好丈夫。我想要逃离那些，但是以后我不会了。我会待在那儿，就让自己感觉一团糟——我会活在当下，并为我的一团糟负责。

丽娜：汤姆，谢谢你。我确实觉得你过去活得一团糟，但我不认为那就是全部的你。除了那些之外，你还有很多，如果你能继续去做你今天说的，我觉得我们可以有一些坚固而真实的东西。至少我现在这么希望着。

咨询师：我觉得你们两个都做得很棒。我认为我们需要在今天结束会谈之前换个话题，谈一谈你们在接下来的这周，从现在开始到我们下次会谈之间，想和彼此还有其他家人一起做些什么。

咨询师帮汤姆和丽娜讨论了他们在接下来的几天想要什么。丽娜说，她希望每周都能够和汤姆单独吃一顿晚饭，此外汤姆可以每周回来与她和孩子们吃一顿晚饭。她说，汤姆也应该每周至少有一次单独和孩子们一起做点什么。事实上，她觉得他应该和迈尔斯以及塔尼娅分别单独做点什么。汤姆都同意了。咨询师提到，在下一次会谈中，他想和他们谈谈他们各自在关系里扮演的角色。

在下一周的会谈中，汤姆和丽娜来咨询的时候都神采奕奕的。丽娜说这一周过得不错。她和汤姆单独相处的时间以及他们和孩子们相处的时间都很愉快。汤姆也单独和塔尼娅一起度过了一段时间。丽娜回到家后，塔尼娅告诉她，爸爸在他的公寓里为她做了一顿很丰盛的晚餐。汤姆说他很享受为塔尼娅做晚餐，以及和塔尼娅单独相处的时间。汤姆觉得他和塔尼娅那天晚上说的话比他们过去 6 个月说的都多。丽娜还提到，汤姆也没有再给她施压，说想要更多地和她相处或者想回来之类的话，她很欣赏这一点。

咨询师：丽娜，我想知道你为什么很欣赏那一点。

丽娜：我需要一些空间来独自把事情理清楚，他尊重了我的空间。

咨询师：这和你们之间过去的相处方式不同吗？

丽娜：是的，我觉得他过去总是需要从我这里得到些什么，尤其是得到性爱。

咨询师：我的直觉告诉我，他想要的远不止性爱。

丽娜：你的意思是？

咨询师：这就是我在上周会谈结束时想跟你们谈的，关于你们两个在关系中各自扮演的角色。我觉得你们都在关系中发展出了一些固定的角色，这可能让你们倦怠了。尤其是丽娜，在你们的关系中，我觉得你潜移默化地在很多方面照顾着汤姆。在上周的会谈中，让我印象很深刻的是，你在分居以及今后要怎样继续这些事情上扮演着那么决定性的领导角色。这让我想到，我说这些没有任何批评你的意思，丽娜，你在你和汤姆的关系中以及汤姆和这个家的关系中，都扮演着一个领导者和照顾者的角色。汤姆，在相当长的时间里，你对于丽娜在你生活中扮演的领导者角色都有很好的回应。（咨询师开始探索汤姆和丽娜组织他们生活的方式，以及这种组织在多大程度上限制了他们的成长和亲密。）

汤姆：我确实喜欢这样。我喜欢丽娜做领导，她也很擅长，她是一个天生的领导者。她那么做的时候，我会觉得自己在某种程度上得到了很好的照料。

咨询师：汤姆，我记得你提到过，尤其是在你父母离婚之后，你不觉得你家里有任何人让你感到安全并且有联结感。你是在和丽娜的关系里第一次感到跟别人的联结和安全感的吗？（咨询师在稳固了汤姆和丽娜的关系并且探索了他们当前的心理社会结构之后，开始探索一些更久远的、历史性的限制，是这些限制让他们没有能力实现并维持更健康的关系。）

汤姆：是的。绝对是。因为某些原因，跟丽娜在一起之前，我在和所有其他女人的关系中都是主导的那个人。和丽娜在一起后，我觉得我可以放心地放手，反正她就会在那里。她一直都那么能干。

咨询师：所以你从什么时候开始变了？

汤姆：从有孩子开始。她的心思总是在孩子那里，而不是在我这里。我觉得孩子们对她来说比我对她更重要。他们永远是第一位的。

她是全世界最好的妈妈。

咨询师：她曾是你生命中第一个让你有那样联结感的人，一种你从来没有和你的父母有过的联结感。她几乎就像是你从来没有拥有过的那个妈妈。（咨询师看到了一个对改变的限制，于是试着把汤姆在婚姻中和丽娜的关系与汤姆早期在原生家庭中和母亲的关系联系起来。）

汤姆：我从来没觉得她是我妈妈，但是她确实一直都在那里。

咨询师：当这种感觉变弱的时候，你的感受是怎样的？

汤姆：孤单，有点迷茫，还有点伤心，我想。

咨询师：会有愤怒吗？（咨询师开始探索过去一直被错误地否定的情感如何限制了汤姆的适应性功能。）

汤姆：是的，但我不觉得我的愤怒是合理的。我讨厌觉得自己好像是在和孩子们争抢她一样。我难道就那么不成熟、那么黏人吗？

咨询师：所以你对自己的感受感到羞愧。这些感受是怎么出现的？又去了哪里呢？

汤姆：我们都知道这些感受去了哪里。酒精和其他女人。我想我是逃离了她，而不是去感受自己的不成熟和黏人。就好像自己不是个男人一样。

咨询师：所以现在你从家里搬出来，不得不自己安排生活以及跟孩子们的关系，这对你来说是怎样的呢？丽娜虽然还在安排一些事情，但是她这段时间没有那么照顾你了。

汤姆：有时候在晚上，我独自一个人在那个小公寓里时，会觉得很孤独。我觉得我的胃里好像有个洞，很痛。我想念她和孩子们，想念在家的感觉。

咨询师：所以你是怎么处理这样的痛苦的呢？（咨询师在逐渐找出问题的情感根源的同时，也在帮助汤姆和丽娜看到汤姆的进步，他在用更健康、更恰当的方式处理自己的感受。)

汤姆：我在匿名戒酒会的时候跟大家聊这些。我的团体里有个人建议我记日记。现在，情绪不好的时候，我就会写下来。有点奇怪，但确实有帮助。

咨询师：这太好了。记日记可以带来很大的改变。你在用一种更健康的方式照顾自己的需要，而不是通过酒精、其他女人或者是向丽娜寻求性爱来满足自己。你在承受这些感受，而不是逃开。这需要很大的勇气。同时，你还在为自己重新定义做个男人意味着什么，意味着面对自己而不是逃避，意味着有勇气直面自己的痛苦并写下来。你在成长。(咨询师开始逐渐识别和探索对汤姆有限制的性别观念，关于什么是男人的性别观念。)

汤姆：我也为内心的平和与安宁而祈祷。我甚至不知道我在向谁祷告，但是当我情绪不好的时候，这样做是有帮助的。我觉得就像我在把自己的痛苦传递给宇宙，然后请求慰藉。或许某种高于人类的力量就在那里，在吸收人类的痛苦和其他的事情。我不知道。

咨询师：丽娜，你对刚刚听到的这些有什么反应？

丽娜：这很好。我感到释然。就好像我不用再照顾汤姆了。他的勇气和诚恳让我惊讶。他在变得更强大的同时也允许自己变得更脆弱和柔软，这非常好。他也在成为一个更真实的人，不再像某个平面卡通人物。这让我觉得很有希望，但还是非常忐忑的。

咨询师：你说的这些都很可以理解。你的忐忑也是很好的。不过，在整个对话中，还有另外一面是我们尚未涉及的。我是指你在这个过程中的角色。你是怎样自然而然地滑入照顾者和母亲这个角色的，以及在这个过程中，你自己的需求是怎样的。我想在下次会谈时探索一下这些。(咨询师开始把关注点从汤姆转向丽娜，开始探索她在他们这种适应不良的过度／不足的互动模式中的角色和贡献。)

　　汤姆和丽娜来到下一次会谈。汤姆一上来就说，他觉得最近治疗的焦点很多都在他身上，就像咨询师上次提到的那样，他们今天应该把焦点放在丽娜身上。

　　汤姆：我最近感觉很好，也可以自我管理得很好，所以今天的焦点就不必在我身上了。

咨询师：丽娜，我们要不要从上次会谈结束的地方开始？

　　丽娜：当然。我应该说些什么呢？

咨询师：你对我在上次会谈结束时说的话有没有什么想法或者感受？

　　丽娜：有的，事实上，我和我的个体咨询师讨论了你说的话。她说，她觉得我在我的原生家庭里一直都是一个照顾者，一个"小"妈妈，而在现在的这个家里，又一直是一个"大"妈妈。我会照顾所有人。

咨询师：对你来说是这样的吗？

　　丽娜：是的，但我以前只是觉得我妈妈需要我，所以我就站了出来。

咨询师：她确实需要你，你的兄弟姐妹也需要你。你就像你妈妈的后援，也扮演着家里的那个爸爸的角色，那个组织者、那个每个人都需要仰望和尊敬的人。我听到你的爸爸让家人失望了，而你却相反。但是，我在想你错过的又是什么——你的哪些需求是没有被好好照顾到的——你那么小就不得不长大，不得不在任何时候都那么优秀和能干。(咨询师在确认丽娜的早期原生家庭经历的同时，也在提出假设：她的家庭对她的需要以及她与生俱来的能力可能让她失去了一些东西。）

丽娜：我不确定。我知道你和我的个体咨询师在指向什么，但是我的童年并非不快乐。当然，我爸爸有问题，他最终是缺位的，但是我在我妈妈那里感到被爱并有联结感，而且我的（外）祖父母一直在我身边。我并不觉得孤单。我还觉得每个人都为我所取得的成就而骄傲。

咨询师：我觉得你是对的。你非常聪明、有才华，在家里扮演领导者的角色在某种程度上很适合你，而且你无疑感到自己被看见了，是被欣赏的。你没有觉得被抛弃或者不被爱。（当丽娜拒绝这个"缺失的童年"的假设时，咨询师就决定暂时放弃这一假设，这一方面是为了保护他们的治疗同盟，另一方面是因为对于丽娜来说，这些过去的事可能的确没有坏处。）当你和汤姆在一起的时候，你们两个在某种程度上很般配——他从来没有觉得和人有联结或者被好好照顾过，而你可以很好地联结和照顾他。他对于母亲的需要以及被照顾的需要都得到了满足并继续隐形、不为人知，直到孩子们的出现，直到你的照顾和母爱都更多地投向了孩子们。然后，你们两个之间的模式就被打破了，于是汤姆误入歧途。

汤姆：现在，我在面对我的这种需要，而不再误入歧途。丽娜，我知道，在你心里，你还是一直在那里等我的，不过我在自己照顾自己，不是像以前一样用乱七八糟的方式。

咨询师：现在我想的问题是，你们两个想不想更多地改变一下在你们的婚姻中关于谁照顾谁的天平？

丽娜：比如怎样改变？

咨询师：比如，或许有时候也让汤姆来照顾你，而不是在大多数时候都是你照顾他。或者你可以更多地说出你的需求，要求他更多地以一个伴侣和家长的身份出现。举个例子，你可以要求他连续照顾塔尼娅和迈尔斯一个长周末，你去见你的朋友们，或者花时间做一些你很喜欢但是平时没时间做的事情，那会怎么样呢？（咨询师提出了一个新的互动序列来应对限制了这段婚姻关系的角色功能上的失衡。）

丽娜：那会很不一样。我可以休息一下。最近太难了，尤其是这第二轮。

汤姆：你知道的，我上周在我的公寓给塔尼娅做了晚饭。那种感觉很好。我可以做得更多。你为什么不把他们留给我，然后给自己留些时间呢？我也想那样，那样我也会感觉自己不那么像一个自私的浑蛋。

丽娜：好，我也想那样。

在这次会谈之后，汤姆和丽娜计划让丽娜出去三天，让两个小一点的孩子和汤姆待在他的公寓。他们讨论到那个周末让汤姆搬回家，但是汤姆说，他知道如果那样，丽娜就会想确保家里的一切都是完美的，都被安排好了。如果孩子们去他的公寓，虽然孩子们可能会抱怨，但是丽娜可以少一些要照顾的和要担心的。同时，丽娜也觉得她还没准备好让汤姆搬回来住，即使是一个她不在家的周末。

治 疗 尾 声

汤姆和丽娜继续进行了 6 个月的伴侣咨询，在最后 2 个月把咨询频率降到了每两周一次。在这段时间里，他们都很努力地建立信任、开放沟通、寻找亲密和独立的新模式。虽然在第二段咨询最开始的那几次会谈里收获的那些领悟为余下的咨询提供了方向，但还需要重复不断的阐释以及将领悟实际应用在他们婚姻和家庭生活中的相处模式上。在这个成功的过程中，他们还经历了许多挑战和复杂的状况，但由于篇幅所限，恕我们在此无法穷举。丽娜继续着她的个体咨询，她认为，个体咨询可以帮助她更清晰和更有力地表达自己的需求和愿望。汤姆则继续参加匿名戒酒会的活动（在一次正式的成瘾评估的推荐下），在第三个月结束的时候，他搬回了家。汤姆搬回家几周后，就发生了下面这段对话。

咨询师：汤姆搬回家之后的情况怎么样？

汤姆：（害羞地微笑）很好。

咨询师：很好是什么意思？

汤姆：意思就是很多事情都不一样了，都更好了。对我来说，一个很大的变化就是我们不仅跟彼此说的话都多了很多，而且我们做爱的方式都不一样了。

咨询师：你的意思是？

丽娜：我们在各个方面都有了更多的联结。我们是在做爱，而不仅仅是过性生活。以一种更慢、更亲密、更温暖的方式。

汤姆：我之前不知道这样的事竟然是可能的。

咨询师：我觉得你们两个之前做的这些事情，尤其是物理和心理上的分离，让你们可以以一种新的方式在一起。这很棒！（咨询师肯定了他们完成的分化，以及他们得以以一种新的方式在一起。）

快到第六个月末的时候，咨询师提出了终止咨询的想法。

咨询师：你们这些天都非常棒，已经改变了你们的婚姻和家庭。我觉得我几乎有点多余。（对一个咨询师来说，这样一个来自内心的信号标志着咨询要终止了。）你们两个来到咨询室之后，我不需要说很多话，因为你们两个就会说得很好，也会去落实在行动上。当这些发生的时候，那些感觉对我来说通常是我们接近工作尾声的信号。你们两个怎么看？

汤姆：我的确还没有准备好完全停止咨询。丽娜，你对结束怎么看？

丽娜：我觉得他是对的。我们最近做得很棒，很多事情也已经改变了。但是我也同意你说的，我还没有准备好告别。

汤姆：或许我们可以慢慢停下来，而不是一下切断。

咨询师：我们可以在一段时间内每个月见一次，比如接下来的两三个月，如果事情还是像现在这样，之后我们可以每两三个月见一次，你们觉得怎么样？如果你们想，我们甚至可以之后每六个月进行一次巩固会谈。你们两个想用什么方式，我都可以接受。

丽娜：我觉得这样挺好的。我会觉得不是一刀切断，会更有安全感，就是慢慢延长它，至少延长一段时间。

咨询师：在上次复发之后，你会感觉很难完全信任你们两个做出的改变，我理解。那就和我保持联系，但是让我慢慢淡出，这听起来是一个很好的主意，事实上也是一个很好的计划。

汤姆和丽娜继续参与了一年半的咨询，频率越来越低。最后的两次会谈相隔 6 个月。在最后一次会谈中，他们都同意自己已经准备好结束咨询，但如果事情之后有反复，他们靠自己不能改善，可以并且也会回来继续咨询。他们三个人在结束的时候都湿了眼眶，汤姆和丽娜分别拥抱了咨询师。他们给咨询师送了一份礼物，一个美丽的磨砂玻璃蛋，虽然有清晰的裂纹，但依旧完整。咨询师大方有礼地收下了。

第二章

整合系统治疗的基础：
关于人和咨询的基本假设

整合系统治疗，曾被称为"问题中心的整合元构架"，就像它的名称所指，是一种整合的治疗（Breunlin, Pinsof, Russell, & Lebow, 2011；Pinsof, Brefulin, Chambers, Solomon, & Russell, & Lebow, 2011；Russell, Pinsof, Breunlin, & Lebow, 2016）。早期心理咨询基于单一的理论模型，只聚焦于人类系统的某一个方面以及源于该方面的某一套方法。这一点与整合系统治疗正好相反。在早期心理咨询模型中，每一个模型都会假设一套核心概念、一套基于核心概念来做咨询的策略以及一套实施这些策略的具体干预技术。比如，精神分析疗法强调的是内在冲突的概念、允许情绪在咨询过程中涌现的策略以及提供领悟的干预技术（Freud, 2003）。与之相似地，行为治疗关注学习的概念，这就引出了诸如行为塑造这样的策略，该策略是可以通过诸如暴露疗法这样的干预技术来实施的（Wolpe & Lazarus, 1966）。结构派家庭治疗强调家庭结构的概念，这就引出了旨在改变家庭结构的策略，该策略可以通过诸如现场演练的干预技术来实施（Minuchin, 1974）。

与此相反，整合治疗从不同的理论构架中抽取概念、策略和干预技术。

从整合的优势出发，我们认为最好的实践应该不限于单通过一种理论来分析个案，或者仅使用一套相似的策略和干预技术来应对所有境况。相反地，最有用的临床决策过程应扎根于以下两点：一是跟某一特定个案或问题紧密相关的概念和干预策略，二是如何通过合作为特定的来访者创建最连贯、有效且可接受的改变路径（Fraenkel，2009；Lebow，2014；Pinsof et al.，2011；Sprenkle，Davis，& Lebow，2009）。

带着整合优势的视角，整合系统咨询师（以下简称 IST 咨询师）会结合不同理论的元素、不同的改变策略以及干预技术。整合系统治疗既提供了一种关于人和咨询的整合式思考方式，又提供了一套具体的干预路径。它建立在现有的解决人类问题的知识的基础上，这里的知识是最好的、有实证依据的。整合系统治疗的基础来自很多不同的元构架，第五章会对此进行具体阐述。虽然在一些流派和取向中，某理论视角和由此而生的某工具被看作解决所有问题的万能良药，但在整合系统治疗中，我们会对这些不同的维度（比如心智、文化、生物等）致以同等的关注，以便用一种清楚、有条理的方式将不同的循证的概念和方法整合进实践。它的养料是过去 100 年心理咨询实践的发展和检验的主要成果，我们可以从中抽取丰富的理论、概念、改变策略和干预技术。在此基础上，整合系统治疗从简单的"二选一"公式的视角转向一种将特定问题置于特定的社会系统情境中考虑，并且考虑到所有复杂性。

整合系统治疗也试图寻找通向改变的最简洁的路径。因此，虽然我们的视角很广，但这个广度并不是为了请咨询师做得更多，而是可以被看作一个机会，让咨询师有可能更好地做计划并与来访者合作，共同做出真正适合的治疗决策。

作为一种整合的治疗，整合系统治疗的组织方式与早期刻板印象中的毫无计划的折中式心理咨询大相径庭。整合系统治疗强调为个案概念化和干预创造一种结构，来寻求在什么情境下用什么干预策略可能最有价值。它致力于实现理解上的复杂性和行动上的简单化。在本书中，我们提供了一系列核

心指导原则，以期清楚地理解相关的选择，并且创造出一种不断演进的干预
计划。

整合系统治疗对于那些还没有掌握很多干预策略的新手咨询师来讲，是
上手就可以用的；对于那些经验丰富的咨询师来讲也不失为一个工具，因为
整合系统治疗为他们的不断学习腾出了很多空间，让他们在不断获取经验和
掌握干预技术的同时，可以不断地将所学纳入干预技术"库"。整合系统治疗
还强调建立一个对咨询师来说可以随着时间不断打磨和调整的核心理论构架。

共 同 因 素

和大多数整合的心理咨询一样，整合系统治疗在很大程度上有赖于共
同因素，这些因素在所有成功的治疗模型中都出现过（Norcross & Lambert，
2011b）。与咨询师相关的共同因素包括：咨询师的共情、积极关注和真诚。
尽管这些在很久之前就被卡尔·罗杰斯（Rogers，1965）识别出的条件与咨
询师的人格特质有关（因而对有些咨询师来说，这些是更自然的），不过所
有咨询师都无疑应该培养这些特质，这也是在心理咨询的情境下习得的技
巧。其他与咨询师相关的共同因素还包括：咨询师对自己的咨询取向有效性
的强烈信念、收集并提供关于咨询过程的来访者反馈以及管理咨询师的反移
情（Norcross & Lambert，2011b）。其他共同因素在原则上和来访者相关，例
如，来访者相信咨询是会有帮助的，以及来访者对于改变的准备程度。那些
对改变的过程很开放的来访者（被称为在改变阶段模型中的**行动阶段**）比起
不认为他们有问题的来访者（改变阶段模型中的**前预期阶段**），更容易建立
治疗同盟，也会取得更好的咨询结果（Norcross，2011；Norcross, Krebs, &
Prochaska，2011）。共同因素的第三组因素是与咨访关系相关的，包括：治
疗同盟、修复同盟裂隙、达到目标的一致以及合作。有大量的实证研究表明，
这里的每一个因素都可以提升来访者改变的可能性（Norcross，2011）。整

合系统治疗不是仅把共同因素看作在成功的咨询中出现的现象，而是把共同因素看作咨询的一些视角，咨询师可以有意地强调，并以此作为治疗的基础。

临床工作者和研究者进行过这样的辩论，即究竟是"共同因素"还是某特定疗法的特定策略和干预技术对咨询结果起着更大的影响作用。元分析显示，在咨询中，那些共有的共同因素比特定的治疗干预更重要（Norcross & Lambert，2011a）。这个发现导致一些人主张咨询师只需要在咨询中考虑共同因素即可，而不用再考虑其他。不过，一种温和的关于共同因素的观点则是，咨询师的方法依然很重要，它不仅提供了有效的改变途径，同时也是生成共同因素的重要组成部分。做有效的干预和找出改变的共同因素之间是一个循环的过程，它们相互促进（Sprenkle，Davis，& Lebow，2009）。值得注意的是，几乎所有的循证治疗（通常强调干预策略）都既包括致力于改变的策略和干预技术，又包括可以将共同因素（比如治疗同盟）最大化的策略（Lebow，2014）。整合系统治疗采纳了温和的共同因素视角，也就是说，我们相信，共同因素对于咨询得以成功起到了至关重要的作用，这一点毋庸置疑，同时，特定的疗法也为好的治疗结果做出了不可磨灭的贡献。

治疗同盟

在所有的共同因素中，参与治疗的人之间强大的治疗同盟和成功的治疗结果之间的相关性最高（Norcross & Lambert，2011b）。在个体（Horvath & Bedi，2002）、伴侣和家庭治疗（Friedlander，Escudero，Heatherington，& Diamond，2011）中，这一点都有强有力的实证支持。

同盟由多个成分组成：任务、盟约和目标（Pinsof，1994a；Pinsof & Catherall，1986）。同盟中的**任务**成分是指对于咨询中特定活动的价值的统一认识。**盟约**成分关注来访者和咨询师之间人性联结的质量。**目标**成分则关于来访者想在咨询中实现什么。当咨询师和来访者在任务、盟约和目标上都达成一致时，治疗同盟就比不一致时强得多。因此，同盟的建立和维持都比咨询师本身是不是招人喜欢、是不是脚踏实地或者擅于交际重要得多。同盟的建立和维护是与有效的目标设立和干预技术交织在一起的。整合系统治疗把积极的同盟看作有效干预的关键要素，同时也把积极的干预看作建立同盟的有功之臣。

根据平索夫（Pinsof，1994a）的理论，整合系统治疗是一种系统的关系式咨询，因此它不只关注一种治疗同盟，还关注会为好的治疗结果做出贡献的多种同盟形式。最显而易见的同盟存在于每一个来访者和咨询师之间，叫作自我—咨询师同盟。比如，在伴侣咨询中，咨询师就与伴侣双方都有同盟。然而，其他更微妙的同盟形式也在发挥作用。他人—咨询师同盟指的是重要他人（直接参与咨询或者未参与咨询的）和咨询师之间的联结。对于在伴侣和家庭治疗中的来访者而言，他人—咨询师同盟指的是个体的伴侣或者家人和咨询师的同盟。在只有一位咨询师和一位来访者参与的咨询中，他人—咨询师同盟指的是来访者生活中的其他人（未参与咨询的）对咨询的支持。

与伴侣和家庭形式的咨询相关的第三种同盟是来访者作为整体和咨询师之间共享的同盟。令人惊讶的是，这种共享的同盟和每个个体的自我—咨询师同盟之间有时会大有不同。例如，在伴侣咨询中，每个个体可能都会觉得和咨询师之间存在着积极的联结，但是他们每个人可能都不觉得跟咨询师之间有那种作为一对伴侣而共享的关于咨询的联结感。

第四种同盟和其他三种的不同之处在于，它没有咨询师的参与。这种"内部的"同盟是家庭成员彼此之间的同盟。当开始咨询时，如果家庭成员之间的同盟较弱，咨询会非常有挑战性，因为这种弱同盟几乎不可避免地会损害咨询目标的实现。比如，在伴侣咨询中，会有伴侣之间联结很弱的情况。

同盟的组成元素（内容维度）以及同盟的系统水平（人际维度）如图 2.1 所示。这个模型叫作治疗同盟的理论结构（Pinsof，Zinbarg，& Knobloch-Fedders，2008），它可以帮助我们系统化地理解影响着咨询的同盟，尤其是帮助咨询师超越对于同盟的常规理解，即不再把同盟看作只存在于来访者和咨询师之间，而是把同盟理解成存在于多个不同的组成来访系统的临床亚系统和关系之间。

人际维度	内容维度		
	任务	目标	盟约
自我—咨询师			
他人—咨询师			
团体—咨询师			
系统内部			

图 2.1 治疗同盟的理论结构

From "Factorial and Construct Validity of the Revised Short Form Integrative Psychotherapy Alliance Scales for Family, Couple, and Individual Therapy," by W. M. Pinsof, R. Zinbarg, and L. M. Knobloch-Fedders, 2008, *Family Process*, *47*, p. 282. Copyright 2008 by John Wiley & Sons. Adapted with permission.

整合系统治疗把这些同盟看成不断发展变化的，有着不可避免的起伏，有时同盟较强，有时较弱，甚至弱到在某一个同盟中会产生裂隙。大量实证研究表明，如果同盟裂隙得以修复，同盟会变得更强。这样的修复也会加速改变的进程，从而使咨询有更快、更好的结果（Norcross，2002；Norcross & Wampold，2011）。当然，如果处理不好同盟裂隙，也可能导致咨询的终止和较差的咨询结果。

建立整合系统治疗中的治疗同盟

治疗同盟的建立没有一个一概而论的简易方法。从定义上看，同盟是互动性的。一个最初不想被挑战的来访者可能会和一个更没有侵入性的咨询师建立更好的联结，而一个想被挑战的来访者则会和一个更主动、更有挑战性的咨询师工作得更好（Beutler，Consoli，& Lane，2005）。总归一句话，建立同盟的技巧在于根据来访者的特点"量身定做"同盟。

建立和维护治疗同盟有一些关键要素。同盟开始于咨询师倾听来访者以及来访者觉得自己被听到了（Nichols，2009）。尊重和理解来访者的经历至关重要，这其中也包括尊重和适应来访者的文化背景。创造一种合作的氛围是很有帮助的，因为这样可以找到并提升来访者的优势力量。咨询师的社交能力和情绪智力也是同盟的基础，因此咨询师应该培养和发展这些技能。

让我们看看莉安妮和乔西这对同性伴侣的案例。最初开始咨询的时候，她们士气低迷，尤其是乔西，她觉得她们已经尝试了好几次和不同咨询师的咨询，而她们的关系就是无法回到从前了。她们和露丝开始了咨询，想看看露丝是不是那个"对的"咨询师以及这次咨询会不会有帮助。在第一次会谈时，露丝倾听了她们的顾虑，并表示理解。露丝分别转向她们，直接指出了她们共有的绝望，以及她们对于露丝和同性伴侣工作的舒适度和熟悉度的担心。由此，她开始建立联结。露丝告诉她们，她经常做同性伴侣的咨询，也见到过很多伴侣一开始不抱希望，但是最终获得了很好的结果。通过提供这样的希望，露丝也进一步地跟她们建立了同盟。

IST 咨询师也致力于建立平衡的同盟，也就是说，与来访系统的每个成员都建立积极的同盟且积极的程度相当。联合咨询的一个主要问题是，当一个来访者和咨询师有很好的同盟，而另一个来访者和咨询师之间的同盟很差时，会出现分裂的同盟。当存在分裂的同盟时，尤其是在联合咨询中，咨询结果往往非常糟糕，并且会伴随着咨询的"早夭"（Knobloch-Fedders，Pinsof，& Mann，2007）。保持平衡的同盟是一个艰巨的任务，尤其是当一个来访者比另一个更招人喜欢时。当遇到这样的同盟问题时，直达病灶地解决那些影响了同盟的深层议题才是王道。

当斯特凡和玛丽艾塔来做第一次伴侣咨询会谈时，玛丽艾塔不断地攻击斯特凡，指责他没有工作、懒惰，还是一个很糟糕的爱人。斯特凡则觉得很受伤，表现得被动而回避。第二次会谈进行到一半的时候，玛丽艾塔把自己的愤怒转向了咨询师，当咨询师试图让她放慢攻击的节奏以便更好地看清问题的时候，她觉得咨询师站在了斯特凡那一边。咨询师所面对的挑战是如何在他们两人之间几乎没有同盟，并且玛丽艾塔通过宣泄极具破坏性的行为［这些行为多见于以离婚收场的夫妻（Gottman & Levenson，2002）］来获得片刻释然的时候，依然跟双方保持同盟。咨询师注意到了这个重大的同盟问题的苗头，于是找到了一种在改善与玛丽艾塔的同盟时可以继续保持与斯特凡的同盟的方法。面对玛丽艾塔，咨询师聚焦于肯定她的挫败程度以及她面临的困难，同时挑战了她表达自己感受的方式，并由此引发了对于她潜在的无助感的探索。面对斯特凡，咨询师对他被攻击和被指责的感受进行了共情，同时注意不去支持那些让玛丽艾塔苦恼的失功能行为。尽管在这个过程中，玛丽艾塔和斯特凡依然觉得有些挫败，但是他们的同盟变得更平衡了。

找到有效且可接受的解决来访者问题的方法，也会促进同盟的建立。就像之前提到的，对咨询师来说，关注同盟裂隙是非常必要的。未被处理的同盟裂隙几乎总会给咨询带来麻烦，并且经常导致来访者的流失。此外，追踪同盟的变化也有助于我们快速定位联结中的困难，让它们还来不及变成咨询中的问题，以此来增进同盟。第八章会进一步讨论这一点。

整合治疗的优势

整合治疗相比于其他基于单一理论和策略的疗法有很多明显的优势（Lebow，2014）。

- 整合疗法从广泛的理论基础中汲取养料，相比于基于单一理论的单一解释，可以为人类经验提供更复杂多样的解释，也因此可以更好地解释更多的人类行为。当你只有一种视角的时候，你只能看到这种视角所带来的视野和解释，而多样的视角带来了更多的可能性。

■ 整合疗法提高了对任意个案的治疗的灵活性，因而更有机会有更好的效果，提供的帮助也更有机会被接纳。当咨询师有更多选择的时候，他们更可能选择那些既有效、自己又拥护的干预措施。

■ 整合的取向适用于更广泛的来访者。有些来访者更善于用言语表达，有些则不是。有些来访者来自高度集体化的文化，有些来自更以个体为中心的文化。此外，来访者呈现的具体问题和家庭环境千差万别。事实上，会影响到咨询的来访者方面的因素不计其数，整合的方法则可以惠及不同的来访者群体。

■ 整合的咨询师可以更好地将他们提供的治疗与他们个人对于问题的发展和改变的理解以及自己的人格特质匹配起来。心理咨询和很多其他专业性活动不同，咨询师的自我修养也很重要（Kramer，1980）。对有些咨询师来说，信手拈来并水到渠成的干预技术可能会让另一些咨询师觉得尴尬、别扭、如坐针毡。整合的构架提供了一套适用于每位咨询师的方法。这并不是说整合的咨询师就不需要努力拓宽自己了，恰恰相反，如果想要尽情享受整合带来的各种机遇，咨询师必须不断拓宽自己。

■ 整合取向可以把具体流派的主要优势都结合起来。例如，一些流派在处理情绪方面有很丰富的方法，另一些流派则聚焦于基于实证的改变认知和行为的方法。

■ 整合的咨询师可以在个案概念化和治疗计划中纳入更多的客观性。尽管没有人可以做到绝对客观，但当咨询师有许多选择的时候，更有可能在看待个案时较少带入因自己偏好的理论视角而产生的偏差。

■ 整合的构架让咨询师能够在不断发展变化的心理咨询领域与时俱进，为咨询师不断吸收新的干预技术和概念提供了必要的"脚手架"，于是咨询师可以在实践中保持鲜活的生命力。尤其是，随着探究效用和影响力的实证研究不断积累，这个"脚手架"使得其中的概念和干预技术得以不断地调整和扩展。例如，二三十年前的整合疗法可能会考虑在实践中借鉴精神分裂症的双重束缚理论，然而之后有不断积累的证据显示该理论缺乏效度；同时，有大量的证据显示，减少表达性情绪①（伴随着高强度情感的批评）对于管理精神分裂症非常重要。如今，对有精神分裂症患者的家庭的有效疗法中不再涉及双重束缚的形成，而是更多地提供更有影响力的心理教育信息和其他有助于减少表达性情绪的方法（Hooley，2007）。

有如此大量的优势，难怪绝大多数咨询师都认为自己是在以整合的方式工作了。例如，诺克罗斯（Norcross）、赫杰（Hedges）和卡斯尔（Castle）发现，36%的心理学家把自己描述成整合的（2002），托马（Thoma）和西赛罗（Cecero）也发现，大多数心理学家会使用他们偏好的理论之外的干预技术（2009）。在一项最大的、世界范围内的咨询师研究中（Orlinsky & Rønnestad，2005），研究者发现，绝大多数心理咨询师都给自己贴上了"整合的"标签。

我们如何看待人类的问题

整合系统治疗超越了折中派实践的地方在于，它提供了一套理论的核心支柱来解释为什么在咨询进程的不同时间点要用到某些特定的理论、策略或者干预技术。这些理论的核心支柱指出了我们对于现实、人类及其过程的本质的理解，包括对于问题形成的本质以及改变如何发生的理解。这些支柱形成了整合系统治疗的理论基础，也渗透于整合系统治疗的各个构架和指导原

---

① 表达性情绪指的是家庭成员对精神障碍患者表现出的消极态度，包括指责、敌意和情绪过度卷入。——译者注

则中。我们认为，每一个核心支柱都代表了贯穿临床实践的一些难题的最佳综合法。

认识论支柱

究其根本，所有心理治疗模型都基于这样一个问题：现实是多客观或者多主观的。瓦兹拉威克（Watzlawick，1977）在他的一本书的书名中提出了这样的问题：**真实究竟有多真**？自古以来，哲学家们就一直在辩论，我们所处的世界究竟是有其本身的现实，还是我们主观建构的产物。咨询师跟随着他们的指引，基于对这个问题的不同看法而创建了不同的疗法。一些疗法将世界看作完全是社会建构的，比如后结构主义心理咨询（Tarragona，2008）；而另一些疗法则将世界看作由客观真实的行为构成的，并且行为正是改变的终极目标，比如行为治疗（O'Donohue，Henderson，Hayes，Fisher，& Hayes，2001）。早期的家庭治疗师对这样的议题尤其着迷，他们投注了大量心血、撰写了许多文章和书籍章节来探究最恰当的认识论立场（Bateson，1972；Dell，1984；Keeney，1982）。

在家庭治疗形成之初，这个关于认识论的辩论对一些咨询师来说，像是一头扎进人类知识的起源和本质，是必要且令人着迷的；而对另一些咨询师来说，则是毫无实践价值的晦涩讨论（Gurman，1983；Keeney，1982）。整合系统治疗在这个复杂问题上的观点是：咨询师不可能没有认识论，因此清楚地了解自己所持有的认识论是有帮助的。此外，整合系统治疗采取简单直接的立场，不力求探索哲学之美，而是从实用的角度出发，探索哪种认识论立场能最好地影响治疗。我们认为，这样的立场是这一场辩证中关键元素的最佳综合法。

整合系统治疗认为，客观现实是存在的，而真实的行为也的确会出现。当查尔斯打了他的伴侣乔丹的时候，我们就不能把这一拳当作他对现实的解读了。类似地，当一个行为引发了第二个行为时，也就产生了序列。整合系统治疗认为，无论是表达情绪还是做了些什么，这些行为都是真实存在的。然而另一方面，整合系统治疗也认为，对于所有观察到的现实的人类知识和认识，原本就都是不完美的，并在不断发展演进。因此，任何一个行为都被主观体验着，人们也都会将自己的视角带入发生的事件。

这些观点的合成对心理咨询产生了至关重要且深远的影响。首先，每一个问题往往都涉及很多人，不管他们参不参与咨询，这些人都会对同样的事件有着不同的主观体验，因此同样一个行为对这个人和那个人来说可能有不同的意义。IST 咨询师相信，在咨询中通过综合不同家庭成员的主观体验，有可能更加接近事实真相。比如，之所以要做联合咨询，一个心照不宣的目标通常正在于要建构这样一个共享的、同时更客观的现实。

整合系统治疗观点的第二个深远影响在于，随着时间的流逝和更多经验的积累，我们对于一个家庭的认识会变得越来越准确，但永远不可能是穷尽和完备的。知识和真相被看作人类的建构，这样的建构由每一方现有的认知和情感建构，以及在不同时间点上的客观现实状态生成。因此，作为咨询师，必须拥护的观点是，我们要面对和处理的是永远在发展演进的主观现实。

科学当然是重要的，它是通过观察和实验得来的对于物理世界或物质世界的系统知识。整合系统治疗并不认为科学是对现实的完美表征，而是把科学看成一套规则和程序，这套规则和程序有助于人们于交流各自的方法在多大程度上接近了现实之时，可以最大可能地讲真话（Pinsof & Lebow，2005）。这依然是主观的（从有局限的人类视角来看），但也是系统的、是严格的主体间性的。

我们认为，科学是一剂解药，让我们不致身不由己地过分沉溺于主观现实。在此书中，读者也会看到整合系统治疗经常援引科学信息，并将之看作比主观臆断更可信的重要知识来源。每个人都有自己的经历和体验，他们在自己的体验上无疑是最好的专家，但依然有一些事实和真理是放之四海而皆准的，是超越个体经验而存在的。百年来关于个体、伴侣和家庭的科学研究就呈现了许多几乎可以适用于所有人的普适真理。比如，戈特曼（Gottman）的研究告诉我们，轻蔑对于关系的毒害作用（Gottman & Levenson，2002）。如果咨询师在某次会谈中观察到了轻蔑的互动，就很有必要想办法调整这个过程。当咨询师指出了轻蔑的言行并阐明其恶果时，表现出轻蔑的丈夫只是回应一句"我在开玩笑"，咨询师或许可以接受这的确是丈夫自己对于这句话的体验，但即使如此，这对伴侣必须思考轻蔑对关系的危害，并决定接下来要怎么办。

　　虽然科学方法所创造的知识在咨询中是普适的，不过这些知识同样可以被用于当下对于每个特定的临床个案的治疗。如此，咨询师就成了斯特里克（Stricker）和特里尔韦勒（Trierweiler）所说的"当下的临床科学家"（1995），他们可以结合不断变化的结果追踪来访者的历程和咨询历程之间的关系（见第八章）。从这个角度来看，来访者生活中的每一件事或者每一次干预都被当作一次实验，让我们有机会运用（要么通过观察，要么通过问卷）收集到的数据来探查某个模式的效果，或是检验某种干预技术是否有用。IST咨询师就是"当下的临床科学家"。最后，基于我们的认识论立场的另一个重要观点被称为"局部且渐进式认识"，即主张评估（我们称之为"假设"）和干预是两个贯穿咨询始末的共同发生的历程。在整合系统治疗中，不存在评估阶段或者干预阶段。无论是评估还是干预，都始于来访者的第一次来电，终于跟来访者的最后一次再见。

本体论支柱

　　本体论是关于事物本质的学问。在心理咨询领域，本体论解释着人类是如何互动的，以及问题是如何从这些互动中产生的。整合系统治疗的本体论支柱扎根于 21 世纪对系统论和控制论的理解。在很长一段时间里，系统论都被当作家庭治疗的核心基础。然而，作为整合系统治疗支柱之一的系统论，早已不再是当年那个令家庭治疗的先驱着迷的系统论了。早期的系统论将人类比作没有生命的物体，奉行的理念是人类就像"黑箱子"，在箱子中的内容（认知和情绪）都不重要，或者相信当前的互动可以解释一切，过去根本不重要。

这些年来，系统论在冯·贝塔朗菲（Ludwig von Bertalanffy，1975）最初的工作的基础上不断发展演化，被维纳（Winer，1961）、贝特森（Bateson，1972）、马图拉纳和瓦雷拉（Maturana & Varela，1980）、冯·福斯特（von Foerster，1984）、珀尔克森等人（Poerksen, Koeck, & Koeck，2004）、布朗芬布伦纳（Bronfenbrenner，2005）以及许多其他研究者不断拓展并与控制论紧密结合。因此，整合系统治疗的本体论基础是21世纪的系统论，带着这些年的发展演化的影响。

系统论中用于人类系统的核心概念，即奠定了整合系统治疗的基础的核心概念，都是非常简洁却至关重要的。第一，人类系统是由分层嵌套的许多亚系统构成的，这些亚系统包括社会、社区、家庭、关系、个体和个体的生理特性。每个亚系统都有多个部分。婚姻是家庭的亚系统，由两个配偶组成。个体也同样可以被概念化为拥有不同的部分，正如弗洛伊德（Freud，1994）将个体看作本我、自我和超我。

第二，系统是有组织的，比如界线（谁在哪个活动里）、同盟（谁和谁站在一边）以及权力（谁控制了什么）都很重要。

第三，就像布朗芬布伦纳（Bronfenbrenner，2005）在他的生态系统理论中强调的，人类会受到自己和多个系统的互动的影响，诸如家庭、学校、同伴、社区以及更大的文化系统。也就是说，任何家庭或者个体都会被多个系统影响。咨询师的任务之一就是定位哪些系统对主诉问题及其解法来说最为关键。

第四，整体大于部分之和。人们只要是在同一个系统中，就不再只是每个人的个体特质了；他们彼此融合和互动的方式超越了个体的人格特质。

第五，所有行为都只能在其情境中被理解，尤其是要放在和该行为有关的多个系统组成的情境中理解（Watzlawick, Bavelas, & Jackson，1967）。如果不结合行为发生的情境去解读，只是看到行为本身，就可能被蒙蔽。比如，看到有人在街上大喊大叫，我们只能从这一行为接收一部分信息。而如果我们看到那个人大喊大叫是因为其配偶被车撞了，那么我们对这个信息的理解就会非常不同。从那些完全基于生理和个体心理学的视角去看待人类功能，往往会忽略这些情境因素。

第六，所有行为都会在社会系统中产生一些重要的结果，有时候，行为也会为系统实现某种功能。行为在社会情境中是自有深意的。整合系统治疗认为，一些早期的家庭系统理论过于迷恋"行为的功能"这一概念了，它们假设所有行为都必然为系统实现某个目的。比如，曾经的观点认为，家庭中患有精神分裂症或者双相情感障碍的个体无一例外是为了分散其他家庭成员的注意力、让他们顾不上有其他忧虑，这一观点在今天看来已经过时且饱受批判。

第七，反馈可以为调节人与人之间的活动提供重要的信息。更正式的说法是，反馈提供了关于活动或输出的数据，使得后续的或进行中的活动都得以修正或校正。信息作为对行为的回应，以不同的渠道传递（比如，言语的、非言语的）；这些信息本身也对影响该行为起着重要作用。作为控制论的术语，当信息会导致当前行为的增加时，我们称反馈为"正"反馈；当信息会导致当前行为的减少时，则为"负"反馈。这对我们的启示是，重要的不仅是关注行为，关注发生在人们之间的反馈序列也很重要。我们将把序列作为整合系统治疗的支柱之一来额外讨论它的重要性。

第八，系统内部既有朝向改变的力量（称为形态发生），又有朝向让系统保持不变并将改变最小化的力量（称为稳态），这些力量都是超越特定个体而存在的。早期的系统论以及早期的家庭治疗都只将系统看作稳态的，即在改变发生之前，系统总是向着稳定的状态发展的。系统论最近的发展则强调朝向改变的力量，认为当改变开始启动时，朝向改变的力量也是存在的（Maturana & Varela，1980）。对于咨询师来说，重要的是我们需要同时关注这两股对治疗中的改变有影响的力量：一方面借助那些朝向建设性的形态发生的力量，另一方面也对那些会削弱建设性的改变的力量做出预期及有效的应对。

　　本体论支柱及其根基所在的系统性思维对整合系统治疗的应用都有重要意义，它提示我们将咨询看作来访系统和咨询师系统的碰撞互动（Pinsof，1983，1995，2002）。如图 2.2 所示，这两个系统组成了咨询系统。在图 2.2 中，我们可以看到，每个系统都由多个亚系统组成。来访系统包含了所有与问题有任何关联的人，因而包括两个亚系统，我们称之为直接来访亚系统和间接来访亚系统。**直接来访亚系统**包括但凡参与了任何一次会谈的所有人；这可以是个体、已婚或未婚的伴侣、核心家庭或者任何其他形式的组合（比如，参与多家庭团体的来自不同家庭的成员）。**间接来访亚系统**包括那些与问题有关、会被治疗影响、但从未参与过会谈的人。

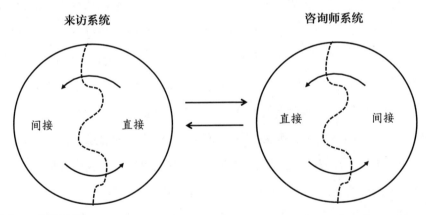

图 2.2　咨询系统

From *Integrative Problem-Centered Therapy: A Synthesis of Family*，*Individual*，*and Biological Therapies*（p.6），by W. M. Pinsof，1995，New York，NY: Basic Books. Copyright 1995 by Basic Books，an imprint of Perseus Books，LLC，a subsidiary of Hachette Book Group，Inc. Adapted with permission.

　　就像第一章中汤姆和丽娜的案例所示，整合系统治疗的一个重要决策点是决定在每一次或每一组会谈中让哪些来访者加入直接来访系统。例如，对于一个有伴侣的患有广泛焦虑障碍的来访者，尽管咨询中会用到认知行为疗法的干预技术来应对焦虑障碍，不过 IST 咨询师还是会喜欢在第一次会谈中先见见来访者及其伴侣，以便讲清楚治疗的方向和做法，以及确保伴侣会支持和配合治疗。接着，咨询师可能会做几次只见那个焦虑的来访者的认知行为咨询，而伴侣可能会时不时地参与。直接来访系统和间接来访系统之间的界线是灵活流动的。因为咨询的视角始终是"系统性的"，因此，谁会出现在某次会谈的直接来访系统中并不是由治疗形式决定的，而是由此时此刻怎样做最实际有效来决定的。

咨询师系统包括所有涉及该问题的治疗提供者，可能包括督导师、其他咨询师、为来访者开药的精神科医生或其他医生、学校工作人员和缓刑犯监视官等。回到之前的例子，如果那个 IST 咨询师仍在受训，他会有一位督导师并可能有一个督导小组。这些专业人士都会影响咨询的进程。在督导关系或者督导小组中未被解决或难以处理的矛盾，以及与督导顾问的矛盾，都可能影响咨询，其影响力甚至与来访系统内部的矛盾不相上下。来访者可能有为他开抗焦虑药物的精神科医生，来访者的伴侣也可能有自己的咨询师。一般来讲，IST 咨询师会主动联系那些参与个案的其他咨询师，并与他们建立同盟。当咨询师之间的协作出现问题时，这一点尤为关键。比如，伴侣咨询师与伴侣双方达成一致，要以提高亲密感作为咨询目标，然而其中一方在自己的个体咨询中提到这些，其咨询师却支持他"慢慢来"并回避亲密。在这种情况下，给个体咨询师打一个协商合作的电话（在获得必要的知情同意的签字之后）极有助于咨询向着一致的目标前进。IST 咨询师会直接询问其他咨询师的意见，有时甚至会组织各个咨询师和治疗提供者开电话会议或面对面的讨论会。

由此可见，心理咨询是来访者和咨询师系统之间直接的、交互的互动。整合系统治疗的关注点总是系统性的，我们始终保持着这样的认识，从而思考哪些人会被治疗影响以及哪些人会影响治疗。关于在具体的个案中如何决定邀请哪些人参与治疗的问题，第三章将进行详细讨论。

序列支柱

整合系统治疗的本体论支柱指出，咨询师就像在一块很大的画布上作画，即任何咨询的进程都可以是多面向的。整合系统治疗要将咨询分解成实践中的每一笔，就要关注来访者呈现的具体序列（Breunlin & Schwartz, 1986; Breunlin, Schwartz, & Mac Kune-Karrer, 1997）。序列无非是一组模式化并重复出现的行动、意义和情感的循环。序列为问题的解决提供了最具体、最易得及最终可改变的路径。如果我们关注"A 在 B 之后发生"这样的序列，就可以帮助来访者评估并创建更好的替代性序列。

因此，咨询师的首要任务就是帮助来访者用可以减轻或者解决问题的解法序列来代替关键的问题序列（我们称之为**序列转换指导原则**）。IST 咨询师会与来访者合作找出解法序列，并相信来访者拥有实施解法所需的优势力量。解法的具体细节来自对来访者的优势力量的认识、之前尝试过的失败的解决方案、一起合作分析、常识、咨询师的专长以及文化适配性。第三章会着重强调整合系统治疗如何追踪和改变序列。

限制支柱

每个治疗模型都有理论来解释改变是如何发生的。由于大多数治疗模型都认为问题是因来访系统（通常是个体）中的某些缺陷而生的，因此对于这些模型来说，当这些缺陷在咨询中得以解决时，改变就会发生。例如，如果一个边缘型人格障碍的来访者因为情绪失调而不停地搞砸一些生活中的事，那么咨询师可能会用客体关系治疗和情绪稳定的药物来提高这个来访者的情绪调节能力。就像许多其他的疗法一样，这种做法的根基是要改善一些导致情绪失调的深层根源。而整合系统治疗植根于另外一个问题：是什么妨碍了这个来访者调节情绪？在整合系统治疗看来，对这个问题的回答恰恰可以最好地界定在咨询中需要解决什么。整合系统治疗认为，我们的来访者之所以不能自行解决带到咨询中的问题，是因为他们受困于限制的网络，是这些限制阻碍了他们解决问题。

这两个问题（"是什么导致了问题"和"是什么阻碍了问题的解决"）的不同来自贝特森（Bateson，1972）对正向诠释和逆向诠释的区辨。**正向诠释**认为，事情之所以朝某个方向发生，是因为有力量在推动；**逆向诠释**则认为，事情朝某个方向发生是因为其他方向上的路都被堵死了。我们通常用到的标签都是来描述正向诠释的。比如，乔撒谎是因为他是一个病态的谎话精。相应地，对于乔撒谎的逆向诠释提问则是：是什么阻碍了他说真话？贝特森认为，对于人类行为的所有解释，归根结底是基于逆向诠释的。因此，所有表面上的正向诠释都有相应的逆向诠释。有情感障碍的来访者可能会受限于某个生理限制，使他无法调节情感，而这样的限制至少可以通过药物来部分地移除。然而，这个来访者还可能生活在一个高冲突的家庭中，家里重复不断的挑衅和争吵也让她无法学会怎样调节情绪。

有一位 IST 咨询师接到一个由法院转介来强制做咨询的个案，是蒂埃里一家，包括已经离异的父母（约翰和玛西亚）及儿子（乔治）。约翰·蒂埃里的原生家庭中有非常严重的体罚传统，代代相传，而这样的体罚在如今会被看作虐待儿童。在和玛西亚离婚后，约翰仍然对儿子乔治沿用着这些体罚方法。当乔治将父亲体罚的方式告诉母亲之后，玛西亚向当地的儿童福利部门进行举报，随即启动了对儿童虐待的调查，以及玛西亚要求的、严格限制约翰和儿子共处时间的法律程序。如果咨询植根于正向诠释，那么咨询师可能会问约翰为什么要实施虐待行为，进而得出的结论可能是约翰有爆发型人格障碍。相反，IST 咨询师的做法是，在安全问题得以保全之后，咨询师关注的焦点是有什么阻碍了约翰改变他管教孩子的这种虐待式方法，让他即使在有充足的关于儿童虐待的信息、有多次被警告的经历，甚至是有对于这种行为的惩罚的情况下，依然不改陋习。随着咨询师跟约翰一起探讨这个限制问题，事情渐渐清晰起来：因为家里的每一代人都认为这种儿童虐待是正常的，约翰在这样的家庭长大，自然觉得这样的行为是熟悉的、毫不违和的；不仅如此，约翰还有一种灾难化的恐惧，就是如果自己没有很好地管教儿子，儿子就会变得失控。这种恐惧也与约翰认为玛西亚对孩子过分纵容有关。

咨询师进而跟约翰一起直面恐惧、移除限制，给约翰做了关于父母教养的心理教育、用了认知疗法中挑战不合理信念的策略，并在讨论约翰的恐惧和乔治的青少年行为时做了父子之间互动的工作。咨询师也见了玛西亚，帮她相信约翰和乔治之间的关系是可能有所改变的。咨询师通过建立父子亚系统和父母亚系统来更好地为乔治立规矩，并监管他的行为，这些干预技术最终移除了上述限制。

限制是来访系统里所有会妨碍到问题解决的事物。在整合系统治疗中，如果来访者无法简单直接地解决他们的主诉问题，咨询师就会和来访者一起开始搜寻限制。搜寻中的两个问题是：限制在来访系统中藏身于何处？限制是什么？即"在哪里"和"是什么"这两个问题。这个"在哪里"的问题是从生物心理社会系统理论中发展出来的；即限制可以存在于生物、心理、关系、家庭、社区以及社会这些不同层面。比如，一个有抑郁症的非裔来访者无法战胜抑郁，可能是受限于以下任何一个或者所有的限制：有生物化学上的失衡、有内化的种族主义、有被家庭暴力影响的关系、有年迈的父母需要被照料、有不断地被警察拦下的经历，或者是由于媒体上反复发布的针对非裔人的各种暴力事件而带来的不安全感。

IST 咨询师还必须探明这些限制是什么。要回答这个"是什么"的问题，我们可以用假设元构架来理解和评估来访者对于"什么妨碍了他们解决问题"这一提问的回答。假设元构架将关于人类功能的不同维度的相关理论都整合在一起了。我们将在接下来的章节中详细讨论。比如，发展元构架就包含了生理发展、心理发展、关系发展和家庭发展这些多样的概念领域。

IST 咨询师相信，来访者能够移除限制，这样的信心根植于一个关于健康的基本前提假设，即认为个体和系统总是可以正常运作的，除非有明确的信号显示并非如此。人是生而健康还是生而有病，这是另一场在精神健康领域以及更早的哲学领域旷日持久的辩论。有人强调病理过程（Freud，1920），也有人强调复原力（Walsh，2006）。整合系统治疗在强调复原力的同时，也时刻保持着清醒的认识，即认识到有些问题可能是根深蒂固的，甚至是难以改变的。即使遇到这样的状况，那些所谓的缺陷依然会被当作可以移除或者至少可以被管理的限制。

要开始整合系统治疗，就要先遵循优势指导原则，即除非被证伪，否则我们会相信咨询师系统仅需施以极小的直接帮助，来访系统就可以凭借自己的优势力量和资源来移除限制并实施替代性的解决方案。第三章和第四章会更详细地讲解 IST 咨询师要如何朝着这个方向工作。在此，我们想表达的核心想法是，人和系统都是基本健康的，因此大多数的咨询都应该是一个极简的过程，即用尽量少的工作去移除限制以便解决问题。

因果关系支柱

因果关系，即人类系统中起因和结果之间的关系，在哲学和精神健康领域都是一个颇受争议的对象。起初，线性因果关系统治了精神健康领域。线性因果关系认为，在时间点 B 发生的事情是由更早的在时间点 A 发生的事情所导致的；也就是说，A 导致了 B。线性因果关系将改变的焦点放在有理论解释的问题成因上，比如早期童年经历以及这些经历对个体问题的影响，等等。这使得咨询的重点偏向于探求如何改变个体的行为，无论是通过厘清个体内部发生了什么来改变行为，还是单纯地改变行为本身。

早期的系统论和家庭治疗则代之以同样简洁的循环因果关系的概念，认为 A 和 B 在无止境的、双向的、循环递归的反馈环路中相互影响着

（Watzlawick，Weakland，& Fisch，1974）。从这个角度来看，因果关系不在个体身上，而在系统之中，而系统是由循环模式或者互动序列组成的。因此，咨询师的重点就在于改变这个循环的模式，从而改变系统。如果系统有改变，那么组成系统的个体也会随之改变。

整合系统治疗强调互动（序列）模式以及人们在递归循环中对彼此造成的影响。不过，我们也很强调线性因果关系同样是递归循环中不可或缺的一段弧线（Dell，1986），这是与系统论最新的发展相一致的。在这些弧线片段中，某个人的行为就可以成为某些事件的主要决定因素了。举个极端的例子，大多数关系中的暴力都是一方的行为惹到了另一方而产生的（Goldner，Penn，Sheinberg，& Walker，1990）。我们可以认为，遭受暴力的一方也可能在整个暴力循环中扮演某种角色，但是这样的关于关系动力的看法在血淋淋的现实面前就显得微不足道了。相比之下，更重要的是看到线性因果关系的影响，即看到施害者对受害者施加的真实的暴力。

因此，整合系统治疗采取的立场是，因果关系是循环的，但也往往是参差不齐的（Pinsof，1995）。在同一系统及不同亚系统中的个体对系统中事件的贡献总是不尽相同。有时，他们的贡献可以被看作相当的，但有时不能一刀切。

差异因果关系就意味着个体的人格特质和心理病理学也是重要的。与早期家庭治疗的激进系统治疗观大为不同的是，在整合系统治疗中，我们留了充足的空间去关注和思考，人的内在发生了什么，以及这些会如何影响人们的行为。整合系统治疗充分了解与人格特质相关的循证观点（McAdams，2001）。整合系统治疗通常将问题看作由来自多个系统层面中的多个原因引起的，而最终的那"一个"原因究竟是什么，取决于我们怎么看。就像在第四章中会进一步讨论到的，我们看到的是一个相互影响的网络。在这个网络中，不同的人在影响着过程和结果的不同变量上有不同的贡献。要看清整体的所有贡献可能非常繁杂；尽管如此，整合系统治疗仍然试图在看到许多复杂性的同时，寻找可以解决问题的最简单和节约的方式。

在精神科诊断这一议题上，整合系统治疗也有自己的主张。整合系统治疗中所用的个案概念化是不断发展演进的，我们的概念化既围绕着来访者最初带到咨询中的主要问题，也围绕着在咨询过程中出现的问题而展开。我们的这种做法跟那些只为来访者的诊断而定制的疗法有所不同。后者是许多生物精神病学以及专治特定障碍的循证疗法的基石（Barlow，2008；Nathan & Gorman，2007）。在这种治疗中，只因为来访者有特定的诊断，就必须采用某些特定的方法。整合系统治疗尊重这些疗法，承认它们对大多数对症的来访者都有很好的效果。但尽管这些疗法通常是有效的，它们也只是针对来访系统的某一个方面而"定制"的，即只是为了改变心理病理学的特定方面和特定症状。因此，个案的其他重要的临床议题无法得到解决，这有时会导致咨询结果整体较差，以及对咨询的满意度整体较低。此外，当操作手册中既定的疗法无效时，没有可以代替的其他方法可用。正是因为这些疗法是针对特定诊断来组织和设计的，是"一招走遍天下"的方法，就意味着它一定会对某些来访者来说是更无效的，甚至对一些来访者来说是难以接受的，从而导致来访者的脱落。即使是这样设计出来的最好的循证治疗，也会至少有 1/3 的来访者对此无动于衷（Kazdin，2011）。

如果我们把各种循证治疗的策略放在蓝图（用来厘清 IST 咨询师如何决定使用什么干预技术）的语境下看，就会发现它们是我们选择干预技术时要用到的重要资源。比如，在面对一个惊恐和焦虑的来访者时，在早期很可能会用到的干预技术就是自我监督、记录想法、暴露疗法以及认知行为疗法中其他的治疗焦虑的重要手段。

下一章将从本章中对整合系统治疗的概念基础的探讨，转向描绘 IST 咨询师是如何在从识别问题到解决问题的这一过程中开始咨询的。这个过程包括识别问题所在的序列，通过引入解法序列来努力解决问题，并且在进程失利时（通常会如此）开始寻找限制。

第三章

整合系统治疗的精髓：开始咨询

在第二章中，我们介绍了整合系统治疗的支柱，每一个支柱都回应着实践中的重要问题。然而，就像大楼里的梁柱是为了融入建筑而不会凸显出来一样，整合系统治疗的支柱也不是咨询师在接到新个案之后会最先想到的。与其说是想到支柱，倒不如说咨询师的关注点在于如何让来访者参与进来并谈论他们的顾虑，如何创造希望，以及如何勾勒出咨询的最初走向。如此看来，整合系统治疗的实践非常简单。咨询中每一时刻的事态发展都可以被放在一个简单的、我们称之为**整合系统治疗的精髓**的过程中去理解，并由此精髓驱动。

在本章中，我们将解释这一过程的不同成分及其之间的逻辑联系。为了阐释这些，我们会用库克一家的咨询片段，这一家包括母亲安、父亲乔治和16岁的女儿金。

在互相介绍以及建立咨询的基本规则之后，咨询师开始探寻对主诉问题的定义。

咨询师：我想知道是什么让你们今天来到这里的。

父亲：我妻子觉得我们的女儿吃得不够，在掉体重。

咨询师：你和你妻子谁更担心这个进食问题？

在这里，咨询师想把对话聚焦在进食问题上，而不是体重问题上。因为进食是家庭动力的一部分，而体重是女儿的个人特质。

父亲：我知道金在掉体重，但有时候，我觉得我妻子对这件事有点小题大做。

咨询师：好的，所以你和你妻子的看法可能不完全一致？

父亲：对。

咨询师：（对着女儿说）你怎么看你吃什么这个问题？你觉得这跟你的身体有什么联系呢？

女儿：他们在我吃东西这个问题上太小题大做了。我是体操运动员，我需要把体重维持在某个水平上才能表现得好。我是按照教练的嘱咐做的，队里的其他女生也是这么做的。

咨询师：我明白了。所以进食可能是一个问题，而另一个问题是你们三个没法在应该怎么进食这个问题上达成一致？

父母：（一起说）没错。（问题不仅仅是进食；问题是这个家庭怎么就不能达成一致。）

咨询师：参加像体操、游泳、跳舞和啦啦队之类的年轻女孩的活动，是会牵涉体重的。可惜的是，人们有时候会以为体重越轻越好。有研究显示，减重可能是一条不归路，有的年轻女孩把体重太当回事了，甚至会开始出现进食障碍的症状。你们有谁在担心这个吗？

母亲：你说的正是我害怕的。

父亲：我不知道。

女儿：我妈就是杞人忧天。我再说一次，我没有进食障碍！

咨询师：那是不是可以这么说，与此相关的问题是，你们有人认为体重是一个问题，有人认为它不是一个问题？

　　母亲：是的。

咨询师：你们问过金的儿科医生的看法吗？

　　母亲：问过，她说金的体重目前还不会有问题，但是她应该保持现在的体重。（咨询师此时更倾向于不给这个问题贴上进食障碍的标签。）

咨询师：你们可以授权我去跟儿科医生谈谈吗？这样我们就可以知道要不要把这个问题当一个障碍看了，我们对此就可以达成一致。

所有人：当然。

咨询师：那么，目前看来，我们可以在这一点上达成共识吗？就是现在的问题是，你们三个在金的进食怎么样才能既帮她保持健康体重又让她可以成为好的体操运动员的问题上，无法达成一致。

　　当所有家庭成员都同意之后，至此，他们至少都认可这个主诉问题：进食问题。

　　接下来，咨询师请这个家庭描述他们围绕着食物的问题是怎样互动的，也就是描绘他们的问题嵌套在怎样的典型的互动序列中。整合系统治疗称之为**问题序列**。咨询师耐心并且不带评判地询问着，帮助这个家庭讲出了以下问题序列：妈妈准备了她觉得女儿应该吃的食物，女儿要么不吃，要么吃得很少，并且抱怨这不是她需要的食物。妈妈回应说，不会为女儿单独准备饭。因为爸爸的早饭和晚饭经常不在家吃，于是这场关于食物的战争主要在母女之间爆发，但晚上妈妈会跟爸爸讲自己对女儿的担心和害怕，害怕女儿会得严重的进食障碍并最终致死，通过这种方式把爸爸也卷了进来。妈妈恳求爸爸跟女儿谈一谈，爸爸也只好跟女儿谈。而这样的谈话既会让女儿感到内疚，也会对妈妈把爸爸卷进来感到愤怒，这就更加点燃了她反抗的怒火。最终，妈妈永远不觉得女儿吃得足够多，因此，她的忧虑会被这样的序列继续维持，她跟女儿在食物方面的互动也会一直重复下去。

　　在这个家庭描述这一问题序列的时候，咨询师在思考有没有办法改变这一序列，好让这个进食问题得到更好的解决。这样的改变被称为**解法序列**，用以代替问题序列。咨询师若有所思地问这个家庭："如果你们让女儿在管理自己的进食上面负更多的责任，会怎样呢？"起初，妈妈坚决拒绝，但是当爸爸说这个主意还不坏而且女儿也热切地接纳了这个建议时，妈妈也显得有些兴趣了。于是，全家人开始一起探讨如何实现解法序列。在女儿刚接手管理自己饮食的这一试验阶段，咨询师谨慎地加入了监控的行为。这样的监控使妈妈不再担心只有自己才能让女儿避免陷入进食障碍的泥潭。在这节咨询结束时，全家都同意了实行解法序列的计划。

　　库克一家有无数种尝试解法序列的方式，从完全照做到完全无视，都有可能。如果他们做不到，咨询师就会启动限制支柱，询问是什么阻碍了他们做到。在这个案例中，他们最开始成功了，但是过了几周，因为妈妈尖刻地反对了女儿的选择，母女之间关于食物的战争又开始了。当咨询师问妈妈是什么阻碍了她支持女儿的选择时，妈妈提到她妹妹在她离开家去上大学后不久就自杀了。妈妈认为，她的父母没有及时看到妹妹痛苦的信号，如果自己在家，或许能阻止妹妹自杀。这个信息让我们看到了一个让妈妈无法退居二线、由女儿自行管理饮食的主要限制。

　　出于启发思考的目的，我们将向大家展示精髓图示的教科书式的运用（见图3.1）。当然，我们也知道在咨询实践中不会有教科书式的个案。在教科书式的分析之后，我们将介绍一系列临床议题，它们往往是需要在这种教科书式方法的基础上做出调整的。另外，在本章中，我们将主要聚焦于精髓图示的问题解决任务。当然，我们也知道开展咨询需要用到的临床策略是包罗万象的。

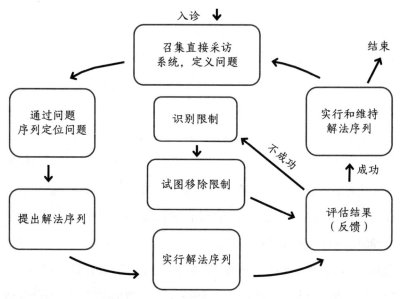

图 3.1　整合系统治疗的精髓

From "Integrative Problem Centered Metaframeworks（IPCM）Therapy," by W. P. Russell, W. Pinsof, D. C. Breunlin, and J. Lebow, in T. L. Sexton and J. Lebow（Eds.），*Handbook of Family Therapy*（p. 531），2016，New York，NY: Routledge. Copyright 2016 by Routledge. Reprinted with permission.

主 诉 问 题

　　整合系统治疗是以问题为中心的契约为前提的，即来访者寻求咨询是为了解决问题，他们雇咨询师来帮这个忙。因此，咨询中的第一个问题解决任务就是定义主诉问题，即来访者想要解决的问题。主诉问题就像是咨询方向的指路牌。对于库克一家来说，他们的主诉问题就是女儿的进食（这也影响了她的体重，并可能让她有身患进食障碍的风险）。主诉问题既体现了来访者的咨询目标，也让咨询师可以与来访者讨论他们围绕该问题展开的互动（他们是如何困于问题序列的）。

　　用问题作为咨询的焦点还有以下几点好处。第一，咨询师通过应对来访者的顾虑，可以加强治疗同盟（Pinsof，1995）。如果能对问题达成共识，就能在目标上保持一致。第二，咨询师只对问题所在的序列感兴趣；因此，主诉问题使咨询得以聚焦。主诉问题就像是渔船的锚，在湖上捕鱼时，渔夫会把船划到他认为有鱼的地方，然后在那个点上将锚抛下去，好让渔船不会漂走。如果没有锚，渔船会随波逐流，过不了多久，渔夫就会发现自己漂到了一个没有鱼的地方捕鱼了。就像咨询师在倾听的时候如果没有聚焦在主诉问题上，就会发现自己漂流在满是无关细节的汪洋大海上。第三，主诉问题也为对咨询进程的测量和评估指明了方向。当问题解决令来访者满意时，他们就会有成就感。第四，聚焦主诉问题使我们得以决定咨询是否达成了目标。当来访者关心的所有问题都被解决的时候，咨询就可以结束了。第五，鉴于此，我们也会鼓励来访者在遇到其他不能解决的问题时再回到咨询中。

就主诉问题达成共识似乎不需要兜圈子，是简单明了的，因此也似乎是一个轻而易举的任务。有时候的确如此。比如，有家庭可能会为了哀悼家人的过世来咨询，或者为了更好地应对绝症（比如癌症）的诊断来咨询。有伴侣可能会试图修复由婚外情带来的伤害而来咨询。有的人可能会为了治疗焦虑或者抑郁来咨询。然而，常见的情形是，来访者痛苦的来源可能是清晰的，但是与痛苦相关的问题的操作性定义远没有那么清晰。在这些情形中，咨询师需要花大力气从来访者的叙事里提取主诉问题。来访者对于主诉问题的表述可能非常模糊，比如"我们就是不像以前那么亲密了""我们不知道怎么沟通"。这样的表述需要被套进问题的操作性定义里。要看对问题的定义是否合格，就要看我们能否知道问题解决之后的样子。对于第一个问题的定义可能是，"我们相处的时间变少了，因为我们都不再享受对方的陪伴了"。那么一旦这对伴侣知道了如何计划共处的时间并且能期待他们所选的活动，这个问题就被解决了。对于第二个沟通问题的定义可能是，他们没办法聊那些重要且可能会引发争议的话题。那么当他们都同意有问题需要讨论，然后找时间完成讨论，并做出不会让关系破裂的决定时，主诉问题就解决了。

有的来访者在进入咨询时并不把这当作问题解决的练习。他们可能会说：

"我活得不开心，我就是想找个人聊聊。"对于那些做过"支持性的"咨询的来访者来说尤其如此。IST 咨询师在这种情况下起初会陷入困境。咨询师明白治疗同盟在一定程度上取决于跟来访者目标的一致性，但同时也知道咨询要有操作性的目标才能有进展，要有进展才能有好的结果。于是，IST 咨询师会跟来访者开诚布公地讨论这个情况，看看来访者是否愿意把咨询当作问题解决的练习。有时候，咨询师需要更有耐心，需要等待一个机会去把来访者的某个困扰操作化，比如，"所以你发现自己周末晚上经常宅在家，这会让你不爽？如果这一点改变了，你的生活会有什么不同吗？"

　　由于 IST 咨询师往往会同时和多个来访者做咨询，这就带来了一个问题，即需要思考如何处理关于主诉问题的不同视角。比如，有个孩子被转介来治疗注意缺陷／多动障碍。IST 咨询师会建议全家人都来参加第一次咨询。关于他们为什么会来咨询的讨论可能会揭示一系列相关问题。父母可能会说他们在如何养育这个有注意缺陷／多动障碍的孩子上有冲突。兄弟姐妹们可能会说这个注意缺陷／多动障碍的孩子过分主导了家庭生活，导致父母都很少关注他们。这个有注意缺陷／多动障碍的孩子可能会说父母给他太多限制了，这也不让做，那也不让做，总是害怕这个毛病给他带来什么灾难。咨询师会倾听每一种视角的声音，也看到每一点顾虑。处理多种视角的策略之一就是把它们放在一个问题的大筐里。例如，咨询师可能会外化注意缺陷／多动障碍，对他们说："注意缺陷／多动障碍实在让你们全家都受苦了，所有人都不堪其扰。如果我们能找到什么办法让注意缺陷／多动障碍对你们没有那么大的影响力，会不会好一点？"

　　来访者也可能会列出一串互不相干的问题，而这些问题没法被放在一个问题的大筐里。在这种情况下，IST 咨询师首先会看到多个问题，然后引导来访者讨论如何选出需要优先关注的问题，这样就可以就一个问题开始咨询，当然在咨询的同时也意识到稍后会需要关注其他问题。

　　咨询从主诉问题开始。随着咨询的进程，可能会有其他问题暴露出来。

只有当来访者自己觉得这些问题需要被解决的时候，它们才会被作为试图解决的目标。比如，伴侣们经常会流露出对性生活的不满。然而，当咨询师问他们是否要聚焦于改善性生活的时候，有的伴侣可能会说是，有的伴侣可能会说性对于他们来讲并没有那么重要。如此，性生活的问题对于第一对伴侣来说就是值得关注的，对于第二对伴侣则不然。

问 题 序 列

整合系统治疗追求的是对主诉问题的系统化理解，因此定义问题只是开始咨询的第一步。第二步则是要把问题放到情境中看待，要做到这一点，就需要理解问题是如何嵌套在来访系统中的，即系统是如何维持这个问题的。关于问题是如何被维持的，存在无数种解释。要完全解释清楚问题的维持可能十分复杂，因而整合系统治疗认为，在咨询伊始，不要迷失在整个系统的迷宫中至关重要。于是，整合系统治疗认为，只要有一个"足够好"的系统化解释并且可以用这个解释作为解决问题的起点就可以了。只有当这个"足够好"的解释被证实不够充分的时候，我们才需要寻求对来访系统更复杂的解释。

这种在系统复杂性和系统实用主义之间的平衡是整合系统治疗的标志，是可以将之与大多数只偏向某一方的系统疗法区别开的。比如，米兰系统治疗（Selvini Palazzoli, Boscolo, Cecchin, & Prata, 1978）会优雅地构建一个对系统的复杂的假设，而焦点解决疗法（de Shazer et al., 1986）关于问题维持的观点则非常实用主义，认为只要理解问题发生的例外就够了，别无其他。

尽管整合系统治疗强调在咨询开始时要用极简的方式理解来访系统，但是也会有些个案在咨询的早期就出现了需要更复杂的理解和处理的议题。例如，来访者提到自己有复杂的创伤史，或者在一个重组家庭中，母亲的前任一直因为离婚协议的相关问题跟她反复打官司等。在本章中，我们稍后会讲到整合系统治疗将如何应对这些状况。

在整合系统治疗中，问题序列就是对来访系统形成极简而实用的系统化理解的途径。**问题序列**是一套可预测的、模式化的且循环递归的行动、意义和情感，而主诉问题正嵌套其中。问题序列代表着来访者对于问题出现时究竟发生了什么的第一手解释。它至少向我们揭示了一种来访系统维持问题的重要方式。我们构建出的问题序列需要包含足够多的细节，来展示它是怎样有助于维持主诉问题的。对库克一家来说，问题序列包括妈妈怎样强迫女儿吃某些东西，女儿如何反应，以及爸爸又如何在妈妈试图管理女儿饮食的过程中被三角化了。

跟来访者一起理清问题序列的做法看似简单直接，但其实会相当有挑战性。这部分源于来访者总是不认为自己也参与建设了问题序列。他们开始咨询时的期待就是来抱怨那些问题的，而且他们通常会把问题归罪于其他家庭成员。如果你要问他们自己在问题序列里扮演了什么角色，他们就会很不爽。因此咨询师必须一次又一次地让他们愿意回到问题序列这个焦点上。例如以下情况所示。

> 咨询师：我知道你刚说的很重要，我们之后也会讨论到，不过现在，可不可以回到我刚才的问题上？他冲你摆出那个表情，然后会怎样？
>
> 妻子：然后，我内心就很崩溃了，因为我知道他就是厌恶我。
>
> 咨询师：（对着丈夫说）你知不知道你妻子会把那个表情理解为厌恶？
>
> 丈夫：我根本不知道。

为了避免让来访者觉得被评判，咨询师需要带着好奇和接纳的态度去定义问题序列。咨询师可以用这样的问题开场："我很好奇啊，你能不能告诉我问题发生的时候是怎样的？"这个问题鼓励来访者说出问题出现之前和之后的行动、意义和情感。有的来访者本就有能力看到他们各自的互动是如何联系的，有的来访者则很难理解互动的本质就是"刺激—反应"。如果咨询师只是被动地听来访者描述他们的问题，就很难清楚地认识问题序列。因此，咨询师必须主动跳进去寻找问题序列。格雷戈里·贝特森（Gregory Bateson）的口头禅是"相互联系起来的模式是什么？"，这句话必须一以贯之地铭刻在咨询师的头脑中（Bateson，1972）。咨询师的坚持需要一些分寸，既要让来访者努力定义他们的问题序列，又不能让来访者觉得咨询师在反复纠缠，比如，"你们可能会觉得我像是在挑刺，但我还不是很明白当儿子对你们不太尊重的时候，你们每个人都是怎样的？我们可以再回顾一下那个瞬间吗？"

IST 咨询师会用几种不同的方式来参与问题序列的建构过程。第一，咨询师会通过提问帮他将问题放在互动序列的情境中："所以当他那样做的时候，你会做什么？"或者"那之后发生了什么呢？"托姆（Tomm，1987a，1987b）阐释了如何使用提问来构建一个问题序列中的行动、意义和情感之间的时序关系。比如，"看到她转过身去，这对你意味着什么？"或者"当她转过身去的时候，你的感受如何？"

我们也可以通过咨询中的互动来瞥见问题序列的样子。这时，咨询师必须做出决定，是简单地记下这个观察结果，还是当场做出评论并进一步定义问题序列。这里的决定因素是来访者和咨询师之间正在萌芽的同盟。如果当场指出这一互动会让某个来访者感到羞愧或开始防御，那么最好先按下不表。不过，有时候，让来访者注意到某个互动可能会帮他们解锁一些原本不会意识到的问题序列。

咨询师：汤姆，我刚刚注意到，当莎莉说你陪孩子们的时间不够的时候，你动了动身子，转向了离她更远的另一边。这个姿势的变换是要传递什么意思吗？

丈夫：她总是盯着我陪孩子这件事不放，天天说我该这么做、不该那

> 么做。她就是觉得我是一个糟糕的父亲，而且现在连孩子们也
> 被她影响得这么认为了。
>
> 咨询师：我看到妻子对你的育儿方式不满，这让你很难过。你能跟她谈
> 谈这个吗？
>
> 丈夫：有用吗？不会有改变的。

问题序列不仅包括来访者的行动，也包括他们的内在体验，即包括来访者在问题序列中所有的意义和情感。这些内在体验不仅在问题序列发生的当下存在，当来访者在其他时间里想到问题序列的时候，也会出现。意义来自来访者对序列中的行动和情感的认知，包括对序列中自己的行动和他人的行动的认知，以及对自己的情感和他人的情感的认知。情感则是对事件和互动的即刻反应，或是对已建构的意义的回应。

鉴于问题序列是发生在一个情境中的，所以来访者的内在体验可能与以下任意一点相关：（1）序列中的某个瞬间（"这就是像他会说出的话"）；（2）整个序列本身（"我讨厌发生这样的事"）；（3）这个序列如何成为当前情境的一部分（"我就知道会这样"）；（4）同一个序列是如何一次又一次地出现的（"又来了"）；（5）这个序列是如何与每个来访者各自的人生故事联系在一起的（"我永远都不能休息"）。

虽然问题序列总是由行动、意义和情感等元素共同构成的，不过整合系统治疗在咨询早期会优先把行动当作通往改变的路径。我们希望随着行动的改变，任何相关的意义和／或情感也会跟着改变。当然，这一假设并不总能被证实，不过，在行动领域的失败恰恰让我们有机会去探索与意义和情感相关的重要限制。

每个问题序列都有很多组成部分，不过我们并不需要全部知晓才能开始构建解法序列。基于经验的法则是，当咨询师和来访者都觉得对问题序列的描述是准确的，并且这个问题序列已经包含了足够多的、可以让我们开始思

考解法序列的细节信息的时候，我们对问题序列的定义就可谓是充分的了。

解 法 序 列

　　用整合系统治疗来促成改变，其焦点会放在改变序列上，而且要全面系统地聚焦在改变序列上。我们称之为**序列转换指导原则**；也就是说，整合系统治疗会通过引入一个解法序列来解决问题，而这个解法序列替换了一部分或全部的问题序列。只要来访者能理解问题序列是如何维持问题的，并且可以想到一个解法序列，就可以建议实行这个解法序列了。最开始，我们可以带着好奇提议："这个序列似乎对你们两个来说都是一个问题啊。我在想，如果你不是做 Y 而是做了 X，会怎样呢？"咨询师通过试探的方式，让来访者可以表示同意，也可以表达顾虑（我们之后会看到，来访者此时表达的顾虑往往提示着有限制存在）。如果来访者说做这样的改变是有道理的，咨询师就会邀请他们试一试。对库克一家来说，解法序列可以是给女儿更多的自主性去做决定，以便促使她对进食做出好的选择，从而让她可以既保持健康，又做好体操运动员。这个解法序列也要求母亲在女儿的进食问题上适当放手，并且需要父亲不再卷入三角化的过程中。

　　我们相信，来访者能够并且将会在咨询中解决问题，这一信念基于整合系统治疗的**优势指导原则**，也就是说，除非被反证，否则我们总是相信来访者拥有能够解决他们问题的资源（对指导原则的总结见附录）。因此，咨询师需要找到来访者的优势力量，并借助它们来引入**解法序列**。解法序列中将包含一些新的行动、意义或情感，来消除和／或取代问题序列中失功能的部分，从而部分或者完全地消除主诉问题。

　　经验丰富的 IST 咨询师往往可以在第一次咨询中定义问题、找到问题序列并提出解法序列，而新手咨询师可能需要几次咨询来完成这些事情。通常来讲，需要多长时间来执行解法序列都不是一个问题，只有在经过很多次咨询之后都还不能定义主诉问题、问题序列或解法序列的时候，这才会是一个问题。在这种情况下，咨询师应该想一想这个咨询是不是已经没有焦点了。

解法序列既可以在咨询中实行，也可以作为咨询之外的练习来实行。在咨询中实行时，咨询师会构建某种形式的现场演练（Minuchin，1974），以便让来访者练习解法序列。来访者很少能在第一次就做对，通常只是向成功迈进了一步。他们会做一点尝试，然后就会部分或者完全地重蹈覆辙（重复问题序列）。咨询师则必须敦促来访者再次尝试。他们一旦成功，咨询师就需要紧接着予以肯定，然后问来访者哪些部分是比较简单的，哪些是有挑战性的，哪些是阻碍了解法序列的实行的。要成功地实行解法序列，这些问题就都需要被解决。

通过改变问题序列来促成改变，这样的做法从理论上来说非常合理，但也会带来几个重要的问题。第一，来访者难道无权不做改变、就活成他们原本的样子吗？如果他们有权不做改变，那么咨询师又有什么权力去建议他们该如何改变行动、信念或感受呢？在以个体主义为本的社会里，这种说法从原则上讲或许没错；但是，我们必须知道，来访者正是因为自己不能解决的苦恼而求助咨询的。他们这么做就说明，他们想邀请咨询师参与进来。更何况，IST 咨询师是提供而不是强加解法给来访者的，并且会邀请来访者对解法给出反馈。第二，既然整合系统治疗是强调协作的咨询，那么难道不应该由来访者提出解法序列吗？其实，在整合系统治疗中，咨询必须是协作式的，而且在整个咨询进程中，来访者都要参与提出解法或至少为解法贡献些力量；不过，整合系统治疗不会要求咨询师在创建解法序列的过程中永远不扮演专家的角色。在整合系统治疗中，咨询师有责任用专业的知识帮助来访者选择解法序列。

教育指导原则指出了咨询师在创建解法序列的过程中扮演的角色。这个指导原则主张咨询是一个教育的过程。在这个过程中，咨询师以来访者可以消化的速度尽可能快地传递技能和专业知识。简而言之，IST 咨询师可以自由地就解法序列提出建议。只不过，咨询师需要以协作的精神提建议，需要吸纳来访者的想法，当然也包括尊重来访者拒绝咨询师的建议的权利。

解法序列可以从以下多种渠道中产生。第一是关于如何处理咨询中困难情境的最佳实践的知识。比如，在一个重组了一年的家庭中，主诉问题是9岁的儿子发脾气。家里的大人们报告，继父会管教继子。关于重组家庭的最佳实践建议我们，在孩子尚未与继父母发展出依恋关系之前，继父母最好不要参与管教孩子。因此，解法序列就是，建议由生母做那个管教孩子的人，同时，生母和继父可以私下讨论继父的育儿观点。

第二，解法序列可以从应对特定问题或情境的循证治疗模型中提取。比如，关于重大精神障碍的家庭治疗的心理教育模型（Anderson，Hogarty，Bayer，& Needleman，1984）显示，高水平的表达性情绪会加剧被诊断的家庭成员的精神障碍。那么基于该研究的解法序列就是，就表达性情绪的影响对家庭成员进行心理教育，并帮助他们努力降低表达性情绪的水平。

第三，解法序列还可以源自咨询师此前在类似困难情境中的经验。尽管这种经验并不总有实证支持，不过所有经验丰富的咨询师都已经积累了一些适用于不同的常见主诉问题和问题序列的模板。他们可以将自己过去应用过的解法序列进行分类整理并检索出来，这样的能力使他们得以把这些解法序列运用在类似的情境中。

第四，每个人都拥有关于如何解决问题的常识。当问题序列中的某些部分能让任何普通人都觉得"这不对劲"的时候，常识就很显而易见了。比如，如果来访者对主诉问题持有非常极端或者不现实的看法，解法序列可能就包括用更合理的观点来代替原有观点。

第五，咨询师关于来访者和主诉问题的直觉和感受也可以指向解法序列。例如，如果一个来访者明明声称自己没有被另一个来访者惹恼，但是咨询师还是感受到了这个来访者的愤怒或悲伤，那么咨询师可以指出来，并且让看到和表达愤怒或悲伤成为解法序列中的一环。

　　这当然不意味着有什么解法序列一定会成为解决问题序列的不二法门。咨询师必须将来访系统的独特性整合进解法中，这包括了来访者本身的特质，以及他们和所处文化情境的独特的契合度。比如，妻子一直向丈夫寻求情感上的亲密，而丈夫常常用愤怒来回应这种诉求。当咨询师意识到丈夫的行为可能是由于他患有自闭症谱系障碍，并通过评估检测确认了这一点时，他无法回应妻子的情感需求的行为就从原来的"他不在乎你"变成了"他没有意识到你在那些时刻寻求的是什么"。这让妻子的挫败感少了很多，也让丈夫得以在妻子发出情感联结的诉求时，不再以愤怒回应。

　　当我们理解问题序列和发展解法序列时，来访者之间关系的特性也必须被纳入考量。例如，戈特曼（Gottman，1993）定义了可以拥有健康互动的伴侣类型，一种是"肯定者"伴侣，另一种是"冲突型"伴侣。我们很容易默认"肯定"对所有伴侣来说都是好的；因此，如果问题序列是冲突太多，我们就总想加入更多的"肯定"来做出调整。然而，对于那些不会被冲突中的狠话伤到的"冲突型"伴侣而言，如果鼓励他们用"肯定"来代替冲突，那么他们的关系反而无法蓬勃发展。

　　类似的，我们在创建解法序列的过程中还必须考虑来访者的文化因素。IST 咨询师有责任让自己具备文化上的素养，有责任带着尊重的态度探究问题序列中的某些部分对于某特定文化群体而言是否为常规做法。例如，尽管美国人重视直接，但在另一些文化中，直接会被看作一种冒犯。如果是这样，那么来访者在沟通中不够直接不应该被自动看作需要被改变的被动攻击行为。

　　就算来访者可以在咨询中成功地践行解法序列，那就不能保证他们回到家可以成功。因此，布置在两次咨询之间可以用的解法序列十分重要。为此，咨询师必须确保所有来访者都理解这个解法，并且明白自己在其中的角色。要帮来访者解决回到家的情境中的困难，我们需要先对实行解法序列的阻碍有所预期。比如，如果一对伴侣的日常生活很忙碌，那么他们可能连说话的时间都难找，就更不要说练习解法序列了。

下面的例子会为我们展示整合系统治疗的前四个问题解决任务：（1）定义问题，（2）构建问题序列，（3）提出解法序列，（4）实行解法序列。妻子抱怨丈夫总是嫌自己不够能干。丈夫反击，说自己并不是嫌妻子不能干，而是觉得妻子总是太优柔寡断，以致在多数情况下，丈夫不得不做决定。他们都同意妻子在生活的各种决定中太不积极了，而丈夫则太积极了。接着，他们说出了如下问题序列：丈夫说，妻子总是一遍又一遍地复述，但就是不谈怎么解决问题；妻子说，丈夫太没有耐心，他们刚开始对话没多久，丈夫就会突然插手称"你就应该这么做"，这让妻子觉得自己好像能力不足，同时又会遵从丈夫的提议，因为如果不这样，丈夫就会觉得很挫败，然后走开。

为了引入解法序列，咨询师想知道，如果丈夫能更有耐心并且多听几轮妻子的观点，事情会如何发展。妻子也同意，要先让丈夫知道自己对该如何解决当下问题是有想法的，这样丈夫就不会错误地认为妻子只是在"说车轱辘话"。由此，他们两个都同意做出一点改变。在咨询中，他们成功地完成了练习，并且同意在接下来的一周里尽力保持这些改变。

当解法序列无效时：识别限制

当来访者无法实行解法序列的时候，咨询师会带着好奇的态度，努力找出是哪里出了问题。第一步要看看在设置和实行解法序列的过程中是否出现了问题。来访者有没有真的理解他们要做什么？有没有什么现实的障碍让解法序列无法成功？比如，是不是其中一个来访者生病了？或者是不是他们的日常生活发生了什么改变，从而阻碍了他们尝试解法序列？有时候，也可能是问题序列中的某个关键元素还没有被找出来，因而必然会影响解法的实现。不管咨询师发现了什么，我们都需要决定是否值得重启解法序列，再试一次。

如果实行解法序列的过程看起来没什么问题，只是来访者没做到，那么

IST 咨询师接下来要做的正是跟着"限制支柱"的指导，看看有什么让来访者没办法实行解法序列。因此，与其问"你为什么没这么做？"，咨询师反而会问："是什么让你没办法做到？"来访者对这个问题的回答包含着他们的反馈，我们可以从这些反馈里找到一个或多个限制。限制指来访系统中任何会阻碍问题解决的事物。进一步说，正是"限制"阻碍了解法序列成功地扭转问题序列。要让解法序列得以成功，就必须移除限制。

　　让我们看看这个例子。有个家庭的问题序列包括情绪升级，必然的后果就是全家人互相对吼。咨询师建议，如果他们的情绪调节能力可以更好，就会有更少的恶性对话。因此，咨询师建议每个家庭成员都在参与谈话前把自己的情绪储存起来，并且在觉得自己快要情绪爆发的时候就及时退出对话。他们都同意试一下，并且在咨询中也取得了一些成果。然而，他们下次来咨询时说，过去一周的矛盾冲突还是一样的糟。当咨询师询问是什么让他们没法像之前说好的那样去核查自己的情绪时，父亲说道：

　　　　我又想了想这件事，我不确定那对我来说是正确的做法。我认为有些时候，一个家里是需要有一个父亲提高音量，然后强调说："我现在说的是正事。"问题不是我的情绪，而是我跟他们太打成一片了，以致他们现在都不重视我说的话。去他的，我才是父亲。

　　从这之后的对话中，我们可以看到，是父亲的父权家长制信念阻碍了他采纳解法序列，而且因为他没有实行解法序列，他和家庭中的女人们卷入了一场微妙的性别之战，女性家庭成员会通过高强度的情感冲突来持续挑战他的领导者角色。

　　IST 咨询师在咨询之初会希望某个针对单一问题序列的解法序列足以解决主诉问题。当然，每个咨询师都有一些像这样简单直接就可以成功的故事。然而，这些故事毕竟是少数例外。更常见的情况比较复杂，而且往往复杂得多。问题复杂的程度与阻碍来访者解决问题的限制的数量直接相关。用解法序列的思路来工作是一个双赢的局面，因为我们要么就有效地解决了问题，要么就可以找到那些在问题解决之路上必须被移除的限制。

当来访者回答限制提问时，咨询师会将他们的反馈用限制的语言来重述。限制谈话的形式有很多种，比如："所以似乎是 X 在阻碍你做 Y""所以这个 X 让你没办法做到 Y""所以你是不是同意，X 是你做到 Y 的一个障碍？"所有这些关于限制的猜想可以邀请来访者更多地探索限制的本质及其对主诉问题、问题序列和解法序列的影响。有时候，这样的讨论可以仅仅聚焦某个单独存在的、阻碍着问题解决的限制。在这种情况下，咨询往往可以快速向下推进，开始关于移除限制策略的对话。如果可以践行这个策略，就表示咨询已经在整合系统治疗的早期阶段（咨访双方协作找出移除限制的方法）往下走了一步。如果来访者可以成功地移除限制，他们就可以实行解法序列，进而解决问题。然而，我们在许多临床情境中会看到的是，关于一个限制的讨论往往会引导我们找到更多限制。在这些情况下，最初找到的那个限制就像一团乱麻中的一个线头：拉一下，我们发现线团不仅没有松开，反而缠得更紧了，这就预示着还有更多的限制等待我们发现。第四章会呈现整合系统治疗将限制定义和分类的构架，我们称之为**人类体验之网**。

以上关于整合系统治疗的描述都体现在整合系统治疗的精髓图示中，见图 3.1。精髓图示虽然不能代表整合系统治疗的全部，但它代表着在整合系统治疗的进程中被不断重复的一套核心历程。这些步骤可总结如下。

1. 召集直接来访系统，并且定义问题。

2. 通过问题序列定位问题。

3. 提出解法序列。

4. 实行解法序列。

5. 评估结果（成功或者不成功）。

6. 如果成功，跳到步骤 9，维持解法序列；如果不成功，识别阻碍解法序列成功的限制。

7. 使用策略来移除限制。

8. 实行解法序列。

9. 维持解法序列。

10. 结束咨询，或者在有额外限制和 / 或新问题出现时，重复之前的步骤。

当问题解决变得更复杂时

至此，我们已经呈现了使用精髓图示的教科书式的案例。然而，在很多实际案例中，精髓图示的应用并不是这么简单直接的，而是需要额外注意一些会将个案变得更复杂的因素。这些额外因素包括序列的复杂度、来访系统的复杂度以及来访系统对改变的准备程度。

序列的复杂度

有时候，要成功地解决主诉问题，需要将问题序列中包含的一组相互嵌套的序列全部解决。因此，对于 IST 咨询师而言，很重要的是要掌握一个构架，这个构架可以帮他们辨认出并且解决这些相互嵌套的问题序列。布瑞林和施瓦茨（Breunlin & Schwartz，1986）提出了一个**周期性**（序列要完成一个循环所需的时间长度）的将序列归类的构架。他们定义了四类序列：（1）面对面的序列，会在几秒或几分钟内发生；（2）有关来访者日常惯例的序列，一个周期所需的时间从一天到一周不等；（3）"潮汐"序列，一个周期所需的时间从几周到一年左右不等；（4）跨代的序列，时间长度跨越几代人。"潮汐"序列通常有以下两种不同的性质：一种是某核心变量的"潮汐"变化，比如随着时间起伏的悲伤或者亲密感；另一种是某间歇性事件的发展，比如暴力、酗酒或者某种周年纪念等。

　　在这个构架中，持续时间较短的序列嵌套在时间较长的序列中，也就是说，面对面序列是在每日或每周的日常惯例序列中发生的。比如，有父母经常说他们跟孩子的冲突在早上或晚上最严重，早上是在他们和孩子都忙着出门上班和上学的时候，晚上是在例行处理作业、监管家里的各种电子设备以及准备上床睡觉的时候。类似的，有个家长发现，自己在管理青少年子女的周末宵禁时经常有冲突，因为其管理会受到在外省的另一个家长的影响，双方对于宵禁的看法不尽相同，而孩子每个月都会去探望另一个家长一次。此外，当某个历程在不同代的人之间重复出现的时候，就有了跨代序列。比如，有一对夫妻长年维持着稳定的关系，然而在丈夫患病、妻子承担起照料者的角色之后，他们的关系就变了。起初，这对夫妻似乎适应了新的角色，然而妻子终于还是不定期地对丈夫满怀敌意。当然，这里有一个限制，即照料者的疲惫，但这一影响似乎不足以解释她情绪的强度。在进一步探索中，妻子说起她哥哥的身体一直非常虚弱，霸占了她父母的大部分精力。大家期待她做一个"好"孩子，好让父母可以把有限的资源都放在哥哥身上。她此前从来没有意识到自己有多怨恨这个好孩子角色，也从未联想到照料丈夫会让她有昨日重现之感。

　　有时候，我们在最开始就可以明显地看到多个序列，并把它们都看作问题序列的一部分，比如性问题。性问题的序列可以关乎卧室里实际发生的性生活，即伴侣是如何做爱的。性生活在一天或一周中发生的时间点也可能关乎日常惯例。比如，伴侣的一方可能喜欢在早晨做爱，而另一方可能更喜欢在晚上。某些惯常会出问题的"潮汐"序列可能包括伴侣唤起对方的模式、双方各自性欲望的起伏、生理因素以及他们对女性生理周期做出的相关决定。最后，与性有关的信念或活动也可能发生代际传递。某对伴侣可能认为他们的主要问题序列就是特定的序列，然而在构建对这一序列的解法序列的过程中，我们往往会发现其他序列也参与其中。

　　还有一些情况是，咨询师起初相信，对于问题序列的理解已经很充分了，但随后才发现，问题还存在于其他序列中。在这样的情况下，咨询师必须后退一步，去搜集更多关于问题序列的其他信息，然后才能形成解法序列。比如，在第一次咨询中，父母讨论了他们在管教孩子上的矛盾。他们上演了面对面的问题序列，他们中的一方说起，母亲每个月都要出差几次，而每次出差回来都是他们矛盾最严重的时候。父亲说，当母亲出差不在家的时候，他管教起孩子来没有任何问题。只有当母亲出差回来并质疑父亲在她不在的期间做出的决定时，矛盾才会产生。如此，我们可以看到，面对面的互动是嵌套于间歇发生的出差事件中的。对这个个案来说，解法序列可能包括更好的关于管教孩子的沟通，也可能包括在父母之间达成这样的共识：在母亲出差期间，由父亲管教孩子，并且母亲同意在她回来之后不去质疑父亲。

来访系统和序列

关于问题和问题序列的信息是由参与咨询的来访者向咨询师提供的。基于第二章对本体论（系统论）支柱的讨论可知，这些来访者属于直接来访系统。而来访系统中的其他没有参与咨询的来访者属于间接来访系统。间接来访系统的来访者可能参与了问题序列，但他们在问题序列中的角色只能通过参与咨询的来访者的描述呈现出来。比如，某女性开始进行个体咨询，她对于伴侣矛盾的描述来自她的视角，所以会不可避免地存在盲区。她丈夫的描述很可能有所不同。进一步说，我们要看到两种视角才能获得对于问题序列的最全面的描述。

由此可见，最接近完美的关于问题序列的描述是由所有参与了该序列的来访者共同提供的。IST 咨询师正是因为意识到了这一点，才会邀请所有相关的来访者参与最初的会谈。刚才提到的伴侣双方都会被邀请参与第一次会谈。如果打电话来预约的来访者要求单独见面，那么 IST 咨询师会解释为什么最好也邀请伴侣参与。但是如果来电者坚持要求单独见面，那么咨询师也会遵照同盟优先指导原则，满足她的要求，单独见面。类似地，青少年的父母可能倾向于把孩子送来做个体咨询。同样的，IST 咨询师明白，要获得对于问题序列全面而丰富的理解，就需要听到所有人的声音，因此咨询师会邀请父母和孩子共同参与会谈。咨询师可能还会要求这个孩子的兄弟姐妹也参与几次会谈，因为他们的视角也可以帮助我们更全面地理解来访系统。比如，当家里有一个孩子出现问题的时候，其他孩子往往被看作完美的。这些孩子也从此背负了问题序列的重担，因为他们不得不变得完美，这样父母才有能量集中关注那个有问题的孩子，而孩子们并不愿意这样。

有时候，在搜集关于问题序列信息的过程中，某个不在场的家庭成员的功能会自然地呈现。这些信息给咨询师带来了这样的选择：是继续跟随直接来访系统中的来访者发展出的问题序列，还是通过把其他家庭成员囊括进来以拓展焦点。例如，有个单亲妈妈抚养着一个对立违抗的孩子，妈妈把完成作业的问题序列描述了出来。妈妈的要求和孩子的回应似乎构成了问题序列，但后来，妈妈透露姥姥会在孩子放学后在家，应该由姥姥监督孩子做作业。可见，当姥姥给作业"放水"，而筋疲力尽的妈妈不得不应对时，这样的母子冲突就嵌套在更大的序列之中，即需要考虑姥姥不具备让孩子完成作业的能力。在这个时候，咨询师可以继续和母子一起工作，也可以邀请姥姥参与下一次咨询。如果咨询师选了后者，并且可以帮助姥姥坚持让孩子一放学就做作业，那么母子之间的冲突也可以被解决。

来访系统对改变的准备程度和改变的能力

整合系统治疗追求让改变过程尽可能快地开始。然而，咨询师也非常清楚，来访者开始咨询的时候，可能并没有为改变做好准备。于是，意识到有些来访者会在咨询早期比较犹豫做出改变，咨询师对改变的热情也就会降降温了。因此，IST 咨询师在用精髓图示工作的同时，也必须听到来访者对改变的矛盾心理。如果咨询师不能读懂来访者的反馈，听不到来访者对于改变的矛盾心理，那么来访者和咨询师之间的争夺和拉扯可能会导致同盟关系的裂痕，以及咨询的过早终止。

对改变的抗拒或矛盾心理可能出现在个体来访者身上，也可能表现在伴侣或者整个家庭中。对于个体来访者而言，以下这些往往是矛盾心理的"重灾区"：成瘾、创伤、自杀风险或者精神障碍。而在伴侣中，暴力、承诺和信任方面的议题则可以预测矛盾心理。在家庭中，当主诉问题在整个系统中有某些功能的时候，就会产生对改变的抗拒，因为这个家庭会抗拒放弃该问题，以便维持系统的稳态。

由于整合系统治疗在咨询初期并没有正式评估的环节，因此咨询师必须像侦探一样，去探查来访者对改变的矛盾心理，可以通过仔细倾听来访者说什么，观察来访者的行为和互动，注意来访者对咨询师尝试定义问题、问题序列和解法序列的反应等方法来做到。我们承认，采取这种方式有其局限性，但我们更看重通过积极和直接地参与主诉问题来逐渐在建立同盟上取得进展。

由于对改变的准备程度是共同因素之一，因此 IST 咨询师对咨询开始时每个来访者所处的改变阶段都很敏感。这些阶段包括前沉思阶段、沉思阶段、准备阶段、行动阶段和维持阶段（Norcross，2011；Norcross，Krebs，& Prochaska，2011）。来访者要执行解法序列中自己的那部分，就必须到达改变的行动阶段。有时候，咨询必须经过了改变的各个阶段，整合系统治疗才可以完成。反馈让咨询师能够意识到来访者对改变的矛盾心理。例如，有来访者可能表现出情感淡漠或者有一点刺激就很容易哭泣，因此可能呈现出一种抑郁状态。或者，有的来访者可能看起来会在某种特定情境或者讨论某个议题时被触动，咨询师会因此思考来访者是否有创伤史。偶尔也会有来访者在喝过酒后来咨询。有时，一个来访者会指出另一个来访者的精神状况、创伤史或者物质依赖。如果另一个来访者否认或者变得防御，这往往标志了这个议题是问题序列的一部分，但是来访者还没有准备好讨论它。然而，当问题对自己或者他人构成危险时，不管对同盟的影响如何，都必须马上讨论。

当对改变的矛盾心理在咨询伊始出现时，咨询师会计划是否放慢咨询节奏。一种策略是去命名、认识并讨论这种矛盾心理。另一种策略是对不做改变进行"成本效益"分析。还有一个策略是通过布置追踪观察的任务来了解问题。比如，来访者可能会被要求追踪观察一个目标变量（比如冲突事件）的频率、强度和持续时间。尽管这种追踪观察的任务没有要求来访者做出改变，然而执行这个任务可能会触发改变，或者引起对改变的沉思，因为对来访者而言，要去观察某个行为，很难不去思考和／或改变该行为的某些方面。之后，来访者会被要求讨论他们关于这个任务的想法和感受。

例如，马琳是一位 29 岁的异性恋女性。她的家庭治疗师因她不能忍受和家人一起咨询，而将她转介给了伊丽莎白。在之前的家庭治疗中，马琳表现出家庭治疗师无法调节的愤怒和防御，这使得家庭治疗收益甚微。在和马琳的第一次个体咨询中，伊丽莎白发现了相似的情况，即马琳对咨询师关于主诉问题的提问反应很大。伊丽莎白做出假设，由于定义问题的过程对马琳来说非常有威胁，这使得马琳在咨询中感到很不安全。在读到了这个反馈之后，伊丽莎白没有选择更常见的整合系统治疗的方式，而是推迟了问题解决的过程，首先致力于为马琳建立咨询中的安全感。她邀请马琳谈论让她舒服的话题，并且向马琳保证，她有权利参与决定在咨询中要讨论什么。除此之外，伊丽莎白把整合系统治疗的过程描述给马琳听，好让她知道接下来会发生什么，并且声称咨询会按照马琳想要的节奏进行。伊丽莎白说，对于咨询中的每一项活动和提议的解法，她都会邀请马琳来探索其中的利弊。在第三次咨询时，马琳开始将自己的主诉问题定义为觉得情绪不受控制，并且和家人有很频繁的冲突。随着马琳对咨询感到更有安全感，她开始在咨询中处理自己小时候被性虐待的经历。在处理这些的过程中，伊丽莎白使用了一套不同的策略和干预技术，这些策略和技术最初来自辩证行为疗法、认知行为疗法、创伤治疗模型以及自体心理学。

影响整合系统治疗路径的特殊情境

在整合系统治疗中，并不存在唯一正确的方法来处理某种问题或者和某个特定的系统工作。有些情况会影响整合系统治疗的路径，而此时的治疗工作会在一定程度上和预期有所不同。这些情况包括需要社会控制的危险境况、强制治疗和在其他情境下进行的治疗（二级治疗[①]、外展项目[②]）。在某些情况下，来访者在治疗初期定义问题序列或解法序列时，会感到被威胁。尽管对这些因素的进一步延伸讨论不在本书的范围内，我们接下来还是会简要地介绍如何应对每种情境。

危险境况

危及自己和他人安全的情况会改变整合系统治疗的路径。诸如自杀、凶杀威胁、危害或者虐待儿童以及虐待老人等情况，无论它们是不是来访者的主诉问题，咨询师都需要谨慎地评估这些风险因素。咨询师也许可以和来访者就一个共同担心的议题达成共识（比如，同意自杀是一个主诉问题），但无论如何，咨询师都需要遵循法律和专业伦理的要求，尽可能有效地进行风险管理，阻止伤害的发生。也就是说，在这种情境下，咨询师代表着社区、社会和我们的行业，来将"主诉问题"定义为必须处理的危险。整合系统治疗的正常路径此时需要被社会控制功能所取代，以保证安全。这可能意味着给当地儿童保护组织打电话或者让来访者住院（希望以自愿的形式，但如果必要，也可以是非自愿的）。咨询师应熟知应对这些情境的策略和流程，但我们不在这里展开讲解。重点是，在遇到对来访者自己或者他人的危险、对儿童

[①]　二级治疗（secondary treatment settings）旨在治疗严重的、复杂的、有多种并发症的精神疾病患者，通常由精神卫生机构、医院等的精神病学家或临床心理学家进行治疗。——译者注

[②]　外展项目（outreach programs）指在来访者所处的环境中进行的治疗，通常在来访者的家中或者社区中进行。——译者注

或者老人的虐待等情况时，咨询师可能需要暂停整合系统治疗中聚焦来访者的主诉这一常规操作。

强制治疗

强制治疗是另一种需要对整合系统治疗的方法做出调整的情境。强制治疗的例子包括：来自儿童保护服务机构的以家庭团聚为目标的转介、来自离婚法庭的关于父母之间冲突解决的转介、青少年法庭转介和成人罪犯法庭转介等。关于非自愿来访者的文献指出了以下要点：以任务为中心的个案工作方法中的干预策略（Rooney，2010），文化敏感度和咨询师自我觉察的重要性（Baker，1999），关于非自愿来访者的社会工作伦理和价值观（Barsky，2010），与存在监护权和探访纠纷的高冲突离婚家庭的咨访同盟问题（Lebow & Newcomb Rekart，2007），团体动机式会谈在物质滥用来访者中的运用（Lincourt，Kuettel，& Bombardier，2002）。如果你的来访者中有非自愿来访者，我们推荐你阅读这些文献，并了解你所在工作机构的政策。这里的讨论旨在以一种笼统的方式阐明，咨询师可以如何调整整合系统治疗的工作流程，以适应和非自愿来访者的工作。

从本质上说，强制治疗需要来访者、转介机构和咨询师三方的参与。具体来说，转介机构会定义主诉问题（至少一般来说如此），来访者要对此做出回应。这与整合系统治疗的常规流程有所不同，难以通过关注主诉问题来建立咨访同盟，但当咨询师解决了这种偏差之后，仍然可以使用整合系统治疗的方法。我们强烈建议咨询师与来访者和转介机构都达成共识，明白咨询的要求，以及咨询师需要提交的报告类型（如果需要）。下一个任务是和来访者讨论他们对强制咨询的感受，以及他们是否想围绕转介机构提到的问题展开工作。焦点解决会谈（De Jong & Berg，2001）以及动机式会谈（Miller & Rollnick，2012；Miller & Rose，2009）指导我们如何增强来访者的协作性。这里的目标是将强制的要求转化为来访者想要实现的目标。在实现该目标之后，整合系统治疗的问题解决任务（精髓图示，图 3.1）、蓝图的决策过程以及治疗计划和策略等就都适用。

治疗的其他情境

整合系统治疗通常被运用在心理健康中心、团体诊所以及私人执业的情境中。然而，它也可以运用在其他情境中，比如学校、医疗机构、社会服务机构和基于社区的社会服务项目等。在这些情境中，治疗的进程会受到一些变量的影响，比如机构的使命、治疗是不是强制的、来访者是如何被转介给咨询师的。与心理健康中心、私人执业或团体诊所相比，在这些情境下开始的治疗可能有非常不同的治疗切入点。第一，在这些情境中，治疗可能不是最主要的目标。由于非咨询师的工作人员不一定完全理解咨询的进程，或者咨询对于某个特定家庭的价值，所以 IST 咨询师需要和这些工作人员建立并维持良好的工作同盟。在理想情况下，可以采取团队合作的方式，教师、护士、社工、儿童护理员或者外展项目员工等都和咨询师以及家庭共同协作。清晰的保密边界以及信息共享都是非常必要的。第二，主诉问题可能是由转介个案的机构工作人员来定义的。在某些情况下，可能至少有部分的问题序列和解法序列由家庭以外的机构定义。比如，学校可能会推荐孩子去学校心理咨询师那里学习愤怒管理。或者一个帮成员找工作的社区外展项目可能会转介某个患有抑郁症的来访者。

由于这些个案的切入点通常是第三方对问题的陈述，IST 咨询师需要在会谈中指出转介人对问题的定义。如果治疗是强制的，之前提到的关于强制治疗的一些注意事项也适用。如果不是强制的，转介仍然是治疗的起点，咨询师需要确定家庭是否愿意接受转介人定义的问题或者目标，并考虑如果不接受会有怎样的后果。例如，一个在上日托机构的孩子有破坏性行为，日托机构的转介可能不是显而易见的强制治疗，却可能隐含着一个信息：如果这个孩子的行为没有显著地改善，他就可能被开除。一旦咨询师和来访系统决定了如何处理转介人的顾虑，并对治疗目标达成共识，咨询师就可以开始探索问题序列，并继续进行整合系统治疗的正常流程。博伊德－富兰克林（Boyd-Franklin，2012）为家庭、学校和社区干预提供了许多实用的指导方针，这些指导方针可以纳入整合系统治疗。关于医疗机构中的心理治疗的讨论可以参阅以下文献：Edwards 和 Patterson（2006）；Heru（2014）；McDaniel、Doherty 和 Hepworth（2013）；Pisani 和 McDaniel（2005）；以及 Roddy 和 McDaniel（2016）。

个案管理以及支持服务

在一些社区项目中，个案管理或者支持服务通常要在低收入和弱势群体的家里或者社区中进行。在这样的情境中工作，IST 咨询师明白，这些来访者更关心的是如何满足基本需求，如食物、住所、衣物和安全等，而不是解决心理问题或者关系困扰。在这样的项目中，尊重和满足来访者的需求层次很重要。基尔帕特里克和霍兰（Kilpatrick & Holland，2005）基于需求层次提出了一个关于家庭评估和干预的模型，指出在一些情况下，咨询师可能要先关注来访者基本的生存需求，然后才能聚焦一些治疗中的传统议题，如家庭治疗中的界线，或者个体治疗中的内在冲突等。受过整合系统治疗训练的个案工作者或者咨询师会将这些基本需求看作主诉问题，并且会在之后作为帮助这个家庭以及建立治疗同盟的切入点。这个过程包括评估家庭的需要和为家庭找到需要的资源。咨询师的目标是评估优势力量，支持家庭的问题解决能力。但是当家庭中的成年人受到限制，无法寻找社区和社会系统中的资源时，个案工作者或者咨询师需要代表来访者的家庭发声。通过尊重和满足来访者的需要层次而建立的同盟可以让家庭在之后更愿意讨论其他议题（比如，与孩子有关的问题、关系困扰、物质滥用或者抑郁）。

尽管我们讨论到的特殊情境可能会改变治疗的路径，但经过上述调整，整合系统治疗依然适用于以上各个情境。整合系统治疗的通用性和灵活性让它适用于多种多样的情境和背景。

整合系统治疗的精髓图示和其他工具

本章使用了大量篇幅描述如何使用精髓图示。精髓图示是让咨询师保持焦点的锚定工具，但它只是众多整合系统治疗的工具之一。为了理解来访系统，让来访系统充分参与和合作，咨询师需要明白来访系统如何在来访系统内部以及更宽泛的社区环境中错综复杂地运作。咨询师也需要和所有来访者建立并维持同盟。因此，除了使用精髓图示外，IST 咨询师还要处理无数其他任务。最后，会谈既是一种完整的体验，也是整个咨询过程的缩影。因而咨询师必须随着时间的进程追踪咨询，预测接下来可能发生的情况，并做出决定。简而言之，整合系统治疗在咨询的各个阶段都是深思熟虑的。

第四章将介绍另一个工具，帮助咨询师思虑得更周到。我们称之为治疗蓝图。蓝图由假设、计划、对话和反馈四个部分循环组成，它帮助咨询师聚焦当下，使我们既关注正在进行的咨询过程，也思考接下来要做些什么。第五至八章会依次阐释蓝图的每个组成部分。第六章将介绍另一个工具——整合系统治疗的计划矩阵。这个工具旨在帮助咨询师选择最佳的方法，来移除在解决问题的过程中浮现的限制。此外，矩阵还可以指导咨询师在当前的工作无效时决定接下来做什么。

第四章

治疗蓝图：检验和调整假设

发展和维护治疗同盟，以及引导来访者根据整合系统治疗精髓图示（见图 3.1）中标注的任务进行共同探索，都需要咨询师在整个过程中做出诸多决策。这些决策依赖于咨询师考虑在当下什么是最有帮助的，以及主要来访者都愿意探讨和做些什么。面对咨询系统的种种选择，IST 咨询师需要承担提出和执行这些决策的主要责任。同时，这也是一个持续不断发展变化的过程，来访者会受邀参与其中，并且欢迎咨访双方在完成咨询的各项任务的过程中所需的修正。在本章中，我们展示了一个图式，也就是整合系统治疗的蓝图。它指引着我们的决策，促进着对咨询工作效果的评估，也为整合疗法的临床－科学方法提供了基础。我们首先会对它的四个组成部分中的第一部分进行较为详细的介绍，建立和它有关的知识体系以及操作意义。

在每个个案中，咨询师都要面对无数的决定。应该邀请谁来参与咨询？要不要联系家庭成员的咨询师或者孩子的学校？如果联系，咨询师想了解和交流哪些情况？应该优先处理哪个问题？对于来访者在治疗中提到的问题，可以说些什么来帮助他们？如果来访者的家人不配合，怎么办？如果来访者十分配合，但一直没有起色，该如何处理？如何判断咨询是不是应该终止？在最后一次会谈中，咨询师希望实现什么？每一个更大层面上的问题都可能涉及在每一次会谈中的某个时刻应该说什么或者做什么的"实时"决策。应该使用什么语言来描述问题序列？当妻子讲述了自己的顾虑，丈夫却转身回避的时候，咨询师应该做什么？咨询师应该让来访者针对某个具体的议题说多久？当一个青少年男孩拒绝回答问题的时候，咨询师应该做什么？咨询师应该等待多久才去干预会谈中的冲突？咨询中要做出的决定看起来瞬息万变、多如牛毛。咨询师要有做这些决定所需的知识基础和图式。整合系统治疗的蓝图既是决策的图式，也是组织整理一套系统以及整合且循证的咨询方法的知识体系的工具。

治 疗 蓝 图

整合系统治疗提供了一系列指导原则。本书的第二章、第三章、第四章和第六章进行了相关介绍，并将这些指导原则整理收录于附录之中。这些指导原则涉及许多咨询过程中会出现的问题，但是具体咨询过程中每个时刻的进程也取决于循环往复的决策和评估过程。我们把这个过程称为治疗蓝图（Breunlin, Pinsof, Russell, & Lebow, 2011; Breunlin, Schwartz, & Mac Kune-Karrer, 1992; Pinsof, Breunlin, Russell, & Lebow, 2011）。治疗蓝图（见图 4.1）由四个关键部分组成：假设、计划、对话和反馈。它描述了精髓图示中关于治疗关系和问题解决任务的假设是如何形成、检验、逐步完善，直到来访者解决主诉问题的。蓝图作为一个组织管理工具，会帮助咨询师应对会谈中每个瞬间发生的事情，以及制订会谈之间的治疗规划。

在假设阶段，咨询师和来访者会思考如何描述和解释发生在咨询过程及来访者生活中的诸多事件和经历。他们研究问题之所在，考虑如何形成关于问题序列和解法序列的相关假设。当来访者实行解法序列遇到困难时，咨询师要进一步地和来访者合作，通过假设来逐步揭示阻碍解法序列实施的因素（限制）。在形成这些假设的过程中，咨询师也要密切关注治疗同盟的状态，

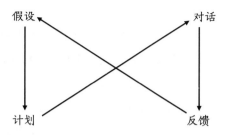

图 4.1 整合系统治疗的蓝图

From "Integrative Problem-Centered Metaframeworks Therapy Ⅰ: Core Concepts and Hypothesizing," by D. C. Breunlin, W. Pinsof, W. P. Russell, and J. Lebow, 2011, *Family Process*, 50, p. 300. Copyright 2011 by John Wiley & Sons. Reprinted with permission.

同时对治疗同盟做出相关假设。

计划阶段，包括制订关于实行解法序列的策略；在必要的时候，也包括如何移除在假设过程中找到的限制。计划也包括发展策略来促进和维护咨访同盟。

对话阶段，指治疗中探索、制订和实施计划所需的对话。对话是一个合作的过程，在这个过程中，咨询师收集信息，了解来访者的顾虑和观点，形成对序列的描述，并就此对来访者进行心理教育，为行动步骤提出建议。

反馈阶段包含读取反馈，也就是说，认真关注任何看起来可能会对治疗的关系导向以及问题解决导向的任务造成影响的信息、回答或者反应。来访者明白了我的意思吗？这个干预技术奏效了吗？我们可以从中学到什么？咨询师需要追踪对话的内容和主题、可观察到的行为和互动、关于行动和互动的汇报、治疗进程中的实证数据以及自己的内部（情绪）反应。读取反馈为咨询师提供了确认和修正假设、调整计划或特定对话元素所需要的信息。关注来访者关于治疗进程的反馈是所有成功的治疗的共同因素之一（Norcross & Lambert，2011b）。

在每一次会谈中、会谈间以及整个咨询过程中，咨询师与来访系统共同循环往复地进行假设、计划、对话和读取反馈。蓝图的流程适用于治疗中关系导向和问题解决导向的任何任务。此外，它既可以成为会谈中每个时刻的构建基础（治疗的微观层面），也可用于会谈间作为规划治疗的方式（治疗的宏观层面）。咨询师在引领治疗的过程中使用蓝图作为指导，同时也懂得随着治疗的进行会出现许多或大或小的调整和转变。从某种意义上说，每一段治疗都是一个关于蓝图如何干预和调整咨询过程，直到主诉问题得到解决的案例。特别值得注意的是，蓝图的逻辑可以作为整合不同的模型中的干预技术和策略的工具，同时它也是将反馈（包括实证数据反馈）纳入咨询工作的基础。治疗蓝图与整合系统治疗的理论支柱和指导原则一起，共同指导咨询师以一种整合、循证的方式进行咨询工作。

　　下面这个简短的案例将为我们展示蓝图在实操中的应用。一位父亲打来电话，说他十分担心儿子的学习成绩问题导致家庭矛盾不断升级。这个家庭由一对结婚 15 年的异性恋夫妻和他们 12 岁的儿子乔希组成。乔希目前在郊区的一所公立中学读六年级。这是一个中产阶级的天主教家庭，属于第二代移民，是波兰裔美国人。在第一次会谈中，母亲（一位在当地医院工作的全职护士）表示，她很担心乔希爸爸和乔希之间因为家庭作业而不断产生的高强度冲突。父亲曾是一名软件开发师，而现在主要操持家务。他表达了自己对乔希在学校能否成功的强烈担忧。乔希最初沉默寡言，过了一会儿说，他想要自己完成作业，但是父亲的施压和密切监督让他快要疯了。所有家庭成员都一致同意，父亲在乔希做作业方面一直管得很严，这一直都是家里的一个矛盾，但是这个矛盾在今年突然激化了。在最近的一次冲突中，乔希推了父亲一把，这是这个家庭来寻求家庭治疗的原因。乔希说，他对最近的一次冲突感到抱歉，但是父亲给他的压力太大了。

　　在第一次会谈中，这个家庭同意主诉问题是父亲和儿子之间持续的矛盾。儿子向父亲直接要求让他独立完成作业，尽管父亲对此持保留意见，不过所有人都认同这是一个合理的要求，值得一试。此时的假设是，通过赋予乔希更多的独立性以及他承诺为自己的作业承担责任，他很可能可以完成每天的作业（一个解法序列）。大家一起制订了计划，让乔希每天晚饭后做家庭作业。父母同意让他自己去做，不去打扰，但是会在晚些时候询问他是否完成了作业。咨询师支持了这个计划，并把这个计划表述为一次实验。这些都发生在治疗对话中，咨询师在这个过程中起了一个辅助作用，关注并回应了来访者的顾虑和反应。咨询师认为，从对话中得到的反馈总体上是积极的，尽管父亲明显有一些顾虑。

当这个家庭第二次来会谈的时候，他们提供了更多重要的反馈。他们看起来紧绷绷的。乔希一副闷闷不乐的样子。他们提到过去的一周很平静，除了今天。父亲没有直接管乔希的作业，但是依然担心乔希有没有做完作业。会谈这天早晨，父亲登录了学校的网站，查看乔希过去一周是否完成了所有作业，结果发现乔希有好几项作业都没有提交。于是，他在下午跟乔希对质，结果两人愤怒地吵了起来。父亲说，他们可以在咨询室里继续讨论。咨询师首先肯定了父亲完成了这个实验，并询问母亲的看法。母亲认可了父亲付出的努力，然后问乔希为什么没有做完所有作业。乔希说他不知道，又说中学的成绩对大学录取来说不重要。对话在这里暂停了。咨询师认为（假设），乔希提到大学录取这件事是他表达不适的一种信号，也是他给自己找面子的一种方式。此外，咨询师假设乔希的本意是好的，只是因为受到某些阻碍而无法完成作业。在那一刻，咨询师决定（计划）采取一种积极而接纳的方式；承认乔希的本意可能是好的；并询问阻碍他的是什么。这会在治疗对话中马上予以呈现。

咨询师：乔希，这可能是让你很不舒服的一次谈话。我对你还没有那么了解，但是我猜你很想完成作业，不过有某些事情阻碍了你。你同意吗？

乔希：是的。（他的语气平静而恭敬，咨询师将此看作乔希很感激咨询师对自己本意做出积极假设的反馈。）

咨询师：你觉得是什么阻碍了你？

乔希：我不知道。我不喜欢作业，但是我想做完它。我有时候会分心。

咨询师：比如说？

乔希：电脑游戏或者朋友发来的短信。我一直想着我会去做作业的，但是一个晚上不知不觉就过去了，有时候我就没做作业。

父亲：你经常不做。

乔希：（皱了皱眉头）哼。

此时，咨询师想知道（假设），考虑到乔希所描述的挑战和父亲长期以来对他作业的密切监督，乔希是否有机会逐步学习如何为自己的作业负责。咨询师决定绕过父亲的感叹和儿子的反应，来引入这个假设。

咨询师：我理解你想要自己完成作业。你之前有没有完全独立地做作业？你知道的，就是完全承担起这个责任。

乔希：没怎么有过。

咨询师：（对着父母说）你们同意吗？

母亲：嗯，我同意。

父亲：我试过让他对作业负责，但不行，他负不起这个责。

咨询师认为这个反馈支持了自己的假设，乔希没有逐步学习过如何承担做作业的责任。这让咨询师马上决定继续在对话中延展这个主题。

咨询师：我认为责任是一种需要学习的能力，而且需要以一种循序渐进的方式学习。你们同意吗？随着我们的成长和发展，我们被赋予了更多责任，一点一点，我们学会了接受它，承担它？

父母：是的。（点头）

咨询师：那么，学习如何自己完成作业也是一样的道理。乔希，你愿意和你的父母合作学习这种能力吗？你先自己独立完成一部分作业，然后一步步地，培养更多的独立性，直到你可以完全承担这个责任。

乔希：可以。

随着进一步讨论，家人们同意了这个主意，于是咨询师和大家一起设计了一个新的计划。在这个计划中，乔希会在父母的监督下更独立地完成作业。母亲会和父亲一起作为共同监督者。夫妻两人会彼此支持来管理焦虑和坚持执行计划。乔希只在需要的时候向父母求助，其他时候要自己独立完成作业，并在整个晚上阶段性地向父母汇报进度。大家的共识是，随着时间的推移以及更多成功的尝试，在作业方面，乔希会被给予更多的自主权。咨询师和家人们都对于这个基于之前计划的失败而设定的新计划有信心。在之后的会谈中，咨询师会通过观察收集到更多的反馈，做好准备随着咨询的进程调整假设、计划和对话。

从咨询的最初时刻开始，咨询师就开始通过直接和间接的方式告诉这个家庭，他们拥有诸多优势力量和能力，咨询过程包含一系列实验，而在咨询过程中遇到的挑战甚至失败都会是信息和机遇的重要来源。在第二次会谈结束的时候，咨询师相信这个家庭能够通过实施计划取得进展，但同时也为可能遇到的种种波折做好了准备。孩子会在这种新结构下有更好的表现吗？还有没有其他因素限制了他在学校的表现？父母可以作为共同监督者很好地合作吗？父亲可以缓解自己对儿子学业的担忧和焦虑吗？在跟学校联系后，学校提供的信息会导致计划需要做出调整吗？不同于将咨询建立在一个复杂全面的初次评估上，治疗蓝图本着简约精神以及对整合系统治疗认识论支柱的尊重，帮助咨询师以一个循环渐进的方式搜集相关信息，协助来访系统解决问题。

我们可以认为，蓝图在它最基础的形式下，阐述了每一种治疗方式背后的通用过程。不过，整合系统治疗的蓝图又在以下四个方面体现了它的独特性。第一，我们通过将蓝图放在工作的中心位置来提升它的重要性，并鼓励咨询师有意识地使用它。第二，我们通过蓝图组织整理咨询实践中需要的知识、理论和技术，它让我们能够把整个咨询领域的各种方法带入实践。第三，我们将蓝图作为指导，整合从特定治疗模型中提取的概念、策略、干预技术以及成功的临床治疗实践中的共同因素。第四，作为"本地临床科学家"（Stricker & Trierweiler，1995），我们将蓝图作为临床实验过程的逻辑基础，以实证的方式（通过观察和／或正式的测评）看待每个个案。第八章将讨论有哪些正式的实证测评可以被纳入这种将咨询师作为本地科学家的工作方式。

我们讨论了将蓝图作为决策和评估决策的过程，但是就像之前提到的，整合系统治疗也是收纳和组织咨询工作时所需知识、理论和技术的工具。从这个角度看，蓝图包含了整合系统治疗中的所有细节和方法，同时在很大程度上，也囊括了心理咨询领域所有的信息和策略。蓝图的每个组成部分都含有一个（或多个）理论构架以及知识库，来帮助咨询师了解在实践该部分时需要的各个变量。假设部分使用了一系列构架（假设元构架）来协助描述和评估来访系统复杂而多层的运作。它特别聚焦于探索其他可替代的适应性模式（解法序列）、来访者的优势力量、限制问题解决的因素（限制）以及治疗同盟的状态。计划部分将演练解法序列以及移除限制的策略组织成一套构架（计划元构架），它遵循整合系统治疗的指导原则，并与不断发展变化的假设相协调。每一个计划元构架都包括了许多策略和干预技术，它们都具有共同的改变机制。而在对话部分，包含关于语言选择和沟通技巧的知识体系，用于构建同盟、理解来访系统和实施干预技术。最后，反馈部分囊括了来访者不同类型的反馈以及它们如何影响咨询过程的知识体系。与反馈相关的是测量咨询中改变的实证方法，其中包括一个多系统的测量工具——系统治疗改变表（见第八章）。

第五章到第八章描述了与蓝图组成部分相关的因素。要全面理解整合系统治疗，就需要理解这些章节中关于蓝图的所有内容；然而，我们相信在深入学习蓝图的每个组成部分之前，对蓝图有一个初步的把握也很重要。爱因斯坦曾说过："时间存在的唯一理由就是让所有事情不至于同时发生。"这可能可以鼓励我们去面对这一两难情境，即在完全理解蓝图各个部分的复杂性之前，就先从整体上学习一下蓝图。在阐释蓝图每个部分的章节之后，我们会讲述三个案例。这三个案例将完整地展示整合系统治疗中蓝图的使用。现在我们将展开对蓝图更概括的讨论，更少地关注它所包含的信息，更多地关注它是如何协助假设的发展和检验的。就此，我们需要简单地讨论一下假设元构架，并介绍一个个案概念化的工具——整合系统治疗的人类体验之网。

整合系统治疗的人类体验之网

蓝图规定了一个关于个案概念化和干预的持续协作过程。尽管这是一个没有明确起点的循环过程，不过假设的部分可以作为一个合理的起点，因为我们在使用蓝图工作的过程中不断检验和修正的正是我们的假设。任何关于假设的讨论都必须承认，在了解一个家庭、一对伴侣或者个体如何运作、挣扎和解决问题时，参与在其中的因素具有广泛性和复杂性。尽管整合系统治疗强调在咨询开始时个案概念化的简约性，它同时也认识到人类系统的复杂性。它通过思考两个核心问题来逐步探索人类系统：什么因素控制了系统的运作？这些因素处在多层次系统中的哪个位置？关于"在哪里"的问题来自包容性组织（inclusive organization）的概念，也就是说，我们可以通过观察一个系统的不同层面来理解它，包括个体、关系、家庭、社区、社会以及人类文明层面。关于"是什么"的问题与七个假设元构架相关（组织、发展、文化、心智、性别、生物和精神信仰），它们中的每一个都从不同的治疗模型中抽取和整理实证研究的结果和思想，以描述和理解人类系统。

　　"是什么"和"在哪里"这两个问题生成了一个叫作整合系统治疗**人类体验之网**的启发式工具，见图 4.2。这些同心圆代表着心理社会系统的层次，轴代表着假设元构架。这张网协助咨询师以整合的方式来建立假设，并识别来访者生活中的固有模式以及情境背景。它指导咨询师找什么信息、去哪里找。尤其重要的是，我们可以将人类体验之网作为一个工具，理解精髓图示中的任务如何在特定来访系统中运用（图 3.1；定义问题，描述问题序列，提出和演练解法序列，定位和移除限制）。新手咨询师往往很喜欢这张网的结构，因为这可以帮助他们更好地管理大量临床信息。经验丰富的咨询师会内化人

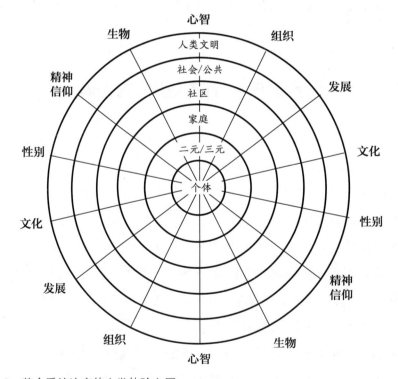

图 4.2　整合系统治疗的人类体验之网

From "Integrative Problem-Centered Metaframeworks Therapy Ⅰ: Core Concepts and Hypothesizing," by D. C. Breunlin, W. Pinsof, W. P. Russell, and J. Lebow, 2011, *Family Process*, 50, p. 301. Copyright 2011 by John Wiley & Sons. Reprinted with permission.

类体验之网，将来访者的行为模式及经历与网的各个层次和假设元构架联系起来。

在整合系统治疗中，假设元构架超越并取代了绝大多数心理治疗模型中关于人类运作、问题形成以及问题维持的特定理论。这一系列的假设元构架构成了整合系统治疗个案概念化时的考量因素。每一个假设元构架组织起不同范畴下的人类运作，并提供了一个适用于系统各个层次的同构多系统概念。这些构架包含了每个范畴中何为适应性运作的信息（多基于实证研究）。元构架是一个流动的知识体系，它随着新的研究出现和心理咨询领域的发展，不断纳入新的信息和想法。在第五章中，我们会详细描述每一个假设元构架。为了方便大家有一个大致的理解，下面先为大家呈现它们的简短定义。

假设元构架

- **组织**：一套描述系统的组成部分如何彼此协作并作为整体运作的概念（界线、领导模式以及成员之间与亚系统之间的和谐与平衡）。
- **发展**：关于发展阶段以及家庭、关系和个体能力的概念和信息；家庭成员以及系统不同层次之间发展需求的匹配度。
- **文化**：评估种族、民族、宗教信仰、社会阶层、地理位置、经济状态、教育水平、性取向和年龄等方面身份认同的影响；系统的不同层次之间的文化匹配度。
- **心智**：帮助理解认知、情绪与意向的模式的概念和信息。
- **性别**：基于性别的权力和角色功能分析，性别身份认同，系统的不同层次之间与对性别有关的期待和偏好的匹配度。
- **生物**：医学和神经生物学的因素（例如，脑化学、情绪唤起的生理学、健康和疾病的模式以及残障）。
- **精神信仰**：精神信仰上的资源，例如，信仰、希望、祈祷、超越、放下和接纳以及宗教信仰；系统的不同层次之间，宗教信仰和／或精神信仰实践的匹配度。

假设元构架承载了咨询师所需要的多种信息，来理解一个多层次系统中的人类功能，包括了生物、心理和互动等方面。它们可以构建对来访者主诉的直观理解，也可以支持对极具挑战性的个案进行最复杂的概念化。假设元构架可以促进我们对咨询过程中的方方面面的理解，尤其是帮助我们理解治疗的四个任务。第一，假设元构架告诉我们，如何与来访系统建立和维持治疗同盟。第二，假设元构架包含了与潜在的解法序列相关的信息。第三，假设元构架有助于找出改变的限制因素。第四，假设元构架帮助我们找到可以实行解法序列或者移除限制的优势力量。接下来，我们将讨论如何使用蓝图来设置、检验和调整关于这些治疗任务的假设。

检验和调整关于同盟的假设

发展和维护治疗同盟是心理咨询中最被广泛承认的共同因素（Sprenkle，Davis，& Lebow，2009），也是整合系统治疗实践的基础。主诉问题是治疗的焦点，同盟则像是咨询师和来访者协同解决问题的载体。第二章和第三章讨论的整合心理治疗同盟模型（Knobloch-Fedders，Pinsof，& Mann，2007；Pinsof，1983，1994b）认为，追踪治疗同盟的发展和维护非常重要。在追踪过程中需要留意咨询师和来访者在治疗的目标和任务上是否一致。咨询师在对话中引导来访者解决问题，并在建立假设、制订和调整计划的过程中，仔细观察同盟的不同方面（任务、目标和盟约）。他会使用蓝图中的决策图式来检验来访者是否认同治疗的方向（任务和目标），是否在与咨询师建立治疗同盟。具体来说，咨询师会在过程中多次征求反馈（在理想情况下包括实证反馈），并随时关注同盟中出现的问题或者有裂痕的迹象。

通过提供关于组织的模式、发展、文化、心智、性别、（人类）生物和精神信仰的信息，假设元构架为治疗同盟出现的问题提供了可能的解释，并指出如何与特定来访者建立更好的联结。咨询师需要应对以下问题：来访者是否觉得我理解并尊重他们的宗教观对问题和治疗的影响？在这对伴侣讨论他们关系中的权力时，我的性别会对他们有什么影响？在我问这个家庭为什么来做咨询时，他们感觉安全吗？咨询师制订并实施旨在加强同盟的计划，读取对实施结果的反馈，并在这个过程中不断检验和修改关于同盟的假设。

例如，一位第一代移民的墨西哥裔丧偶母亲与她的两个孩子（亚历扬德罗，13岁；加布里艾拉，11岁）来寻求咨询。在第一次会谈中，咨询师和家庭建立联结，开始定义问题，这涉及母亲和大儿子在他争取更多自由和独立方面的冲突。儿子从来没被允许过单独离开他们的公寓楼附近，但是现在他开始上高中了，他认为是时候让他做这些事情了。他在会谈中积极主动地参与，表达清晰，有效地阐述自己的观点。母亲彬彬有礼，很严肃。母亲说着一口流利的英语，但她提出的理由不那么充分。她担心儿子不能在学校取得好成绩，还可能跟社区里惹麻烦的男孩交往。咨询师让他们直接讨论自己的担忧和顾虑，但他们吵了起来。咨询师倾向于认为一个青春期的男孩应该比亚历扬德罗拥有更多的自由，但没有直接说出来。在会谈结束时，咨询师表示，继续讨论这些议题并设定咨询目标是很重要的。这家人同意了下周再来。咨询师对母亲的表情（反馈）感到有些不舒服，但时间到了，下一个来访者已经在等候室中等待了，只能结束了会谈。

母亲打电话来取消了下一次会谈，也没有改约（反馈）。咨询师的假设是，会谈中发生的某件事破坏了治疗同盟，可能是儿子为自己争取更多自由的辩护很成功，吓到了母亲。咨询师也在思考，母亲和儿子之间的文化适应水平是否存在差异，从而使母亲在治疗中处于劣势地位。基于这个假设，咨询师计划跟母亲联系，讨论她对治疗的反应。

咨询师给母亲打了电话，表示知道了母亲想取消下次会谈，并询问她是否有什么顾虑。母亲否认自己有顾虑，但是咨询师温柔地进一步追问，母亲是否担心咨询师会支持儿子获得更多的自由。接着，母亲承认（反馈），街区里的帮派活动很猖獗，自己很担心儿子在街区里的安全。她还说，在她的原生家庭中有个传统，就是将孩子保护在家人或者家人的朋友身边，并且要离家很近。咨询师意识到自己需要更好地理解这个家庭和社区的文化，来和母亲建立工作同盟。咨询师为之前可能吓到了母亲向她道歉，表示理解和支持她的顾虑，并保证会把这些议题纳入咨询。母亲重新预约了时间，这个家庭又回到了治疗中。

在整合系统治疗中，积极的同盟被看作有效干预的重要组成部分，反之，有效的干预也会促进咨访同盟。

检验和调整关于解法序列的假设

在整合系统治疗中，问题嵌套在互动的序列中。整合系统治疗的序列转换指导原则指出，咨询师的主要任务是促进解法序列代替问题序列，以缓解或消除问题。IST咨询师坚信，来访者有能力自行找出并实行解法序列，除非另有限制。咨询师和来访者合作探索一些重要的变量，包括先前和当下尝试的解决方案、常用方法、来访者的资源、文化适应和咨询师的专业领域等，并共同找出解法序列。第三章讨论了咨询师的专业知识领域，包括对最佳实践的知识、实证研究结果、咨询师在类似情况下的经验和咨询师的直觉等。IST咨询师很尊重来访者关于解法序列的想法，同时也会很果断地提出关于解法序列的普适的或者具体的建议。不管解法序列是在对话中产生的，还是咨询师提出的，解法序列的目标都可能包括推行一系列新的行为，改变关于问题的信念，以及更好地表达和管理情绪。整合系统治疗强调以行动为导向的解决方案，尤其是在治疗的初期，但是不断发展的假设往往揭示了需要关注序列的意义和情绪层面。

咨询师和来访者要努力达到这样的共识："那么，我们是否同意这可能是一种解决问题的好办法？"这需要咨询师的好奇心、同理心、鼓励和坚持，有时还需要说服。咨询师在最初寻找解法序列的对话中，以及随后讨论解法序列的实施细节时，都要考虑来访者改变的意愿。蓝图为咨询师提供了一个即时决策的图式，在咨询的过程中，随着来访者不断提供反馈（包括口头报告和行为反应），咨询师也在不断调整假设，寻找可行的解法序列。

我们在本章简要讨论了假设元构架，在第五章中会更详细地进行阐释（第六章中会讨论计划元构架），这些元构架为我们寻找解法序列的过程提供了大量信息。在一些情况下，解法序列是直接从元构架中抽取的。比如，组织元构架强调父母亚系统要有一致且有效的领导。这一知识指导咨询师在治疗一个 10 岁男孩的行为问题时，要关注父母亚系统中的领导力是如何运作的。如果咨询师发现父母通常在儿子抗议和要求时就会顺着他（问题序列），解法序列就可能是父母要明确期待并设置限制。

在其他情况下，假设元构架指导咨询师调整解法序列，或者格外留心解法序列是否适用于来访者。比如，在之前提到的亚历扬德罗一家的案例中，在决定家庭该如何应对亚历扬德罗对更多自由的争取时，需要考虑家庭文化以及社区层面的现实问题。

有时，咨询师假设的解法序列需要来访系统中的不同成员参与。比如，一位 71 岁的丧偶女性罗丝，主诉问题是心情抑郁。在第一次会谈期间，咨询师得知她有点孤立，虽然她会定期和两个成年孩子联系，但还是倾向于不联系孩子们，因为觉得他们很忙，不应该打扰他们。咨询师假设，如果增加和家人的联系，罗丝的心情可能会好转。咨询师和罗丝探讨是否可以让她成年的孩子们也参与治疗，她同意邀请他们来参与第二次会谈。

考虑到心理咨询方法的多样性、在各种不同文化中解决问题的传统、家庭成长和发展的历史以及人类的创造力，可能存在无数的解法序列。本章的任务不是穷举解法序列，而是描述和阐释在通常情况下如何使用蓝图来寻找和推行解法序列。之后的章节会更详尽地探索假设元构架和计划元构架，也会进一步阐释整合系统治疗会将哪些类型的解法序列纳入咨询。

当来访系统同意并努力实施解法序列时，关于解法序列的假设就会得到检验。在实施中产生的反馈可以帮助我们检验假设。来访者是否实施了解法序列？它是否影响了问题？这会是之后的行为实验的基础吗？如果他们没有实施解法序列，是什么阻碍了他们？反馈创造了新的对话方向，指导咨询师调整假设，继续寻找对问题和问题序列的适应性方案。例如，有一对伴侣，他们相对疏离且很少花时间待在一起。咨询师假设，可以先让他们花更多时间待在一起。双方协商后，他们同意更严格地要求小孩上床睡觉的时间，然后花 20 ~ 30 分钟和彼此待在一起。在下一次会谈中，咨询师要从这个实验中"读取"反馈。这对伴侣说，他们确实花时间待在一起了，但感觉太累了，无法充分利用时间 。在这一点上，他们讨论并修改了计划。在新的计划中，他们每周两次请人来照顾孩子，每次 2 小时，这样他们就可以确保有时间和彼此待着，并为这段时间做好准备。实施这个解法序列会对治疗的进程提供更多反馈。他们做到了吗？如果没有，是什么阻碍了他们？如果他们第一周做到了，他们可以保持吗？相处时的状态怎么样（彼此联结的、很享受的，还是充满矛盾冲突的）？这些反馈和之后的对话会帮助咨询师修正假设，到底该如何改变这对伴侣的关系。

IST 咨询师努力地定义问题序列和解法序列，并鼓励来访者实施新的模式。咨询师要仔细跟进来访者付出的努力，因为这对于提升来访者的动机、指导他们走向适应性模式以及找到阻碍因素至关重要。即使解法序列没有成功，也会帮助我们理解该系统如何运作，以及下一步该做什么来解决来访者的困扰。

检验和调整关于限制的假设

就像在第三章讨论过的，IST 咨询师干预的出发点通常是假设某个特定的解法序列可以改善或者解决问题。虽然事实往往不是这样的，但通过这个尝试过程，既可以触发改变，也可以识别限制因素。在实施过程中遇到的困难甚至失败，都提供了关于系统运作的重要信息，帮助咨询师建立更复杂的假设，探索是什么在限制问题的解决。为了更好地理解这一点，我们将为大家介绍限制理论。

整合系统治疗的限制理论支柱（Breunlin，1999；Breunlin et al.，2011）指出，治疗包括识别和移除阻碍问题解决的限制因素。它回答了一个千古难题：为什么人们常常不能解决自己的个人及关系问题？其实，正是因为存在某个或某些限制因素。咨询师在建立假设时有两种不同的方向，正向诠释会探索为什么人类系统会存在问题（原因），逆向诠释则思考是什么在阻碍问题解决。这两种方法都可以指向有价值的假设，但我们发现，逆向诠释尤其有用（Breunlin，1999），原因如下：第一，移除限制因素是解决问题的最直接、最有效的方法；第二，逆向诠释寻找优势力量，因为它假设来访者是被限制的，而不是不能、不想或者没有技能；第三，逆向诠释可以减少阻抗，促进合作。

咨询师在临床实践中运用限制理论，主要在寻找是什么阻碍了问题解决。当来访者实施了解法序列并改善了生活时，我们强调他们的成功，并且继续支持他们在这一解法序列或者其他解法序列中付出的努力。当他们遇到困难时，我们询问是什么阻碍了他们。整合系统治疗的标志性问题是"什么阻碍了你……"和"什么让你不能……"。我们发现这些问题比起"你为什么没有……"更加有效，对来访者来说也更加友好，因为后者听起来更像是指责和评判。

就像精髓图示（图3.1）展示的，整合系统治疗的核心之一是识别和有效地改变限制，以允许来访者使用自己的优势力量来解决自己的问题。限制因素的范围很广。阻碍一个家庭解决问题的因素可能包括：领导力分配的模式、关系的界线、发展上的挑战、性别观念、经济状况、宗教矛盾、健康状况、灾难化的恐惧或者内在矛盾。假设元构架中包含了咨询师理解各种各样的限制所需的信息。

咨询师对限制的处理要先从建立假设开始，探索是什么阻碍了解法序列。

与整合系统治疗的认识论支柱（局部且渐进式认识）一致，并不存在完美的或者终极的假设。与之相反，咨询师和来访者寻找他们能够达成共识的、足以促进主诉问题解决的假设。为了实现这一点，我们要在必要的基础上尽可能充分地理解来访者，理解他们的问题，以及他们所处的环境。每个来访系统都存在自己独特的限制。在某些情况下，这似乎是相对简单的，而在另一些情况下，可能存在一系列复杂的、相互作用的限制因素，共同使解法序列的实施变得困难。人类体验之网（见图4.2）由假设元构架和系统的不同层次组成，是一种有效的工具，非常适合于启发咨询师识别从简单到复杂的限制模式。它帮助我们解决两个基本问题：是什么因素限制了系统，以及这些限制因素存在于系统的哪个层次？在这种情境下，人类体验之网被看作限制之网（Breunlin et al.，2011；Breunlin，Schwartz，& Mac Kune-Karrer，1997），由于它的多层次特性，加上假设元构架的广度和深度，其全面程度足以识别几乎任何影响人类系统解决问题的限制因素。

下面这个伴侣个案将说明如何设置和检验关于限制的假设。一对欧裔异性恋夫妇（约翰和妮可）已经结婚10年了，有一个6岁的儿子。他们在约翰和一个同事有长达8个月的婚外情被发现之后来做伴侣咨询。在第一次会谈中，咨询师了解到，在妮可发现约翰手机上的短信并质问他之后，约翰的婚外情就立刻结束了。这对妮可来说是一个创伤，但是她还想拯救这段婚姻。妮可要求约翰不再与那个女人联系，他也同意了，并且开始在不同的公司找工作。妮可要求看约翰的手机和邮件，以确认他和那个女人的关系确实结束了，约翰也同意了。约翰说自己很绝望，愿意做任何事情来拯救这段婚姻。如果这对夫妻想修复他们的婚姻，就需要调整一些问题序列，但至少他们已经明确将会中止婚外情以及与之相关的谎言。

妮可称，她很满意约翰愿意向她证明婚外情已经结束了（她也倾向于相信这是真的），但是她依然很生气，因为他一直抗拒讨论这件事情。她提到，当她试图谈论自己的感受时，比如，感到困惑和被背叛，或者提问题来试图理解他和那个女人的关系，约翰会说那段感情已经结束了，他改变不了过去已经发生的事情，他想翻过那一页并向前看。这往往让妮可感到愤怒并爆发（"你为什么不搬去和那个女人一起住呢？你明显不想在这里！"），因为妮可觉得在这些时刻，约翰并不在乎她的痛苦。咨询师认为，这是一个问题序列。咨询师看到了妮可的痛苦和约翰的无所适从，于是向他们提供了一些关于如何从婚外情中恢复的信息，并分享了自己的观点。这种修复需要丈夫看到自己造成的伤害，并由衷地感到抱歉。解法序列包括他去倾听并回应她的情绪、顾虑和问题。妮可强烈地认同这个建议，约翰看起来可以理解并表示他会尽力。

在第二次会谈中，咨询师跟进了这对夫妇前一周的沟通。妮可称，问题序列还在继续，约翰仍然不让她提问或者表达情绪（悲伤、背叛和愤怒）。咨询师用一种好奇并接纳的方式问约翰，是什么阻碍了他用支持的方式倾听和回应妮可。约翰分享了自己的想法，他觉得最好是把这些事情都抛诸脑后。咨询师接着询问他，如果他们不尽快把这些抛诸脑后会发生什么？约翰看起来卡住了。咨询师接着问，约翰是不是还没有完全明白是什么原因让他无法听她说完？会不会是妮可的话激起了他的某种感受？"可能吧。"咨询师之前研究过伴侣从婚外情中修复的过程，于是假设妮可的强烈情绪以及想要理解到底发生了什么的诉求让约翰感受到了强烈的负罪感和羞耻感，他试图通过停止对话来阻止这些感受。但是他调整自己情绪的方式看起来阻碍了解法序列。咨询师将这个想法告诉了约翰和妮可，并想知道约翰是否很难接受他确实有过一段婚外情。约翰说，他从来没有想过自己会有婚外情，并且一直以来都很讨厌那些有婚外情的人。妮可说，约翰一直都是一个道德感很强的人，她也猜不到会发生这些事情。咨询师共情了这对他们两个来说有多痛苦，并建议下一步在会谈中帮助妮可表达自己，以及帮助约翰忍受自己的情绪和倾听妮可的想法和感受。

在第三次会谈中，咨询师密切关注这对夫妻的沟通过程。妮可开始讲述自己的痛苦。咨询师让她充分地表达，并帮助约翰忍受自己的情绪，保持和妮可的对话。在某个时刻，妮可问约翰他怎么可以出轨，伤害她这么深。约翰的悲痛爆发了，等他的哭声慢慢平息下来后，他开始说他觉得自己多么糟糕，对伤害妮可多么抱歉。妮可很受感动，告诉约翰她想要和他在一起，她可以慢慢信任和原谅他。咨询师和这对伴侣一致认为，实际上，约翰的情绪一直在限制解法序列。他们不仅确认了这个限制，而且已经开始移除它，并实施了疗愈性的解法序列，这远超出了他们和咨询师的期待。咨询师恭喜他们迈出了重要的一步，并表示要避免这个限制继续阻碍未来的谈话，还有很多工作要做。

在这次会谈之后，咨询师思考接下来的工作会如何发展。或许还要继续对约翰的情感回避（负罪感和羞愧感）进行工作，还需要更多地探索约翰的原生家庭。这还有待观察，因为咨询师会不断地从解法序列的实施过程中得到反馈，并用这些反馈指导假设。接下来还有许多工作需要这对伴侣完成，包括原谅、重建信任以及改变这些年来在一起的一些固有的问题模式。咨询师会做好准备，从假设元构架中的任何一个或者全部构架中抽取自己所需，不断调整个案概念化，也会做好准备从计划元构架和计划指导原则（第六章会详细阐释）中抽取干预的策略和技术。

检验和调整关于优势力量及资源的假设

整合系统治疗强调以问题为中心和识别限制因素，但这并不意味着这是基于缺陷的疗法。整合系统治疗着重关注来访者的主诉，同时也致力于发现和运用来访者的优势力量。整合系统治疗的优势指导原则强调，除非被证伪，否则来访系统可以在咨询师最少的直接帮助下，运用自己的优势力量和资源，移除限制，实施适应性解决方案。不管是发展解法序列还是移除限制，咨询师都需要调动来访者的优势力量和资源。然而，致力于寻找优势力量，并不意味着 IST 咨询师很天真，他们同时也明白一些来访系统确实是在多方面被严重限制的。

　　整合系统治疗在识别来访系统的优势力量时使用的方法是，所信即所见，所见即所信。咨询师坚信每个人（和每个系统）都是有能力的，是灵活的，这种坚定的信念支持着咨询师寻找优势力量。这是一个信念，但在蓝图中也是可操作的，因为蓝图提供了临床实验的工具来检验关于来访者优势力量的假设。考虑到人类体验之网的多层次特性，优势和资源也存在于多个层次：个体层次（比如，内在决心、尝试新事物的意愿、接受反馈的开放性、意志和决心、勇气、对情绪的觉察、良好的判断力、自我关怀、精神信仰及实践）、关系层次（比如，关系的滋养、沟通技巧及承诺）、家庭层次（比如，共有的观念、角色灵活度、清晰的界线、支持、凝聚力、共有的精神信仰及实践）以及社区层次（比如，社会支持、社会服务、教育机构及工作机会）。在人类体验之网中展示的假设元构架（第五章将详细解释）有助于我们理解系统的优势力量和适应性功能。从操作上讲，咨询师思考的问题是：在系统的哪个层次上，哪个假设元构架描述的优势力量可以用来帮助实施解法序列和移除限制？在发现并利用这些优势力量时，我们得到的反馈可以确认它们的效用，引导我们继续探索是什么阻碍了来访者使用这些优势，或者转移注意去寻找其他优势力量。

　　在约翰和妮可的案例中，咨询师相信，随着时间的推移，更重要的是，在约翰面对和回应其痛苦的这个疗愈过程里，妮可可以从婚外情的阴影中走出来。咨询师也相信，约翰有能力忍受自己关于婚外情的负罪感和羞耻感（限制），并以一种对妮可和关系都有帮助的方式和她沟通（解法序列）。咨询师制订了一个计划来帮助约翰面对和忍受自己的痛苦。这次会谈中的反馈以及之后的会谈都确认了约翰有能力体会和忍受自己以及妮可的痛苦。尽管最开始时，这些情绪排山倒海，但他可以学会很好地管理它们，并参与到对这段关系的疗愈中。咨询师假设，这会给约翰的个人成长带来好处，也会让他有能力在未来为这段关系做出更多的贡献。

对蓝图组成部分的进一步认识

　　蓝图作为一个整体，描述了临床工作的过程，而它的各个部分也包含了治疗所需的知识体系。第五章到第八章将详细阐释和蓝图的每个组成部分有关的构架以及知识体系。在下一章中，我们将会深度阐释七个假设元构架，这也是整合系统治疗的个案概念化要素。

第五章

假设元构架

在一段心理咨询对话中，来访者讲述他们的经历时往往是碎片化的。比如，比尔抱怨他的妻子莎拉完全靠不住。

> 比尔：报税到这周二就截止了，顶多也就是要你去二手店拿一下捐款
>   收据而已。
> 莎拉：我昨天和我妈妈打了 5 次电话。我是真的没有时间。

咨询师想知道这 5 次通话（或者说这 5 次和她母亲的通话）是不是问题序列中的一部分，就决定询问他们。

> 咨询师：你平时就这么频繁地和你妈妈聊天吗？
> 莎拉：哈，这还算少的。去年我爸爸过世了，我妈妈过得不好。其实，
>   她一直过得挺不好的，很依赖我。
> 比尔：所以我们就没有自己的生活。

莎拉可能有许多和母亲频繁通话的合理理由，但是他们跟莎拉母亲的界线还是很弱的。因此，考虑到组织元构架，咨询师假设，这对夫妻和莎拉的

母亲之间薄弱的界线或许是问题序列的一部分。那么是这个薄弱的界线让莎拉没法变得更可靠吗？IST 咨询师必须平衡好何时依靠基于已知的信息碎片形成的假设来开展工作，何时需要根据一个新的信息碎片调整和／或扩展假设。如果不解决和莎拉母亲的界线问题，他们婚姻中的责任分配问题还能得到解决吗？咨询师决定进一步跟进。

咨询师：没有属于你们两个人的生活，这是很大的问题。你们讨论过莎拉为妈妈付出的时间吗？

莎拉：我们讨论过，但总是会吵起来，这件事情就像房间里的粉色大象①。

整合系统治疗具有多系统特性。这种特性鼓励咨询师保持开放和好奇的态度，去倾听所有来访者讲述的、与主诉相关的经历。与此同时，咨询师需要权衡它们是属于问题序列的一部分，还是对解法序列的限制。咨询想要成功，咨询师需要有效地识别并整合来访者的相关经历，同时也不损害咨询的简约性。

如此一来，整合系统治疗就与多数治疗模型区分开了，而不会在咨询中忽略来访者很大一部分的经历以规避上述困境。比如，一些疗法只关注伴侣的互动，而不会将探索界线作为咨询的一部分。这样的疗法很聚焦，但也带来了许多可能导致咨询无效的盲点。而一位 IST 咨询师可能会从这一假设入手：莎拉目前面临一个需要在自己的婚姻和对母亲的忠诚之间进行抉择的两难困境，她已经在全力平衡对双方的付出了，然而不出所料，她的丈夫和母亲都觉得自己得到的不够。

---

① "房间里的粉色大象"指人人都知道某事物的存在，但没有人承认和讨论它。——译者注

理解咨询中人类体验的捷径

当 IST 咨询师打开假设元构架以囊括广泛的人类体验时，为了降低失焦的风险，他们将自己的理解扎根于七个假设元构架（组织、发展、文化、心智、性别、生物和精神信仰）。每个元构架都从不同的维度理解人类体验。这极大地简化了咨询师读取来访者反馈的过程。在之前的例子中，咨询师将莎拉及其母亲之间的多次通话看作她们联系频繁的信号。咨询师明白，联系时间是人际界线的一个标志，过多的联系时间可能意味着薄弱的界线，因此咨询师才决定进一步跟进询问。这样的高效得益于咨询师将关于界线的知识牢牢储存在组织元构架中。

七个元构架在生物心理社会系统的每一个层次上都是彼此关联的。因此，我们可以在家庭系统中讨论组织元构架的限制，也可以在伴侣关系中讨论发展元构架。尽管每一个层次上特定元构架对应的知识可能不同，不过人类体验之网是具有同构性的，这意味着组织和发展的原则存在于各个不同的层次中（Breunlin，Schwartz，& Mac Kune-Karrer，1997）。

不仅每个元构架中都存在适应性的以及限制性的替代序列，而且不同的元构架还会相互影响，有时让结果变得更好，有时则更糟。更常见的往往是，由于它们互相关联，咨询师必须决定优先考虑哪一个。咨询师建立假设的进一步挑战是，决定哪个元构架对该个案的特定主诉的特定限制之网最重要。从本质上来说，结合整合系统治疗的因果关系支柱，咨询师会对每个问题的限制之网提出假设，即看到不同元构架中的各个限制是怎样组成了限制之网的。

七个假设元构架中的每一个都聚焦于人类功能的一个维度。它们阐释了在该维度下什么是适应良好的，什么是适应不良的（许多是从实证研究中得来的）。在整合系统治疗中，适应性功能并不是绝对理想化的，功能只需要"足够好"，能解决问题即可。

七个假设元构架

接下来，我们会简要地介绍每个假设元构架中关于人类体验最重要的内容。我们无法穷尽所有内容，欢迎各位读者进行补充。此外，假设元构架中的知识也在随着科学发现以及社会规范的改变而不断发展变化。比如，功能核磁共振成像技术对理解大脑结构带来了革新性改变，二元的性别概念在当今社会越来越被质疑，以及现在家庭的结构也和两代人以前的大不相同了。

IST 咨询师是人类体验的学习者，通过从相关的领域（例如，社会学、人类学、性别研究和医学等）学习来进一步理解人类体验。每个新的个案都既是在帮助来访者解决问题，也是一段探索一个独特系统中鲜活生命的旅程。

组织

两个正在上大学的姐妹来寻求家庭治疗，希望解决她们和父亲之间的问题。咨询师邀请父母和两姐妹参与第一次会谈。在这个家庭来到咨询室后，两个女儿在沙发两边各自坐下，母亲没有去坐房间里其他的空椅子，而是选择了坐在两姐妹中间。父亲最后进入咨询室，看了一眼座位情况后，闷闷不乐地独自坐在一把空椅子上。咨询师注意到了家庭成员的座位分布，并做出了最初的假设：女儿们和母亲可能以某种方式结成了同盟，甚至可能一起对抗父亲。

此时，咨询师读取了这一反馈，并打开组织元构架，基于对会谈中家庭成员互动的观察建立了假设。对结构派家庭治疗（Minuchin，1974）有所了解的读者可能会在此注意到跨代联盟这一结构上的概念。组织元构架借用了米纽秦（Minuchin，1974）的概念，可以对家庭进行评估，而不必完全遵循结构派家庭治疗的逻辑。

为什么组织元构架对整合系统治疗来说是必要的？在这几十年中，系统论中的抽象概念通过组织这一概念的建构而得以操作化。在一般系统理论中，冯·贝塔朗菲（von Bertalanffy，1986）提出，有生命力的有机体拥有一种组织力，以建立和维持各个组成部分之间的关系，并成为一个整体。这种系统（例如，一套消化系统、一个人、一段婚姻、一个家庭和一个公司）的核心并不是它的组成部分，而是它的组织形式，即它是如何结合起来形成一个整体的。系统的组织定义了各个部分的结构及其为整体服务的功能。组织展示了整体是如何大于部分之和的。来访系统是一个关系网络，拥有一个组织结构，因此可以通过组织元构架进行理解。

组织可被看作在某一时刻捕捉到的关于关系的空间描绘。米纽秦（Minuchin，1974）强调，这些空间隐喻中包含组织结构图。之前描述的那个家庭的座位安排就是空间描绘中包含着组织信息的例子。同样的信息也可以被看作问题序列的一部分：谁说了话，其他人是如何回应的。组织使用空间隐喻，序列则使用时间隐喻。整合系统治疗强调序列，这意味着我们对组织的理解要基于对问题序列的认识。

在咨询中，组织主要有两方面含义：界线和领导力。界线调节着多个来访者及其所在的各种亚系统之间的联结类型和质量。领导力用以调整来访系统中权力、影响和资源的分配运作。

界线

界线存在于生物心理社会系统的每个层次：个体、关系、家庭和社区。界线调节着来访系统中不同亚系统的联结。米纽秦（Minuchin，1974）将界线解释为"定义谁参与以及如何参与的规则"（p. 53）。"谁"参与是关于成员从属的议题。一个亚系统的成员从属是由成员的特性或者承担的功能决定的。比较明显的亚系统包括父母亚系统、兄弟姐妹亚系统和祖父母亚系统。在有多个孩子的单亲家庭中，父母亚系统可能包含单亲家长、年长孩子以及祖父母。性别和年龄这些变量也可以界定亚系统。比如，在一个有四个孩子的家庭中，兄弟姐妹四人的亚系统也可能进一步包含兄弟亚系统和姐妹亚系统，或者年长亚系统和年幼亚系统。亚系统也会因为兴趣和信仰而存在。比如，在一个四口之家中，父母双方和其中一个孩子是音乐家，而另一个孩子不是。那么，每当音乐家们练习演奏、听音乐以及表演的时候，就可能会产生界线，将对音乐不感兴趣的孩子排除在外。

咨询本身也会创造不同的亚系统，比如，将其中一个孩子视为问题所在，而其他的都是好孩子。父母往往会担心，不想让"好"孩子参与家庭治疗，以免干扰他们的生活。但这种做法可能会产生一种僵化的界线，将"好"孩子排除在属于父母与"问题"孩子的亚系统之外，从而引起他们的不满。IST咨询师会邀请所有孩子参与咨询，至少参与几次会谈。这让咨询师得以观察整个家庭的问题序列，也将其他孩子视为寻找解法序列的资源。

米纽秦（Minuchin，1974）将界线看作一个连续体，从模糊，到清晰，再到僵化。如果界线处于两个极端，过于僵化或过于模糊，系统就可能失调。此时，解法序列需要包含让界线更清晰的计划。首先，界线失调必须被指出、承认并命名，这样来访者才能决定怎么让界线更清晰。在之前的案例中，莎拉需要承认，给母亲太多的关注为她的婚姻带来了风险。解法序列中的一部分也包括莎拉和她的兄弟姐妹沟通，共同承担照顾母亲的责任。莎拉可能还需要探索，为什么她会满足于承担这个具有排他性的角色，以及如果和别人共同承担这个角色，对她来说意味着什么。

界线也调节着任何亚系统内成员间或者亚系统之间的联结的质量。伍德（Wood，1985）提出了评估人际界线的六个过程维度，并指出这些过程的公分母是邻近性。最佳的邻近性可以产生最佳的联结，而过多或者过少的邻近性会对联结产生消极影响。这六个维度是：（1）共享时光，（2）物理距离，（3）情绪分化，（4）共享信息，（5）倾诉，（6）决策。咨询师可以在定义问题序列的过程中追踪这六个维度。比如，母亲和女儿们挨着坐可能显示了她们之间缠结的界线。当女儿们开始表达和父亲之间的问题时，她们看起来很苦恼，而母亲也开始哭泣，这种情绪上的未分化可能也暗示了缠结的界线。在会谈的后期，女儿们提到她们在一天中会给母亲打好几次电话，经常向她抱怨父亲，表现出她们之间高度的信息共享。因此，问题序列的重要组成部分之一是界线问题。而我们有理由相信，解法序列要包含一种新行为，即让女儿们在没有母亲参与的情况下直接和父亲沟通。

界线的形成、维持和表现既是言语的，也是非言语的，相应的沟通也是如此。眼神接触、语气、身体姿势以及其他非言语信息都会表现出谁是某个亚系统的一部分以及该亚系统是如何运作的。相应地，用以改变界线的干预技术往往包含言语和非言语干预。例如，在刚才的两个姐妹的家庭案例中，咨询师可能会建议母亲坐到父亲旁边的椅子上。

科技变革了人们的沟通方式。今天，手机、短信和邮件取代了过去许多面对面的沟通或者至少是语音沟通。无处不在的科技对关系尤其是界线的调节有着深刻的影响（Turkle，2011）。手机让关系中严格僵化的界线变得几乎不可能存在。因此，两个人之间的联结总是通过手机受到其他诸多关系的影响。比如，许多家庭会因为吃饭时玩手机而争吵。

在手机出现之前，发短信这样的即时沟通是难以想象的。而如今，父母期待随时联系到孩子，只要孩子不回短信，就会变得害怕或者愤怒。随着全球卫星导航系统的使用，一些父母甚至会追踪孩子的行踪。过去那种青少年可以脱离父母一小会儿来体验自主权的日子已经一去不复返了。婚姻中的一方不及时回复消息也是许多矛盾爆发的导火索。尽管手机科技日新月异，但总不可能万无一失。比如，在当今社会，婚外情本身可能没有被改变，但人们发现自己的另一半出轨的方式被改变了——如今很多时候，婚外情是在看对方手机的时候被发现的。

界线的议题可能会以多种方式限制解法序列的实施。比如，一对伴侣的主诉问题是缺乏性亲密感，他们告诉咨询师，孩子们会随意进出他们的卧室，甚至到深夜。他们从来没有关过卧室的门，因为"锁门会让孩子们觉得自己被拒之门外"。另一个例子是，丈夫在婚姻中很抽离。他是一位医生，会鼓励他的病人不管在白天还是晚上，随时给他打电话。这种情况持续干扰着他和妻子共处的时间。对这些伴侣来说，解法序列必须清晰地定义伴侣与外界的界线。

界线也总是存在于情境背景中，因此咨询师必须谨慎，不得脱离实际情况而随意评判来访系统的界线是否健康。例如，如果一个青少年生活在危险的社区，为了确保安全，家庭和社区之间相对严格的界线是有必要的。疏松的界线可能存在于核心家庭和扩展家庭之间，就像前面例子中的莎拉和母亲的联系。离异家庭具有包含了两个家庭的不同规则的复杂界线。来访系统的界线调节着系统与环境的联系。一个无家可归的住在收容所里的家庭被不堪一击的界线保护着，而一个住在有安保的富有社区中的家庭可能会过于戒备森严。

领导力

领导力对于任何生命系统的良好运作和规避问题来说都是必需的。在一个来访系统中，领导者的功能包括：协调成员之间的矛盾；确保每个成员的需求得到满足；让每个成员感到被重视；平等分配资源、责任和影响；提供坚定而公平的管理和控制；在考虑团队需求的基础上鼓励各个成员的成长；代表该系统与其他系统互动；为该系统的未来做计划（Breunlin et al.，1997）。显然，领导力不只是告诉来访系统的其他成员他们能做什么，不能做什么。事实上，如果领导者不能认真负责，实现上述所有功能，就可能出现严重的领导力层面的限制。

家庭和领导力。早期的家庭治疗强调领导力中的权力与控制，这通常表现在等级的建构中：谁是管事的？米纽秦（Minuchin，1974）、海利（Haley，1987）以及马邓斯（Madanes，1981）都为家庭治疗提供了组织方面的模型，这些模型帮助家庭咨询师定义并修正等级上的问题。当父母不能胜任家庭领导者的角色时，就会产生等级问题。这种失败可能来自领导能力的缺失（比如父母酗酒）、教养方式冲突（比如严父慈母），其中一方的领导能力被破坏

（离婚后关于控制的冲突），或者不清楚谁是负责人（没有权威的年长孩子或者祖父母被赋予了控制权）。早期的理论模型认为，在家庭的等级改善之后，青少年的问题也会随之改善。修正等级仍然是解决儿童、青少年和成人行为不当的解法序列中的重要部分。

家庭治疗的早期理论因接纳了家庭中将男性放在领导者角色上的传统观点，而让等级和父权制相互混淆（Goldner，1985）。这些家庭治疗模型掩盖了父权制所导致的性别不平等，让我们更难看清楚女性在家庭中的地位是如何影响每个问题序列的。关于性别和领导力的议题，我们也会在之后讨论性别元构架时涉及。

对等级的强调掩盖了领导力中的其他重要方面，比如平衡与和谐。平衡指的是资源、责任和影响都根据每个家庭成员的需要和能力得以恰当分配。当来访系统中的成员相信领导者在寻求平衡时，系统就是和谐的。和谐的来访系统会由于成员在系统中感到安全而不那么需要关注等级方面的议题。

21世纪的家庭更偏好民主的领导风格。现在的父母更可能相信，系统的平衡需要包括来自儿童和青少年关于资源、责任和影响力分配的意见。这包括了给予孩子选择权。这种领导风格使得等级制度扁平化（Taffel，2012）。然而，民主的领导风格需要父母花时间和精力保障它的正常运作。父母必须耐心地参与到跟孩子的对话中，以达成共识。不管问题和解决方法是什么，作为领导者，父母必须强调一些事情的后果。比如，尽管现代家庭更可能和孩子讨论宵禁具体应该定什么时间，但是如果孩子违反了宵禁，也必须有相应的后果。

21世纪的人们对领导力的看法还受到了依恋理论的影响（Whiffen，2003）。依恋理论提出，当孩子将家庭看作一个安全的避风港，为他们提供了一个安全的基础，让他们可以借此探索自己的发展和周围环境时，孩子就可以蓬勃发展。当父母关注孩子的情绪时，孩子就会觉得安全。依恋关系中的裂隙会破坏这种安全感，进而导致一些问题序列的出现，包括"见诸行动"

的问题（青少年犯罪和物质滥用）或者"见诸内在"的问题（抑郁和焦虑）。修复依恋关系中的裂隙往往是解法序列中重要的一部分。

　　现如今，像钟摆的运动一样，关于父母领导力的观点开始回摆。专家们也开始意识到过度的民主领导，过度地关注情绪和过多的关心可能在孩子较小的时期是好的，但是可能导致孩子成年初期由于无法应对成年人身份带来的种种责任和要求而烦恼，尤其是如何应对权威，如何处理自己并不是最好的甚至是失败的所带来的沮丧感。由此产生的问题是，现代的父母领导方式有没有帮助孩子为成年生活做好准备（Gottlieb，2011）？育儿的目标是培养快乐的、适应能力强的成年人，但是数据告诉我们，对于许多成年初期的年轻人来说，快乐其实很难，许多年轻人正在经历焦虑和抑郁（Drum，Brownson，Burton Denmark，& Smith，2009）。育儿专家们正寻找在温柔的养育与设置限制之间以及依赖与独立之间的平衡。比如，"自由放养育儿"这一概念（Skenazy，2009），强调父母以一种和孩子发展相适宜的方式，鼓励孩子探索和体验周围的环境。在这个过程中，孩子有时会体验到成功，有时也会体验到失败。最终的结果是培养出一个心理复原力更好的年轻人，从而更好地应对生活中的各种挑战。

　　伴侣中的领导力。许多处在亲密关系中的伴侣会先把自己看作关系中的个体，而将"我们"这种共同体放在第二位（Skerrett，2016）。因此，伴侣之间的领导力斗争也被看作个体间对权力和资源的争夺。由于关系不能为它自己发声，当伴侣之间的领导力缺失时，关系往往会变得很难。比如，大多数人会说他们应该在彼此都渴望的情况下发生性关系，而这样的结果可能是长时间无法发生性关系。现在的一些性治疗师提倡，伴侣们也应该考虑怎样对关系来说是好的，因此一个伴侣有时候可能会在自己并没有那么渴望性活动的情况下同意发生性关系。这样的结果是，这段关系和伴侣都可以从中获益（Perel，2006）。

　　伴侣们也可能会将领导力分配给在某个方面更擅长的一方。比如，如果一个伴侣是金融规划师，他就更有可能在资产决策方面发挥更大的领导作用。综合考虑各个不同的需要领导力的方面，两个般配的伴侣会拥有平等的决策权。

性别也会影响伴侣间的领导力分配。女性权益运动引导人们关注伴侣间的领导力分配，正在从父权制转向平等（Goldner，1988）。今天，大多数伴侣致力于平等地进行权力分配，然而日常生活往往不尽如人意（我们会在性别元构架中进一步讨论）。这些权力的动力学在同性和异性的伴侣关系中都有所体现。

伴侣领导力的分配也会随着时间改变。例如，在养育孩子时，一个伴侣可能会成为全职父母，另一个伴侣则努力挣钱。当他们变为"空巢老人"时，之前全职的伴侣可能会重新发展自己的事业，并期待在家中拥有更多的共同领导力。当伴侣需要重新讨论关系中的规则时，他们必须共享领导力，否则就有可能在任何必要的改变上呈现两极分化。

发展

简是一位 50 多岁的女性，她因为抑郁来寻求咨询。她的抑郁已经持续一年了，属于持续性抑郁障碍。简在 6 个月前开始吃抗抑郁药物，并称一些抑郁的症状已经有所缓解，但始终缺乏精力。

IST 咨询师鼓励她的丈夫布鲁斯也参与治疗。这对夫妻称他们找不到简出现这种情况的原因。咨询师了解到，简去见了她的内科医生，体检结果是一切正常。他们称他们的婚姻很稳定但也很平淡。他们已经"空巢"4 年了，两个人都承认，他们希望为这段曾以事业和孩子为重的婚姻注入新的活力。当被问到是什么阻碍了他们时，简开始责怪布鲁斯在孩子离家后依然一心扑在工作上。布鲁斯反驳，他考虑过减少工作量，但遗憾的是，每当他提议和简一起做点什么，简都会拒绝，说自己太忙了。咨询师很困惑，于是问简是什么占用了她的时间。简看向地面，握紧拳头，一口气说出以下这些话。

> 简：我等了25年，终于轮到我享受生活了。但是现在看来，永远也实现不了了。
>
> 咨询师：告诉我们，简，是什么阻碍了你享受生活呢？

于是，简列出了一张限制之网，她觉得这些限制让她被困住了，让她对眼前的生活感到沮丧无力。咨询师选择打开发展元构架来理解这些限制。几十年来，简一直在做兼职，帮她的父亲打理珍本图书生意。父亲说过很多次，他已经准备好把生意卖掉或者传给简了，但是在简的母亲过世后，父亲紧紧抓住生意不放，将生意作为他最后的尊严。简对珍本图书生意没有兴趣，梦想着经营自己的生意，但如果要父亲关店或者转让，会要了父亲的命。她说自己不想冒这个险，因此必须留在公司直到父亲过世。

接下来，她又提到，女儿桑迪搬回家和他们一起住了一年。此前，她结束了一段长期感情，还丢了工作。桑迪的心情很不好，在家里没精打采地转来转去。简觉得自己有义务花时间陪她，并且帮她打理她的个人生活。简会开车送桑迪去赴约，并帮她解决问题，这些都占用了简很多时间。桑迪看起来在短期内并不会找到工作或者打算搬出去。简再一次觉得被困住，因为她害怕桑迪会再次变得像青春期时那么抑郁。

基于发展元构架，咨询师快速地将简的困境归纳为"三明治一代①"的极端例子："婴儿潮"一代的成年人，被困在他们年迈的父母和孩子的需求之间（Hamill & Goldberg，1997）。像简一样被困住的成年人在发展上感觉停滞，因为他们觉得要么得牺牲自己与年龄相适宜的需求，要么得为不能满足父母和/或孩子的需求而感到内疚。在这样的情况下，抑郁和随之而来的婚姻上的困扰就不足为奇了。

布鲁斯同情简的困境，但不愿意为她改变自己的生活。尽管简对此感到

---

① 英文为 sandwich generation，即同时抚养与照料父母和子女的一代人。——译者注

愤怒，她还是会说布鲁斯无论如何都不能减少工作量，因为他们不善理财，离能退休还有很长的路要走。

随着这个临床案例的展开，我们可以看到，发展元构架远不是了解个体、伴侣和家庭处于哪个发展阶段这么简单。了解这些阶段往往是必要的，但要理解发展上的限制如何阻碍了解法序列的有效实行，还远远不够。比如，一对夫妻因他们在生活目标上的冲突来寻求伴侣咨询。咨询师很快注意到丈夫看起来至少比妻子年长 10 岁。他们结婚 20 年了，两个人之前都有过离婚的经历。丈夫是一位成功的生意人，想退休到处旅行。妻子刚刚拿到会计学位，希望进入职场。作为个体，他们两个都以与自己年龄相适宜的轨迹发展着，然而年龄差让他们的发展不匹配。这种不匹配让他们的婚姻陷入了危机。

发展与生物心理社会系统

发展元构架指出，来访系统想要健康发展，生物心理社会系统的每个层次都需要拥有与当前发展水平相适宜的能力。这包括生物、个体、关系、家庭和社区等层次。当与发展水平相适宜的能力存在于各个层次时，各层次就可以实现协同地繁荣发展。当一个发展限制出现在一个层次时，它可能会影响所有其他层次的发展，并由此造成螺旋式恶化，产生消极的协同作用，进而使问题序列复杂化。比如，一对伴侣在结婚初期生下了一个患有唐氏综合征的孩子，而此时，他们尚未磨合出关系的规则，这会使他们难以应对面临的挑战，进而使他们的婚姻和家庭也面临危机。另一个例子是，一个年轻成年男性居住在工作机会很少的社区，将难以完成找到并维持工作的发展任务。

从时间上来看，获得发展胜任力的方式分为两种。一种是飞跃式的，称为**宏观转变**，发生在以月或者以年为单位的时间框架下，并涉及整个来访系统。另一种是跳跃式的，称为**微观转变**（Breunlin，1988），包含个体获得发展上能力的过程。微观转变开始于某个时间点，但完成和掌握需要几个月甚至更长的时间。

宏观转变与家庭发展

在家庭生命周期中有许多可预测的阶段，在这些阶段中发生的转变是宏观转变的一个例子。研究表明，问题往往发生在这些转折期，发生在家庭寻找解法序列以促进家庭向下个阶段过渡时（Neugarten，1968；Terkelson，1980）。宏观转变还包括家庭组成的改变或者生活安排的变化；因此，出生、死亡、结婚、离婚、退休和离家都是对于家庭中每一个成员来说具有挑战性的发展阶段。宏观转变的标志之一是事件本身需要很长的时间来显现和解决，例如，疾病的发病周期或者一个家庭成员的"出柜①"。

家庭面临着无数的生命周期发展需求：父母失业、儿子大学不及格和老人患有阿尔茨海默病等。家庭可以努力闯过这些挑战，以保护家庭，但它们还是会不可避免地对家庭产生影响。发展上的需求也会争夺家庭的稀缺资源（时间和金钱）。

当任何一种发展上的不稳定和精神障碍一起发生时（焦虑、抑郁和情绪波动），后果可能会非常严重。比如，强烈的焦虑可能会阻碍年轻人遇到潜在的伴侣，失控的情绪波动则可能让他们无法保住工作。

微观转变与个体发展

微观转变对于家庭生活来说无处不在，因为每个家庭成员都被期待发展出新的能力。随着家庭成员能力的发展，他自己以及来访系统的其他成员都会变得越来越有能力，也越来越复杂。微观转变可以发生在"波荡"的过程中（Breunlin，1988，1989）。当新的能力第一次出现时，它和之前更弱的能

---

① 是英文"coming out of the closet"的直译，是性少数群体公开自己的性倾向或性别认同的行为。——译者注

力是同时存在的。比如，当孩子第一次学习做家庭作业时，他们通常会需要父母的协助（更低水平的能力）。通常情况下，在四年级的时候，教师会鼓励孩子独立完成作业（更高水平的能力），但是大多数父母仍然会偶尔为孩子提供帮助。因此，在一段时间内，会存在高低水平之间的波荡。到了五年级，随着孩子能力的发展，已经可以逐渐自己完成作业了，只有当遇到困难时才会向父母寻求帮助，波荡也就减弱了。这种新能力对于来访系统的各个水平来说都有很大的助益。孩子获得了对作业的掌控感，父母拥有了一些额外的时间来做其他事情，有时甚至可以好好经营婚姻关系，家庭整体也会更加和谐。

在一些情况下，随着时间的推移，波荡并未减弱；结果，新的能力始终未能被完全掌握，于是产生了稳定的波荡。比如，如果孩子完成作业的过程不仅没有随着时间的推移而变得清晰，反而变得越来越一言难尽，那么父母和孩子之间也会因此发生冲突。在这种情况下，孩子的表现通常低于潜能，在极端情况下还会产生厌学情绪。这些都会使孩子的发展延迟。这也是之前提到的简的女儿桑迪的情况。她从来没有学会面对小的挫折，因此当她的婚姻失败时，她感到严重的焦虑，这导致她丢了工作，不得已搬回家住，继续依赖她的母亲。

关系发展的阶段

怀尼（Wynne，1994）以及布瑞林、施瓦茨和麦克库恩-卡勒（Breunlin, Schwartz, & Mac Kune-Karrer，1992，1997）对关系的发展阶段做出了假设：如果伴侣不能完成前一阶段的任务，就会在之后的阶段遇到挑战。比如，这两个模型都假设伴侣必须先学会沟通，才能学会共同解决问题；如果此时无法很好地学会解决问题，那么在未来需要重新定义关系规则的时候，他们很可能失败。不同的解法序列会有不同的任务要求，解法序列失败可能意味着关系发展中存在限制。

　　识别发展上的限制可以帮助咨询师看到这对伴侣在哪里"被困住",还有哪些发展上的任务尚未完成。伴侣们常常在他们关系的发展陷入"混乱"之中时寻求治疗。当咨询师将这些"混乱"命名并放在特定的发展情境中时,可以更好地共情和理解他们,并帮助他们找到问题的解法。

　　在社区和社会层次上的发展是指在这些层次上建立的发展规范和期望。在历史的某个时期,曾经有过一些小型的、在某种程度上同质的社群,在这些社群中,人们彼此熟悉,并分享许多相同的价值观,包括什么状态算是发展良好的。在这样的社群中,青少年或者年轻的成年人很难偏离轨道太远,因为社群会对个体的行为提出质疑。当然,一些人也会认为这种环境是压抑的。

　　在大城市和异质性社群中,关于发展规范的共识是不存在的。女孩几岁可以化妆?什么时候可以开始谈恋爱?青少年几岁可以开始有性行为?由于不知道在这些情况下该怎么做,父母会感到困惑,有不确定感,还会跟孩子出现分歧。由于缺乏清晰的发展规范,咨询师很难帮助家庭寻找含有清晰发展标志的解法序列。

文化

　　科里是欧裔男性,今年 55 岁,是一名外科医生。科里因常在给病人做手术前感到焦虑而寻求咨询。即使服用抗焦虑药物,他仍然焦虑。他决定停止做手术,并最终选择了退休。尽管他很享受当前的退休生活,但仍然痛苦地在一种无法摆脱的失败感中挣扎。当咨询师询问他的原生家庭情况时,科里强调,他来自一个工薪阶层家庭,这让他在其同学和同事中格格不入。这种局外人的感觉在他第一次离开工薪阶层社区、开始在名校求学的时候就出现了,并一直跟随着他,直到他进入职场。他娶了一位富家女子,随后一起搬到了富裕的城郊居住。在那里,科里觉得格格不入,甚至在去星巴克买咖啡时也觉得不自在。

科里的治疗进程很顺利，但是他仍会讲述一些让他觉得永远无法加入主流群体的经历。后来，他的大儿子杰森拿到了工商管理硕士学位，却仍然找不到工作，这进一步加剧了科里的这些感受。科里说，杰森看起来停滞不前，无法进行正常社交。科里越俎代庖，常花好几小时在网上帮杰森找工作机会，但杰森都不会去联系。他们的父子关系也因此变得紧张起来。咨询师试图帮助他进一步探索。

> 咨询师：科里，若让你退一步，并让杰森自己处理找工作的事情，好像对你来说很困难。
> 科里：我就是做不到退一步。我看他都僵住了，就是没法行动。他那么优秀，去哪家公司都会做得很棒的。
> 咨询师：你认为是什么阻碍了他去行动？
> 科里：我始终不能融入上层社会，这么多年作为局外人的经历伤害了我。这必须停在我这一代。我的孩子一定要融入。

咨询师和科里回到了关于阶级的话题，以及科里的向上流动性如何让他跻身上层社会，却从未有归属感。为了解决这个问题，咨询师建议整个家庭根据需要共同参与一次或者多次会谈。

身份背景

如果没有文化元构架，咨询师很容易忽视或者认为社会阶层与科里和他儿子的痛苦是无关的。文化元构架建立在这一前提上：个体、关系、家庭和群体的身份认同都部分来自同时存在于多个群体中的身份以及对他者的排他性。这些群体的身份标识包括社会经济地位、民族、种族、宗教信仰、阶级、地理区域、经济状况、教育、性别认同、性偏好和年龄等。这些群体指定了规范化的信念和行为，并且时常规定在特定情境下应该如何反应和行动。文化元构架既是这些关于"身份背景"信息的交换场所，也为咨询师提供了模板，帮助咨询师理解来访者在归属感方面的体验会如何困扰他，又如何限制了问题解决。

交叉性这一概念来源于女性主义和批判性种族理论，与身份背景的概念紧密相关（Cole，2009；Watts-Jones，2010）。交叉性针对个体拥有多种身份认同背景的意义以及后果进行分析，包括不同身份及其交互作用所带来的弊端。咨询师要使用交叉性这一概念，就必须愿意重新概念化多重身份背景对于个体和来访系统的意义和重要性。比如，一个居住在落后社区的、只有初中学历的非裔男同性恋，他的身份认同体验如何？如果其中一个因素变了，他的生活会有怎样的变化？

身份背景方面的限制

文化上的限制会以多种方式造成困扰。第一，属于某些群体本身就会带来风险因素。比如，两个青春期的女孩由于肥胖问题寻求治疗。她们在各方面都很相似，除了一个来自中产阶级家庭，另一个来自低收入家庭。通过打开文化元构架，咨询师意识到，来自低收入家庭的来访者在减肥方面有一个很大的限制，即她的父母只能提供高糖高脂的廉价食品。任何减肥项目都必须去解除这个限制。

第二，作为某一个群体的成员可能面临来自另一个群体的压迫。比如，大多数非裔人都在某种程度上被边缘化了。在欧裔人社区被警察拦下、贷款被拒、找工作被拒，这些都会侵蚀一个人的身份认同以及对生活的态度。即使不是这种程度的严重压迫，重复遭受微歧视也会给个体带来同样的影响（Sue et al.，2007）。处于不利地位的群体成员每天都面对着通往成功的各种挑战，而这些挑战是那些更有特权的人无须面对的。比如，好的工作机会往往在富裕的城郊，那里的住房成本超出了低收入工人的承受能力。花在公共交通上的钱以及每天通勤数小时让人筋疲力尽，不得不以牺牲自我关怀和家庭时间作为代价。

第三，成员可能会内化受到的压迫。如果一个人持续重复地面对由某个群体成员身份带来的种种限制，他可能会开始认为这些压迫是应得的。一个在欧裔人学校上学的 7 岁亚裔孩子因为高度焦虑来寻求治疗。他说，他每天都会遭到某种形式的霸凌。他父母的英语很差，不知道该如何跟校长交流这件事，所以霸凌一直在继续。在这种情况下，咨询师会意识到存在文化上的限制，并帮助家庭阻止霸凌的发生。一个非裔青少年的父母望子成龙，他也想要在学校取得成功，却遇到了很多困难，因为他的同学们把在学校的优异表现看作"像欧裔"。

第四，两个群体的成员身份不匹配也会带来痛苦。这种不匹配可能发生在处于心理社会系统的同一层次或者不同层次的成员之间。同一层次的成员，例如，一对已婚夫妻，"门当户对"取决于他们之间有多少相似的背景。研究表明，一对夫妻的背景越相似，他们的关系就越有可能稳定（Decuyper，De Bolle，& De Fruyt，2012）。与之相反，不门当户对的夫妻更难以维持稳定的婚姻关系。

前文提到的那位退休医生科里拥有属于高社会经济地位群体的智力、教育和经济资源，但完全缺乏在上流社会成长所带来的熟悉感和自在感。尽管医生的儿子在这个高社会经济地位的社区长大，但代际序列似乎将他们的经历联系起来了，让他觉得自己不如同龄人。

文化适应方面的限制

在一个文化多元化的社会，移民家庭成员之间不同的文化适应的速度和所处阶段往往会带来相应的规范压力。比如，在一个生活在美国的墨西哥移民家庭中，家里的青少年往往能比父母更快地适应新文化，而母亲能比父亲更快地适应。妻子对两性关系平等的期待高于丈夫，从而导致他们在个体自主性问题上发生争执。她可能认为和男同事做朋友是很正常的，而他却感到了相当严重的威胁。与之相似，当第一代墨西哥移民青少年试图按照强调自主的美国青少年主流文化生活时，家庭中不同的规范可能会带来严重的张力，从而限制这个青少年的发展。

社会正义

文化元构架让整合系统治疗扎根于社会正义，承认处境不利的来访系统面对着诸多特权阶级无须面对的限制，因为他们缺乏特权阶级特有的权力。它指出和讨论了社会不公正给来访者带来的诸多限制。咨询师在这一点上的共情会强化治疗同盟。为了解除文化元构架中的限制，咨询师会将他们的假设和计划扩展到咨询室以外。这部分的工作包括为来访者发声，帮助他们识别和获取资源。即使咨询不能移除某些文化上的限制，咨询师的共情和对此的投入也可以增强来访者的决心，尽全力来应对这些限制。

当咨询师和来访者拥有不同的群体身份认同时，文化元构架也可以作为一个模板来理解咨访关系。不管是一个欧裔咨询师和非裔来访者工作，还是异性恋咨询师和一对同性伴侣工作，抑或一个年轻的咨询师和年长的来访者工作，这些不同都需要被承认和处理。只有当咨询师优先考虑来访者对此的认识时，这些不同才能被弥合。咨询师必须学会理解和欣赏来自不同文化背景的来访者的生活经历，尤其是那些与主诉以及问题序列紧密相关的生活经历。此外，解法序列也必须适应来访者的文化规范。

理解身份背景所需的知识基础

咨询师会与来自各种多元文化背景的来访者工作，理解其身份背景所需的知识繁多，也无法在本章穷尽。至关重要的是，IST 咨询师有责任和义务去学习和了解来访者的身份背景。当咨询师带着文化谦逊的姿态倾听来访者时，会更加开放地吸纳来访者传递的信息，并逐渐扩展相关的知识储备。咨询师致力于和多元化的群体工作以及拥有多元背景的朋友，都会加速这一进程。对于多元文化的好奇心也会促使咨询师通过读书、媒体以及与人对话等形式加速吸收这些知识。

心智

目前，已介绍的组织、发展和文化元构架为 IST 咨询师提供了一个建立假设的模板，从宏观角度来理解来访系统是如何运作的。这些元构架保证了假设的系统性，综合考虑了整个生物心理社会系统，尤其是关系、家庭和社区这些层次。

然而，从另一个角度看，来访系统由人组成，每个人都有自己的心理过程，这些心理过程也会影响来访系统的运作。因此，每一次的咨询会谈都包含了反映来访者内在体验的言语和非言语表达。这些微观数据反映了来访者的情绪和意义世界。它们以两种方式参与问题序列。第一，每个来访者都有内在的对话序列。比如，妻子可能想："他刚刚说得太假了，让我很生气。我不想忍受这个了。为什么咨询师不能看穿他看似镇定合理的举止呢？"所有会谈中的来访者都有自己的内在序列。第二，这些内在序列助长了咨询室中发生的问题序列。咨询师面临的挑战，是既要关注可观察到的序列，又要推测每个来访者的内在序列。为了更好地管理咨询过程中的这个部分，整合系统治疗使用了心智（mind，M）这一元构架。

让我们来思考这样一个案例。一个家庭为了解决 14 岁的埃文的行为问题来寻求治疗。咨询师试图理解这个家庭的领导风格，于是询问父母（乔和夏伦），当埃文的行为不当时，他们会如何处理。

乔：我们做的第一件事就是去了解不良行为发生时的具体情况。

夏伦：这就是问题所在，乔。你就只会去理解。你从来不敢对埃文强硬。我觉得你怕他。

咨询师：乔，你对夏伦刚刚说的怎么看？

乔：我不是怕埃文。我是怕他会做傻事。我哥哥开着家里的车撞桥
　　了，就因为我爸爸严厉地训了他。唉，这么看我确实是害怕。

从这个互动中，咨询师假设父母在如何抚养埃文上存在分歧。乔对埃文
的管教受到了恐惧的制约，他害怕埃文会像他的叔叔一样，以伤害自己的方
式来应对惩罚。在这个时候，咨询师不得不选择是继续使用组织元构架进行
假设和计划，还是在心智元构架中处理乔的恐惧。这两个方向是彼此关联的，
但是每个方向所对应的计划和对话是不同的。不论咨询师有没有意识到，在
这个时刻，咨询师必须做出一个选择。在整合系统治疗中，积极做出选择是
更好的。但是，如果咨询师聚焦乔的恐惧，就无法聚焦父母的领导力。咨询
师决定以如下方式应对这个两难处境：

乔，听起来，当你想到埃文的时候，恐惧就萦绕在你的脑海
里。我不想忽略你和夏伦如何更好地合作，来做出对埃文最好的决
策。但是现在，可否请你先告诉我，当时你哥哥怎么了，以及你在
害怕埃文做出什么事情呢？

如果咨询师决定关注乔的恐惧，他必须从一些心智的理论出发对此做出假
设。这个理论会告诉咨询师如何理解恐惧的来源，如何减少这种恐惧，好让
乔可以给埃文设立一些限制。许多个体咨询模型提出了不同的理论来帮助我
们理解乔的恐惧。由于心智元构架包含所有这些理论，所以 IST 咨询师可以从
中进行选择。比如，从心理动力学的角度看，乔可能使用了否认的防御机制，
导致他无法准确地评估埃文行为的严重性，因此咨询师要关注这种否认的源
头。而认知行为治疗的视角会假设，是乔的灾难化思维让他无法严格管教埃
文，并会使用认知重构来改变这种思维，进而消除恐惧（Beck，2011）。
心智元构架通过对不同的心智理论进行分类，来指导咨询师对来访者的

内在经验进行假设，并决定在哪个临床情境下使用哪个理论。整合系统治疗的"最小复杂度"原则要求咨询师首先使用更基本的心智理论，当这些基本理论无效时，才去使用更复杂的理论。这个原则让咨询师能够保持系统性，既关注所有相关元构架，也同时处理来访者的内在心理过程。这样，除非必要，否则来访者的内在心理过程不会主导咨询过程。

整合系统治疗根据限制的强度和组织形式，将心理过程分成三个复杂度水平，从最简单到最复杂，称为 M1、M2 和 M3。咨询师从 M1 水平出发进行假设和干预，只有当 M1 无效时，才向 M2 或者 M3 水平移动。

心智的 M1 水平

心智的 M1 水平认为，情绪和意义作为人类体验的一部分，可以成为问题序列的一部分或者限制解法序列的实行。基于 M1 水平的复杂度，对情绪和意义的理解更多地停留在表层：来访者拥有并表达它们，有时候，它们会带来限制。在 M1 水平上，当来访者表达一种情绪和 / 或一种思维时，咨询师可能会说："那听起来让你很难过。"当来访者给出适当的回应"是的，当他那么说的时候，我觉得自己被摧毁了"时，咨询师就没有必要继续激活、讨论和使用关于心智的理论模型来解释这种情绪来源了。

在之前那个例子中，乔的恐惧将他对为人父母的看法和哥哥的死亡联系起来。如果咨询师和乔讨论这种联系，让他意识到这种恐惧不适用于当前的情境，他就可以放下恐惧，恐惧也就不再限制他对孩子的教养了。又例如，一个妻子在婚姻中觉得孤独。如果解法序列成功地增强了夫妻的联结感，妻子称自己不再觉得孤独了，对于 M1 水平来说就已经足够了。咨询师使用 M1 水平调用适应性情绪，调节或重新评估限制性情绪，以实行解法序列。

与之相似，基于 M1 水平的复杂度，来访者的认知可能是问题序列的一部分或解法序列实行的限制。咨询师可以从聚焦意义的疗法中选择干预技术，比如认知行为疗法，用有助于解法序列实行的想法来代替限制性的自动化思维。此外，认知重构这种干预技术也可以改变来访者的归因方式。

正念练习的出现旨在让思绪平静，以使侵入性想法和／或情绪不再成为问题序列的一部分。当思绪平静时，人们更容易了解自己的想法和感受，也更容易听到关系中另一方的观点。一些疗法在咨询初期引入正念练习，并在每次会谈时都以一个正念练习开始。在整合系统治疗中，当来访系统不能在行为层面实行解法序列，且无论咨询师如何努力，都无法移除或改变情绪和意义上的限制时，咨询师就会引进正念练习。

个人叙事也包含在心智的 M1 水平上。在这个水平上，这些叙事被视为可塑的。来访者可以通过选择新的叙事角度，改变充满问题的个人叙事。例如，经历了性虐待的来访者可以尝试将他们的个人叙事从受害者转变为幸存者。在 M1 水平上，整合系统治疗聚焦于麦克亚当（McAdam，2006）的人格水平的叙事，即 "我就是我的故事"。来访者或多或少都拥有关于人类体验之网中所有层次的叙事（Solomon，2001）。这些叙事关注于 "我是谁？" "我们作为一对伴侣是怎样的？" 以及 "我们作为一个家庭是怎样的？"。整合系统治疗关注来访系统在个体、伴侣和家庭层面的叙事在多大程度上促进或限制了问题解决。

心智的 M2 水平

当对意义和情感直接的探索和讨论不能改变问题序列或者移除限制时，咨询师就会转向第二个复杂程度——M2 水平。在这个水平上，咨询师向来访者介绍某个心智模型，来帮助来访者理解、应对和改变意义与情感。这些模型可以直观地解释来访者的内在过程，例如，**客体关系**（Kernberg，1976）**和内在家庭系统**（R. Schwartz，2013）。M2 水平让来访者可以更好地理解自己和他人。例如，尽管丈夫更关心妻子了，但她依然感到孤独，在这种情况下，咨询师可以应用内在家庭系统模型，识别妻子有一个部分认为她无权享有亲密感，让她无视甚至拒绝丈夫的努力。

当来访者和他们自己的情感割裂、无法理解情绪或无法定位情绪来源的时候，M2 将此归入用客体关系模型应对的范畴（J. Greenberg & Mitchell，1983；Savege-Scharff & Scharff，2002；Summers，1994）。客体关系模型将当前的情感和意义与个体早期原生家庭的经历联系起来。情感和意义源自内化了的早期家庭关系。自体客体包含生命体（例如，人与动物等）和事物（例如，房子、生意和车等），这些变成了一个人自我感的一部分。用精神分析的经典语言来描述就是，它们被投注或充满了自我能量。用依恋理论的语言来描述就是，它们是依恋的对象。即使拥有了丈夫的关注，妻子仍然会感到孤独，可能是因为她的母亲没有足够关心她。

内在家庭系统的心智模型由一个真我和多个部分组成（R. Schwartz，2013）。有问题的想法和情绪是由各个部分感受并表达的。当真我的领导力不足时，这些部分可能会变得很极端。咨询的目标是恢复真我的领导力，来安抚和协调各部分。由于人们在平时的对话中也常提到自己内心的各个部分，因而许多来访者对于这个模型的接受程度很高。施瓦茨（R. Schwartz，2013）假设，来访者拥有一组称为**管理者和消防员**的部分，这些部分保护个体远离由另一组叫**被放逐者**的部分所持有的痛苦想法和情绪。真我必须说服消防员和管理者，允许被放逐者出来并表达它们的痛苦。

另一个 M2 水平的心智模型是人格五因素理论模型或者大五人格理论：开放性、责任心、外倾性、宜人性和神经质（McAdams，2006）。每个特质都被看作由低到高的连续体。高责任心的人有条理、独立、自我管理性强，而低责任心的人被描述为不可靠的、粗心大意的。人格特质首要由基因决定，其次是环境。一个人的人格可以被"微调"，但不会发生根本性逆转。两个个体之间人格特质的"不匹配"往往会制造问题序列。例如，一个高责任心的个体可能会因伴侣的低责任心而痛苦。在这种情况下，为了维持伴侣关系的稳定性，他们必须学会某种程度的接纳。不接纳和不尊重会带来有害的后果，但是纵容也不见得是理想的。伴侣无敌意的批评（Zinbarg，Lee，& Yoon，

2007）可以帮助对方"微调"人格特质。例如，一个丈夫可能会批评妻子过于外倾，妻子可能就会因此低调一点。

当一些精神障碍的症状，例如重度抑郁症和双相情感障碍，可以通过药物治疗得以调节和稳固时，这些精神障碍就可以使用 M2 语言来表述。来访者可以接纳精神障碍的压迫性，并接受一种思维模式，相信疾病有遗传成分。咨询师必须始终保持警惕，该精神障碍带来的限制可能会导致解法序列的失败。

除了精神障碍之外，发生在成年之后的当下的创伤也可以使用 M2 语言表述。比如，父母丧子、伴侣出轨和个体遭遇严重的事故，这些创伤都可能留下后遗症。关键的问题是，什么阻止了来访系统以最佳方式应对创伤？M1 水平对此的回答可能是信息的缺乏、关于创伤的观念，或者像恐惧、愧疚和耻辱这样强烈的情绪。M2 水平的分析可以帮助来访者解释和澄清他们的内在体验，这些体验往往是冲突的或者无法忍受的。例如，亚瑟和萨曼莎在努力面对白发人送黑发人的痛苦。问题序列的一部分是他们都太忙于应对自己的悲痛了，反而失去了与彼此的联结。咨询师决定使用内在家庭系统模型来处理断开的联结。

咨询师：对于你们每个人来说，这种失去儿子的痛苦都太沉重了，以致你们两个都被困在自己的孤岛上。我理解为什么会这样，但这很悲哀，因为它阻止了你们支持彼此。我在想，你们各自内心有没有这样勇敢的一部分，想要探出孤岛，看到彼此？

亚瑟：我有那部分，但是我很害怕如果我探出来看她，我会看到她的悲痛过于沉重，以致她无法看见我。

咨询师：所以另一部分的你是害怕的。

亚瑟：是的。

咨询师：（对着萨曼莎说）萨曼莎，你觉得如果亚瑟勇敢的那部分让他探出孤岛，会发生什么？

萨曼莎：我很怕我会让他失望，就像之前许多次一样。

咨询师：亚瑟，你现在愿意试试吗？

心智的 M3 水平

如果咨询没有进展，且咨询师使用了各种 M2 水平的干预技术，来访者仍陷在自己的意义和情绪的限制中，咨询师接下来会问，是否有一个或者多个来访者的自体过于脆弱而无法调节他们的内在心理过程。这个水平的心智模型的理论核心是**自体心理学**，它将自体定义为最基本的心理单元——人类身份认同的细胞（Kohut，1977，1984；Pinsof，1995）。这个自体被概念化为内在表征或者心理客体或部分的容器。这个自体在本质上具有心理社会性，它在整个生命历程中都需要自体客体。**自体客体**，通过一系列移情，完成了自体发展和保障自体功能。这种移情包括**镜映**（积极地反映自体）、**理想化**（崇敬以及将自体客体当作模范），以及**孪生移情**（和他人通过"像我"产生联结）。自体是在和自体客体的关系中成长的，是通过可控的移情中断或破裂以及随之而来的共情修复成长的。当这些移情过程在童年或者青少年时期受到严重的甚至是创伤性破坏时，自体不能得到充分的发展，就会变得异常脆弱。

自恋性脆弱制约着一个人的心理灵活性、复原力和情感可用性。这种脆弱性限制了他们相关的能力，让他们难以完成一些心理社会任务和实行解法序列。例如，一个自恋性脆弱的男人难以接受妻子和女儿拥有自我分化发展的需要。他的妻子决定读戏剧硕士，他的女儿刚刚读完大一，并且爱上了一个女孩。他将这些分化过程看作一种背叛，这威胁到了他的自恋稳态。于是他打压妻子的积极性，并且威胁要切断女儿的经济来源。妻子在许多次不成功的尝试后，以离婚作为威胁，才将他拽来参与伴侣咨询。

当来访者有这样脆弱或者发展不健全的自体时，他们需要依恋对象严格满足特定的、固化的角色，M3 水平的心智模型处理的就是这样的"自体"的限制。M3 水平的工作聚焦于增强来访者脆弱的自体，以使解法序列最终得以实行。与之相似，伴侣也拥有一个"伴侣自体"，来定义他们两人的关系系统。就像个体的自恋稳态一样，伴侣的自恋稳态也会限制他们在咨询中取得进展。

　　M3 水平的工作方式是增强咨询师对来访者的支持。它通过以下几种方式实现。第一，咨询节奏变慢，同时咨询频率增加。第二，治疗同盟被看作改变发生的必经之路。因此，咨询的关注点变成了如何成功地管理治疗同盟随时间的变迁。加强同盟可能需要为脆弱的来访者提供额外的会谈，或者转介来访者接受个体咨询。第三，咨询师会在会谈之间提供通过电话或者短信联系的机会。尽管 M3 水平的心智工作要格外留意治疗同盟的细微变化及其对来访者自恋性脆弱的影响，但它并不排斥尝试新的行动模式，或者使用针对 M1 和 M2 水平限制的干预技术。

　　当人格因素限制了问题解决时，也需要用到 M3 水平的心智模型。极端和死板的行为往往预示着人格限制，诊断上称为人格障碍。这些行为也会阻碍 M1 和 M2 水平的干预。当丈夫对批评他人和人身攻击的行为缺乏同理心和愧疚感时，他就不会回应妻子的恳求，也不会回应咨询师的干预，那么此时在咨询中必须解决丈夫的自体限制。早期童年创伤也需要 M3 水平的干预。当来访者在咨询初期就提到自己过去的创伤时，咨询师可能会马上转向 M3 水平的心智干预或者将它列为之后需要解决的问题之一。

　　当严重精神障碍的症状持续或者时好时坏时，该精神障碍就会给咨询带来显著限制。由于该精神障碍会给自我带来伤害，因此在与该来访者工作的方式中就需要包括 M3 水平的心智工作。随着时间的推移，该精神障碍每一次恶化的起起落落都会削弱来访者和系统中的其他来访者的复原力。多次住院和自杀尝试可能使该系统最终走向绝望，觉得"我们永远无法解决这个问题"。因此，咨询一方面必须努力稳定症状，另一方面又要为来访者创造这样一种希望，即尽管身患精神障碍，他们仍可以拥有富有意义的生活。

我们很容易得出这样的结论：精神障碍越严重，就需要越复杂的心智工作；然而，当代的疗法，例如认知行为疗法和辩证行为疗法，都会使用M1水平的干预技术来缓解精神障碍的症状，比如抑郁、焦虑和情绪失调等。不过，在M3水平上，咨询师必须和来访者一起踏上漫长的旅程，去寻找一种接纳与和谐的状态，以此增强自体功能，并且带着难以治愈的障碍好好生活。

性别

在很长的一段时间中，性别被看作一个生理上的事实，将人类划分为两个不重叠的类别——男性和女性。归属于哪个类别被看作可以在很大程度上决定一个人的技能、喜好、潜力和特质。许多关于性别意义的建构都从20世纪初开始被挑战和重新审视，并在此后不断发展（Goldner，1985；Malpas，2011）。女同性恋、男同性恋、双性恋、跨性别者和酷儿/对性别认同存疑群体（lesbian，gay，bisexual，transgender and queer/questioning；LGBTQ）群体的存在，以及近期的社会科学挑战了许多信念，包括关于什么是"真正的"男性和女性，性别是不是二元的，甚至性别是不是人类身份认同的一个必要的类别等（Blume & Blume，2003）。

女权主义运动挑战了性别和男性特权之间的联系，掀起了一场文化变革，显著改变了公众领域和家庭内部男女关系的格局。从20世纪70年代开始，女权主义也影响着伴侣和家庭治疗的实践。

这些挑战让性别不再只是单一的、不可改变的生理事实，而是一个由文化和生物共同决定的概念。由于性别对人类的关系有着深刻而复杂的影响，且植根于所有文化中（尽管在不同文化中并非总是拥有同样的意义和性别角色分配），也由于科学进展进一步挑战着性别的生理基础，因此整合系统治疗将性别本身作为了一个单独的元构架。

　　性别在心理咨询中的重要性主要表现为以下两种情况。第一种情况是，个体来访者或来访系统中的成员为自己或其他家庭成员的性别身份认同、生理性别、性别表达和性取向等感到苦恼。第二种常见的情况是，亲密关系中的一方或双方感到被自己或者伴侣的性别角色期待束缚，进而带来关系中的矛盾或者痛苦。这两种情况中的任何一种都会提示 IST 咨询师，打开性别元构架来探索和移除基于性别的阻碍问题解决的限制。

性别作为非二元类别

　　下述临床案例展示了整合系统治疗如何移除由微妙的性别差异带来的限制。弗兰妮和诺埃尔在大学高年级时相遇，她们那时都在 LGBTQ 群体中十分活跃。她们两个在出生时的生理性别都是女性。弗兰妮在初中时候就以女同性恋的身份"出柜"了，并开始活跃地为 LGBTQ 群体的权益发声。诺埃尔①（出生时名为诺埃拉②），最初对自己的性别认同为女同性恋，但是上大学以后逐渐将跨性别者作为自己的身份认同。她们最初相遇时，诺埃拉的性别表达仍为女性，但是她也对弗兰妮坦白了自己关于进行激素治疗和变性手术的计划。即使她们不确定这个改变会如何影响她们的关系，她们两个还是相爱了，并决定在大学毕业后住在一起。在接下来的两年里，诺埃拉逐渐变为了诺埃尔。随着跨性别过程的进行，诺埃尔对自己的感觉越来越好，对自己的身份认同也感到越来越舒适，抑郁感越来越少。在这个过程中，弗兰妮一直坚定不移地支持着诺埃尔，并反复告诉他，她爱他这个人，与他的性别无关。在弗兰妮与一个女同事短暂出轨后，这对伴侣来寻求咨询。当诺埃尔发现那段恋情时，他非常受伤，并且担心这是不是意味着弗兰妮对自己的跨性别过程有某种未被承认的不适感。

---

① 英文为 Noel，常为男性的名字。——译者注

② 英文为 Noelle，常为女性的名字。——译者注

　　咨询师对两人之间的坦诚和关心，以及他们不愿意责怪对方这一点印象深刻。弗兰妮称，她爱着诺埃尔，他们关系中唯一的改变就是诺埃尔获得的第二性征——低沉的嗓音、胡子和更明显的肌肉。她说，她无法解释自己的出轨，只能把它当成出差时陷入的短暂迷恋。考虑到他们过去独特的关系史，咨询师决定通过询问这对伴侣关于性别的想法和感受，来探索诺埃尔成为跨性别男性如何影响了他们的关系。咨询师采取了"不先入为主"的立场。这种立场的前提是，与来访者的问题序列相关的意义会有多种可能性，咨询师需要注意不把自己的假设强加给来访者。"不先入为主"和"一无所知"不同。咨询师可能很了解性别身份认同转变，但是只有当这对伴侣澄清了他们的想法之后，咨询师才会分享自己的看法。

　　弗兰妮和诺埃尔一直以来都认为，性别不是二元的，性别身份认同可以是流动的。他们将彼此作为人来爱和尊重，诺埃尔依然觉得弗兰妮是一个充满吸引力的性伴侣，就像他们刚认识时一样。几次会谈后，弗兰妮对诺埃尔的情感有所变化这件事情就清晰起来。她对自己的这些情感很矛盾，因为她完全支持诺埃尔的新性别认同，依然爱他这个人，也不想改变他们的关系，但是事情对她来说确实发生了改变。咨询师打开性别元构架，通过询问，让弗兰妮慢慢承认了她的出轨并非只是一时糊涂，而是她很想念诺埃拉，因为和诺埃拉在一起时，她依然觉得自己是一个女同性恋，一个爱着女人的女人。这个身份认同很难和现在的诺埃尔调和。她不想离开诺埃尔，但是她想要拥有一点自由，去明确自己的性取向。她终于向自己和诺埃尔承认，自己的出轨其实是明确自己性取向的尝试，但是她后悔没能够和诺埃尔谈谈自己的不适感，而是直接采取了行动。当他们之间性别的限制移除了之后，弗兰妮和诺埃尔终于能够以一种新的、更深层的方式讨论这件事，并且允许自己所有的感受都被看到。咨询结束的时候，他们承诺将彼此作为唯一的伴侣。尽管他们不确定关系会如何发展，但是更有信心了，他们会开放地以尊重彼此身份认同的方式面对这段关系。

异性恋关系中的性别

对于异性恋伴侣来说，性别的重要性在本质上指向它与权力的联系（Goodrich，1991；Goodrich，Rampage，Ellman，& Halstead，1998）。同性伴侣同样拥有权力的动力学，但这往往更少由性别角色驱动。权力是产生影响的能力，是拥有自己的意见并发挥作用的权利。从历史和不同文化来看，婚姻中权力的分配是不平等的，男性在婚姻中拥有更多权力（Coontz，2005）。在西方社会中，自20世纪初以来，这种不平衡在逐步缩小。随着女性获得她们应有的法律权力和社会权力（例如，投票权、节育权、更多的教育和工作机会），她们也在寻求并获得在家庭内部的权力。在美国，婚姻中的主流话语由"户主及其配偶"转变为"平等的伴侣"。至少，在理想的情况下是如此。当然也有例外的情况，包括一些早已建立了传统性别角色的伴侣（大多数是年长的伴侣），还有宗教信仰规定了性别角色分工的伴侣。

性别平等的现实情况很少如此简单。大多数伴侣都在性别限制中挣扎（有意识的和无意识的），这些限制可能将他们困在问题序列中，并难以找到解法序列。他们有时会无休止地争吵，到底谁从关系中得到了更多，谁付出了更多。大量基于婚姻满意度的研究压倒性地支持平等主义婚姻的好处（Rampage，2002a，2002b），但即使伴侣双方都支持平等主义婚姻，仍然面临着令人生畏的阻碍。举一个例子，很多没有孩子的伴侣往往可以毫无压力地均衡分配责任和权利。他们双方都有收入，共同决定花销，分担（或者外包）家务，也拥有同等的自由来决定如何使用空闲时间。这种令人满意的安排随着孩子的到来不可避免地受到了挑战，因为要承担的责任呈指数增长，而自由也随之减少。

在大多数的现代异性恋家庭中，女性仍然承担着更多的育儿和家务责任（不管她是否继续在外工作），而男性的职业状态仍然是稳定的，甚至可以增加对工作的投入。这种模式继续限制着他们能在多大程度上维持真正平等的伙伴式关系（P. Schwartz，1995）。这些改变带来的影响是深远的，往往包括婚姻满意度的下降，以及矛盾冲突的增多。伴侣们寻求咨询来缓解他们的痛苦，但他们往往意识不到自己正在经历从平等到刻板僵化的性别角色转变，也意识不到这种转变如何限制着他们的关系。

乔伊（女）和拉马尔（男）大学毕业几年后在工作中相识了。他在一家运动服装公司的销售部门工作，她在同一家公司的市场部工作。在恋爱两年后他们结婚了，两人继续在之前的公司工作，也很成功。他们都对这段婚姻非常满意。两人的工作时间都很长，但还是能够做到大部分晚上都一起吃晚饭（通常是外卖），通过雇人打扫将家务劳动的时间降到最低，并在周末留很多时间和彼此在一起。当他们决定生孩子时，他们的主要顾虑之一就是乔伊希望继续工作，这是拉马尔完全支持的，因为他懂得乔伊的职业对她来说有多重要，也因为她的收入会带来他们都想要的安全感。

乔伊怀孕的过程还算顺利，但宝宝的饮食和睡眠都有困难，并且很难被安抚。乔伊在孩子 2 个月的时候回到了工作岗位，但是她常常觉得筋疲力尽而且易激惹。她觉得大部分照顾孩子的责任都落到她身上，因为拉马尔对孩子不像她那么有耐心（她对此感到很怨恨），而且他的工作时间更长也更不灵活。她对不得不把孩子留在托儿所充满了内疚。拉马尔觉得乔伊对他这个人或性伴侣都完全失去了兴趣。乔伊威胁要辞职，也吓到了拉马尔。他们经常争吵，最终决定寻求伴侣咨询。

遵循整合系统治疗的方法，咨询师假设，乔伊和拉马尔都有能力拥有一段满意的关系，因为他们在之前的好几年都做到了。在初次的会谈中，他们的对话聚焦于孩子出生带来的种种改变。一些主题也在这个过程中呈现。相比于孩子出生之前，他们现在的"夫妻时间"更少了，这好像让拉马尔更加痛苦。他们的房子也比之前乱了很多，这个改变让乔伊尤为不安。他们经常对对方失望或者生气。乔伊的工作满意度在下降，拉马尔也更担心他们未来的经济状况。像许多伴侣一样，成为父母让他们的性别角色分工更趋于传统。此外，他们双方都对此感到矛盾，却不得不这样做。

通过鼓励这对伴侣承认他们在努力应对的这些变化及其带来的复杂感受，咨询师能够让他们进行建设性的对话，尝试寻找可能的替代方案，以避免两极分化和本能地遵循传统角色分工。他们没有陷入相互责备的问题序列，而是选择了主动地讨论这个共同面临的难题，并合作寻找解决方案，这让他们觉得他们可以选择为人父母所需的改变，而不是接受对方强加的改变。

生物学

乔丹是一个 55 岁的非裔男性，因无法摆脱和妻子伦达的婚姻来寻求个体咨询，他觉得自己和伦达的婚姻许多年以前就名存实亡了。这些年，他一直和尚特尔有着不轨恋情。他将尚特尔看作自己的灵魂伴侣。他的妻子知道这件事，但是从未给他下过最后通牒。尚特尔也没有向他施压让他离婚。但是两个女人都一直对他很不满，这让乔丹意识到，自己处在一个不正常的三角关系里。他坚称自己需要找出脱离这个两难困境的方法。咨询师聚焦于什么阻碍了乔丹采取行动脱离这段三角关系，但是这些工作并不起效。最终，乔丹同意接受伴侣咨询，帮助他决定要么改善婚姻，要么离婚。他随后告诉咨询师，伴侣咨询并没有进展，反而增加了他的压力。

在某天的会谈中，乔丹称自己感染了严重的带状疱疹。接下来的几周，乔丹取消了他跟咨询师的预约，称疱疹让他很痛苦。6 周之后，他回到了咨询室，他的带状疱疹仍未好（带状疱疹一般应该在 1 个月左右缓解）。咨询师明白，尽管压力不会直接引起疱疹，但会削弱免疫系统，让人更容易感染疱疹病毒。在和乔丹分享了这一信息后，咨询师和他之间发生了以下对话。

> 咨询师：乔丹，你有没有想过你的身体可能正在试图通过疱疹向你传递一个信息？
>
> 乔丹：什么信息？
>
> 咨询师：让我们这样想——你这些年来承受的压力让你的免疫系统变弱，

也更容易患上疱疹。

乔丹：我同意，但是我还是不太明白你想说什么。

咨询师：我想知道，你的身体是不是在告诉你，你不能再继续承受这些压力了，你必须想办法减小这种压力，要不然就可能带来更可怕的健康问题。

乔丹：比如哪些问题？

咨询师：坦白说，我担心你以后会患上心脏病或者卒中。

这次对话引起了乔丹前所未有的重视。几次会谈之后，他告诉妻子，自己要搬出去住。在这个例子中，咨询师不仅仅共情了乔丹因疾病带来的痛苦，他还打开了生物元构架，用他关于疱疹的知识来敦促乔丹采取行动解决这个三角关系问题，以减小自己的压力。

生理限制有时会以明显的方式呈现在问题序列中，有时也会以来访者不能完全理解的微妙方式呈现。生理因素可以深刻地影响生活质量，也会和来访者的心情互相影响。睡眠不足、疼痛和疾病带来的身心限制都是生理限制的例子。它们影响日常生活，降低来访者的复原力。有时候，生理限制是显著的。咨询师可以选择在当下聚焦于该限制，或者标记这个限制，在之后重新回过头来探索这一限制。例如，约翰是一个建筑承包商，因自己生意上的继承问题寻求咨询。在咨询师和约翰走进办公室的时候，咨询师注意到约翰的步态有些奇怪，于是刚坐下来，咨询师就指出了这一点。

咨询师：约翰，你今天的行动似乎比往常慢一些。你受伤了吗？

约翰：我倒希望是受伤了。其实是腰椎间盘突出，我需要做手术，但是我无法停工6周去等术后恢复。

咨询师：我很抱歉听到这些。这有多疼？

约翰：挺疼的，但是我不能让我的竞争者看到我状态不佳，我也不想

让我儿子，也就是我的继承人知道，不想让他觉得他还没有准
备好就得接手公司。

咨询师：我明白了。所以看起来，我们偶然谈到了跟你来这里的目的相
关的因素之一——继承。

将生物学纳入心理咨询，对大多数心理咨询师都是一个挑战，因为他们
在这一领域几乎没有接受过正式的训练。对咨询师来说，了解生理因素需要
付出终身的努力。咨询师应该询问来访者的健康情况，以及他们上一次看医
生的时间。如果来访者提到和健康相关的顾虑，咨询师应该探索并评估这个
顾虑对来访者生活的影响，以及他们解决这个顾虑的计划。无医学背景的咨
询师必须建议有健康困扰的来访者多寻求医学上的专业意见。无论如何，为
了使解法序列有效，必须解决生理限制。下面会简要概述生物元构架的一些
构成要素。

健康福祉

现代社会主要基于福祉这一概念来理解健康。研究者从风险和保护因
素的角度对所有身体状况，比如心血管和体重等进行了充分的研究（World
Health Organization，2002）。为了保持健康，来访者必须最大限度地增加保护
因素，减少风险因素。例如，来访者需要保持健康的饮食、规律的锻炼、良
好的睡眠质量和较低的压力水平，等等。遗憾的是，来访者寻求咨询这件事
本身和他们没能找到良好的平衡往往有一定关联；因此，当咨询师鼓励来访
者严肃认真地对待他们的健康时，咨询就建立在了坚实的基础上。当来访者
的主诉问题包含生理上的因素时，咨询师需要知道相关的风险因素和保护因
素是什么。通常，来访者的生活中可能缺乏保护因素，而咨询师和来访者需
要在解法序列中增加它们。

比如，安吉因抑郁来寻求个体咨询，咨询师很快了解到她超重，失眠，

且很多年都没有锻炼身体了。这三个因素交织使得她一直很疲倦，在工作上也无法有正常的表现。作为缓解抑郁的一部分计划，安吉同意努力达到一个更健康的体重目标，养成更好的睡眠习惯，并且开始参与锻炼计划。她刚开始的进展很慢，在头几个月里都只有很小的进展。但是随着时间的推移，她变轻了，开始睡得更好了，也养成了良好的锻炼习惯。与认知行为疗法和抗抑郁药物结合，这些健康的生活习惯逐渐帮她赶走了抑郁。在咨询结束的时候，她说自己变得活跃多了。

正念

越来越多的研究已经证实了正念练习在治疗不同身体健康问题中的有效性（Kabat-Zinn，2003）。这些研究的共识是，正念可以帮助创造一种平和的精神状态，这种状态本身就有疗愈作用，而且它会改善大脑管理身体疾病的方式。如果来访者的限制之网中包含身体疾病，他们可以从正念中获益，更好地管理身体上的疾病。

药物

不管是好是坏，制药业已经为我们带来了无数种可以改善生活质量的药物。即使患有危及生命的心脏病，人们也可以通过服用药物，过上不因心脏病发作而持续恐惧的生活。同时，服用药物的患者也必须和药物的副作用做斗争，而这些副作用可能会降低他们的生活质量，甚至有危险。咨询师可以帮助来访者更好地理解他们的药物，权衡服用这些药物的利弊。当然，关于药物的最终决定权在开药的医生和来访者手里。

在所有种类的药物中，精神类药物最有可能成为解决来访者主诉问题的解法序列中的一部分。有时候，如果来访者在咨询伊始就正在服用某些药物，那么咨询师会"接替"这些药物。在另一些情况下，随着咨询的进展，药物会逐渐变成解法序列的一部分。因此，IST 咨询师必须对精神类药物有基本的认识，包括药物的种类（例如，抗抑郁药物、情绪稳定剂和兴奋剂）、工作原理（包括疗程）、有效性以及副作用。咨询师不能假设来访者知道这些信息。医生（physicians）往往不会分享这些信息，而超过一半的精神类药物是由医生而不是精神科医生（psychiatrists）开具的（Mark，Levit，& Buck，2009；Mojtabai & Olfson，2010），而且来访者可能也不会认真听或者理解医生提供的信息。即使精神类药物可以成为重要的解法序列，有时候，咨询师也可能假设它对来访者是一种限制。比如，从事艺术行业的来访者有时候可能会抱怨药物让他们的创造力钝化，所以他们要权衡，是选择管理自己的情绪，还是把自己的天赋最大化。

睡眠健康

根据美国国家神经疾病和卒中研究院的数据（National Institute of Neurological Disorders and Stroke，2014），有 4000 万美国人饱受慢性睡眠障碍的折磨，另有 2000 万人存在间歇性睡眠问题。睡眠不足的人更可能患上一些慢性疾病，诸如高血压、糖尿病、抑郁症和肥胖等，也更容易罹患癌症，这会带来更高的死亡率和更低的生活质量以及效率。根据每个案例的实际情况不同，睡眠问题可能是主诉问题，可能是问题序列的一部分，抑或阻碍问题解决的限制之一。解法序列中应对睡眠障碍的方法包括养成良好的睡眠健康习惯、使用药物（尽管在目前的实践中对这类药物的使用有时间限制）以及对睡眠呼吸暂停进行评估。

性健康

性健康是个体和关系幸福的一个预测指标。此外，拥有满意的、有规律的性生活有许多其他好处，比如：增强免疫系统、降低血压、降低心脏病发作风险、减轻痛苦、改善睡眠和缓解压力等（Brody，2010；Jannini，Fisher，Bitzer，& McMahon，2009）。伴侣往往很难讨论性生活，因此咨询师必须具备相应的知识和技能，来引导这些对话。咨询师不仅要有关于性的知识，还要在引导来访者谈论性时感到舒适自在。通过共同阅读这方面的更多材料，咨询师和来访者可以拥有更多对话的语言，也减少了尴尬感，比如伯尼·齐尔伯盖尔德（Bernie Zilbergeld，1999）关于男性性学的书以及埃米莉·纳戈斯基（Emily Nagoski，2015）关于女性性学的书涵盖了很多重要话题。伴侣咨询师不需要成为有认证的性治疗师，只要可以定位伴侣性生活中的问题序列以及性模式如何成为限制或问题序列的一部分，伴侣咨询师就可以帮助有性方面困难的伴侣。当来访者患有的性功能障碍超出咨询师的专业范围时，咨询师可以将他转介给有资质的性治疗师。

疾病

我们经常听到这样一种说法，"至少我还健康"。每个人都明白疾病具有颠覆自己世界的力量。不幸的是，我们接触的每个来访系统基本都曾有过或者正处于与重大疾病抗争的阶段。以癌症为例。41% 的美国人会在人生的某个阶段得癌症（American Cancer Society，2009；Horner et al.，2009）。考虑到被这些癌症影响着的婚姻、家庭和扩展家庭成员的数量，几乎无人能逃离。比如，一对伴侣称，他们父母中的一位最近过世了。在向他们致以慰问之后，咨询师需要询问这段经历，因为他们可能还未从中恢复，包括之前的照料压力，目睹父母死亡的复杂经历，以及丧失的悲痛。此外，如果该疾病会遗传，来访系统可能会持续生活在恐惧中，担心可能还有其他家庭成员发病。

疾病的形式和严重程度是多种多样的（Rolland，1994a），因此它对来访者和来访系统的影响也是多种多样的。不管是什么疾病，它都可能是问题序列的一部分或限制着解法序列的实行。一次流感或者感冒可能会阻碍疲惫的父母留出时间去约会，哪怕这是他们之前答应过咨询师的，也明白这个作业的目的是改善他们之间的联结。更严重的疾病可能会对来访系统的组织结构带来严峻的挑战，并严重损耗家庭拥有的资源。因此，对疾病的适应不良可能是来访者寻求咨询的主诉问题。

罗兰（Rolland，1994a，1994b）将疾病划分为急性、慢性、复发性以及退行性疾病。不同性质的疾病会给来访者的身心带来不同的影响。罗兰（Rolland，1994b）将慢性疾病称为家庭中"不请自来的客人"。他预计，截至 2020 年，有 1.34 亿美国人会患有慢性疾病，其中 3900 万人会因此在生活的主要活动方面受到限制。慢性疾病是无情的，随着时间的推移，会逐渐消耗来访者的复原力。

急性疾病会给来访系统带来危机。比如，被诊断为脑膜炎会迫使来访者暂停他们的生活，以应对这个健康危机。这种危机中可能包含初始诊断不明确，预后不确定，在病程不确定时忍受焦虑，还要准备好面对疾病可能给生活质量带来的任何长期影响。

复发性疾病会产生潮汐般起伏的序列，给来访系统带来限制。在许多次的复发和康复之后，来访者开始失去他们的复原力。慢慢地，他们会很难接受在这个循环中的无症状阶段，因为他们知道疾病会复发，而当这个疾病再次复发时，他们会产生一种十分厌烦的"又来了"的情绪。

退行性疾病随着时间的推移会逐渐恶化。来访系统的生活中就像有一个定时炸弹，这个炸弹会逐渐倒计时，直到最终以死亡结束。例如，不同种类的神经认知障碍都属于退行性疾病。患有这些疾病的来访者必须准备好面对逐渐失去自主生活能力以及被人照料的情况。爱着他们的家人必须在死亡到来之前的很久就准备好接受这一丧失。

人类寿命的延长为生命周期加入了新的阶段：延长护理。这给照料者带来了巨大的消耗。据估算，女性会为照料父母花掉超过 18 年的时间（U. S. Senate Special Committee on Aging，2002）。这种照料影响了照料者本人及其组建的新家庭的福祉。当这个成年照料者因别的问题来寻求治疗时，咨询师必须考虑提供照料本身是不是一个限制；如果是，它是如何在主要照料者的兄弟姐妹之间进行分配的（这些人是间接来访系统的一部分）。重新协商分配照料的责任，可以成为解法序列的一部分，帮助解决来访者的主诉问题。重新协商分配照料责任非常具有挑战性，因为它要求主要照料者放弃对这一角色的控制，而这个角色曾经是他身份认同的一部分；同时必须找出一个新的方法，鼓励兄弟姐妹共同参与照料。

精神疾病

尽管心理咨询师对精神疾病中生理基础占多少比重仍然存在争议，但是整合系统治疗依然认同现代科学的观点，强烈支持重大精神疾病确实存在生理基础。患有双相情感障碍、重度抑郁症或精神分裂症等的来访者很难适应生活。这些疾病可能会让来访者丧失生活能力，进而需要住院治疗。有时，疾病的周期性特征会让患者重复多次住院治疗。这些疾病对病人以及系统中其他来访者所带来的影响是不可低估的。因此，IST 咨询师也需要精通精神疾病的知识和各类治疗。

由于绝大多数的心理治疗是以门诊的形式展开的，咨询师必须知道在来访者需要住院治疗时，如何和来访系统保持咨询关系。对咨询师来说，为了帮助来访者，他们需要了解和精神科住院相关的法律和保险事宜。由于生命安全方面的风险一直是住院治疗中的一个重要考虑因素，所以出院计划可能会很复杂。同样，延长住院治疗也需要和保险公司协商。当 IST 咨询师和精神科医生及医院的治疗团队建立良好关系时，这些种种事宜也可以更好地协商。

成瘾

据估算，每 12 个超过 12 岁的美国人中就有一个患有物质滥用障碍（Substance Abuse and Mental Health Services Administration，2014）。在美国，药物和酒精成瘾被视为疾病。这也创造了这样一种社会观点：酒精成瘾者和吸毒成瘾者是病态的，他们必须得到治疗；因此，一个使用医疗模型来治疗成瘾的庞大产业应运而生。这些治疗包括不同程度的支持：住院项目、日间医院项目、专注成瘾的心理治疗和匿名戒酒会。当来访者的主诉是成瘾问题时，治疗的选择往往是上述之一。有趣的是，除了最初的脱毒和使用替代药物（例如，使用舒倍生[①]来代替海洛因。）外，这些治疗项目显然是非医学的、专业化的谈话疗法。IST咨询师有时候会在这样的背景下工作，并将系统的、整合的方法引入他们的工作。

关于成瘾的顾虑往往作为问题序列的一部分或者对解法序列的一个限制出现。对物质的使用和来访者对它的顾虑往往作为问题的一部分像潮汐般起起伏伏。在这种情况下，IST咨询师会在心理学之外考虑成瘾的生理机制。为了做到这一点，整合系统治疗要求咨询师拥有以下技能：坦率地讨论物质使用情况，初步评估物质使用严重程度，协调来访者之间关于问题严重程度的意见分歧，使用动机式访谈（Miller & Rollnick，2012）来提高物质滥用者对改变的动机水平，陪伴来访者走过康复之路，以及处理来访系统中其他成员对此的反应（尤其是那些有相互依赖问题的成员）。整合系统治疗要求咨询师了解成瘾和康复的本质，包括成瘾的风险因素、成瘾的过程和阶段、成瘾的生理影响、寻求治疗的困难以及戒断之后的生活。

大脑功能

不久前，科学家们还不得不把大脑当作一个"黑匣子"——只能注意到输入和输出，而没有相应的方法来观测大脑的运作方式。直到神经学家开始研究创伤性脑损伤的影响之后，科学家们才开始了解到大脑的特定区域是如何调节人类意识的各个方面的。由于创伤性脑损伤会带来精神功能的严重失

---

① 舒倍生（Suboxone）是由丁丙诺啡和纳洛酮组成的复方口服药物，用来治疗阿片类药物成瘾。——译者注

常，这种脑损伤在咨询中可能是一个有力的限制。

例如，汤姆的父母由于他脾气暴躁而带他来寻求咨询。当咨询师通过询问了解到汤姆由于参与橄榄球运动有过多次脑震荡后，她鼓励汤姆的父母带汤姆去做一个神经心理评估。结果显示，汤姆的前额叶皮质受到了损伤。而在人类生命后期，认知功能上的改变也可能是衰老和／或器质性脑综合征的体现。咨询师掌握了关于大脑功能的知识，就可以帮助来访者更有效地度过这些充满挑战的时期。

得益于神经科学领域的最新研究进展，我们可以使用功能性磁共振成像技术对大脑的激活区域进行成像，这使得我们对大脑功能有了更深的理解。将此应用到心理咨询中，最新的研究进展可以让咨询师更好地理解大脑是如何产生认知、影响情绪、储存和提取记忆、理解感觉以及调节器官系统的。此外，理解大脑功能既有惯性，又有可塑性，可以帮助我们揭示可能的限制和改变的途径。

有了这些认识之后，咨询就可以更好地扎根在神经生物学的基础上，甚至连关系咨询也结合了神经生物学（Fishbane，2007，2013）。这种疗法中提出的神经生物学相关方法对于解决关系失调的方方面面都很有帮助，包括情绪失调以及伴侣之间的反应性。和夫妻、伴侣分享关于大脑功能的知识也是一种认知重构，可以消除和问题序列有关的诸多责备。人们更容易接受的观点是，伴侣发脾气是因为指导逻辑思维的前额叶皮质无法控制反应更快的杏仁核，而后者负责对可见危险做出反应并激活战或逃的反应。这种对大脑的迷恋会持续存在。尽管如此，扎根于系统化思维的 IST 咨询师很快就可以意识到，将人类功能归于大脑生物学可能会带来一种还原论的线性思维，这种思维可能会阻碍我们看到生物心理社会系统其他层次对来访者的影响。

衰老

伴侣们的生命历程中会出现无数的生理问题，这些问题会限制关系的稳定。在这个历程中，他们会经历许多生理事件节点，例如怀孕、重大疾病、容貌变化和激素水平变化（比如，绝经）。每个伴侣的身体和精神健康状况、其健康问题如何相互作用以及这些如何影响关系，都包含在生物元构架的范畴内。

一些伴侣对双方的身体健康状况很坦诚透明，在疾病出现的时候，非常支持彼此。而另一些伴侣基本上对对方的健康状况一无所知。更有甚者，伴侣中的一个人可能会隐瞒自己的健康状况，同时也需要隐藏疾病带来的巨大心理压力。之前提到的所有生理议题都可能限制伴侣解决他们的主诉问题。

死亡是最后的节点。咨询师只需要了解死亡的过程，才能更好地帮助来访者，为他们自己或者他们所关心的人将必须经历的事情做好准备。最终，所有咨询师都终将通过失去某个和自己亲近的人来体会死亡。虽然有些咨询师目前还没有经历过和死亡有关的个人丧失，无须直面死亡，但至少需要对死亡过程有基本的认识。见证死亡只是在咨询师理解死亡这个旅程中的一部分。

激素

现代科学推动了人们认识激素在维持身心健康方面的重要性。健康的激素水平有助于健康的生活。激素水平不正常（过高或过低）则会带来烦恼，例如，我们的系统在应对压力时会释放皮质醇。适量的皮质醇会促进压力管理，而过量的皮质醇可能会影响大脑，并导致体重增加。另外一种激素——催产素——则可以对冲皮质醇的影响，降低压力，带来幸福感。雌激素和睾酮在生命周期的成年阶段为我们带来了性冲动，但是随着年龄的增长，它们会逐渐衰退，带来一些生理上的改变，包括性欲的减退。与经前激素变化做斗争的妻子可能会发现，有时很难控制自己的脾气，也很难安抚自己。服用周期性剂量的抗抑郁药物可能会改善她的易激惹症状。相反，如果一个丈夫通过抗抑郁药物来治疗抑郁（尤其是一些选择性 5- 羟色胺再摄取抑制剂），他可能会经历性欲下降，从而损害夫妻性关系。

基因

一直以来，关于先天（基因天赋）与后天（环境因素）哪个更能决定人类本质的争论层出不穷。目前的共识似乎是，二者都有实质性贡献，且存在紧密的反馈循环，在这个循环中，先天和后天因素不断地相互影响。在表观遗传学等领域，遗传性状和后天习得的特质之间没有一条明显的分界线。因此，尽管心理咨询领域更倾向于通过影响环境因素来促进改变，但现代心理咨询也必须密切关注基因及其带来的限制和机会。这一点在 2003 年人类基因组图谱绘制完成后变得尤其明显，这使得研究 DNA 和很多疾病（身体以及精神上的）之间的关系成为可能（Oksenberg & Hauser，2010）。

关于基因疾病，咨询师目前可以考虑这样一系列问题。谁拥有患特定疾病的风险？谁会在心理上受此影响？该疾病对人际关系的影响是什么（McDaniel，2005）？例如，在夫妻参与咨询的过程中，妻子的母亲患上了乳腺癌。妻子很害怕自己也会得乳腺癌。咨询师和这对夫妻讨论了基因检测的优点，并安排他们进行一次基因检测的咨询。检测结果确认了妻子患乳腺癌的风险较高，于是她选择进行了双乳切除术。咨询师支持这对夫妻度过手术的种种考验。

目前，我们主要以一种独立于其他元构架的方式为大家展现生物元构架，但是我们必须意识到，生物学存在于人类体验之网中，因此和其他元构架互相影响着。例如，文化可能对生物元构架起着中介作用。一个生活在相对落后街区的孩子，相比于一个成长于富裕社区的孩子，可能有着更高的肥胖风险。随着身体和心理之间的联结被复杂的技术和研究逐步揭示，21 世纪的科学正在摆脱身心二元论。整合系统治疗对这些新进展采取主动吸纳的态度，并认识到需要将生理因素纳入假设，因为它和问题序列、解法序列的成败以及限制的形式有关。

精神信仰

乔治和雪莉是一对 60 多岁的非裔美国夫妻。他们的孙子杰罗姆在四年级的课堂上表现出了攻击行为，学校给他们打电话表示担忧，于是他们来寻求心理咨询。乔治和雪莉是孙子杰罗姆和他们 8 岁的外孙女爱丽丝的法定监护人。他们的儿子迈克尔因早前贩卖毒品入狱，目前在监狱服刑。杰罗姆的母亲从来没有参与过孩子的生活。乔治和雪莉的女儿桑迪由于使用毒品被家庭服务部门介入，失去了爱丽丝的监护权。桑迪居住在同一个区域，有时候会来探望爱丽丝。

乔治和雪莉已经和 IST 咨询师一起工作了一年多。咨询师有时候会见老两口和孩子们，有时候只见乔治和雪莉，还有时候会见一个或两个孩子。咨询师曾与学校合作，让杰罗姆接受评估，并诊断出他患有注意缺陷 / 多动障碍。在杰罗姆开始服药治疗，以及在几次会谈中讨论了他多么想念爸爸后，他发脾气的情况有所减少。爱丽丝被诊断患有镰状细胞性贫血，该疾病的恶化让她有时会感到疼痛，没法去学校。

乔治和雪莉已经经历了很多困难，在他们这把年纪，在一个资源不足的家庭里，照顾两个孙辈，他们觉得很心累。但是精神信仰令他们在会谈中一直很积极，经常微笑和大笑。咨询师对他们战胜困难的能力赞赏有加。

有一天，乔治和雪莉心事重重地来到咨询室。雪莉的眼泪夺眶而出，告诉咨询师，迈克尔最近刚获得假释，就在一次飞车枪击中被杀了。他们还没有告诉杰罗姆这件事。咨询师一时之间语塞，几乎说不出话来，只说了："我对此深感遗憾。"在短暂略显尴尬的沉默后，雪莉看向咨询师说："一切都会好起来的。"咨询师坐在那里，觉得很无助，同时内心对这个家庭由于社会不公而遭遇的种种感到愤怒。但此刻，乔治和雪莉在咨询中起着主导作用，咨询师明白，自己这个时候的工作就是去尊重他们坚定的信仰，因为这种信仰支撑着他们去面对这个悲剧。在接下来的两次会谈中，这对夫妻开始在咨询中谈论他们的信仰是如何帮助他们保持坚强，以及他们的信仰团体是如何给予他们支持和爱的。

来访者依赖精神信仰来指导他们如何面对苦难和悲剧，这种情况每时每刻都在发生。事实上，在 2015 年，52% 的美国人报告称宗教信仰对他们的生活来说"非常重要"，26% 的人称宗教信仰"相当重要"（Gallup，2016）。与之相似，调查还显示，52% 的调查参与者相信宗教信仰可以回答"我们如今面对的所有或者大多数问题"（Gallup，2016）。这些数据告诉我们，当来访者需要的时候，咨询中需要允许精神信仰的存在。尽管宗教信仰及精神信仰发生的比例在各个国家和地区之间不尽相同，一些国家和地区的宗教信仰程度明显低于美国，但是当宗教信仰和实践对来访者很重要时，它们可以积极地影响治疗。

精神信仰包括"和终极存在的关系，这种关系会培养意义、目的和使命感"（Hodge，2001，p. 204）。它包括"在正式的宗教信仰之内或以外的超越性信仰和实践"（Walsh，2009，p. 3）。整合系统治疗强调，咨询师应该对关于精神信仰的讨论保持开放的态度，能够识别来访者在精神信仰方面的力量和限制，在计划干预时将精神信仰元构架考虑在内。在涉及精神信仰的工作中，咨询师需要对自己的角色、界线和伦理保持觉察。

在整合系统治疗中，将精神信仰作为一个元构架，承认了精神信仰在许多人的生活中具有特殊的意义，以及它会对主诉问题产生影响。尽管这个立场在许多心理治疗模型中不是主流，但也有一些学者支持和捍卫这一立场（Walsh，2009）。有时，精神信仰领域的工作包含着帮助来访者依靠它来坚持解决问题。或者，来访者可以超越困境、放下并从中解脱。精神信仰也可能会限制问题的解决，比如当一个来访者过度遵从精神信仰时，或者当一个人的精神信仰被破坏或看轻时。

然而，主流心理咨询往往会避开精神信仰方面的议题。以下一些观点会支持这一立场。第一，心理咨询是建立在科学基础之上的，而科学仅研究可观察的事物，因此那些不能被观察到的与精神信仰相关的议题不在其范围内。

第二，有些观点认为，精神信仰是人类创造出来的，来帮人类逃避面对死亡这一终极现实。精神信仰是一种建构，因此在咨询实践中不应被鼓励。此外，心理咨询有时会将强烈的精神信仰体验看作精神障碍的症状。第三，心理咨询和精神信仰是割裂的事实，不能在实践中实现和解；因此，精神信仰不应该被包含在心理咨询的范畴内。

一代代心理咨询师都被教导忽略精神信仰，或者在来访者提到精神信仰时礼貌地转移话题。因此，这样一种循环的过程被建立，来访者从某种程度上知道他们的精神信仰在咨询中是不受欢迎的，咨询师也不会去询问这些。这样的结果就是，精神信仰在主流的心理咨询中往往很少被提及。事实上，有着坚定精神信仰的来访者往往也会求助于对精神信仰有共鸣的咨询师。

由于整合系统治疗强调依靠来访者本身的力量解决问题，咨询师将来访者的所有经历，包括精神信仰经历，都看作资源。因此，IST 咨询师必须精通精神信仰的诸多表现形式，并且能够以尊重的态度将它纳入咨询。但这并不要求 IST 咨询师和来访者拥有同样的精神信仰观点。

精神信仰是否值得单独作为一个元构架而存在可能是有争议的。不过，正如我们相信只有将性别单独作为一个元构架（而不仅是文化元构架的一部分）才能凸显其重要性一样，我们也认为如果将精神信仰作为宗教信仰（文化元构架中成员身份认同的一种）的一部分，难以给予它足够的关注。这背后的原因是双重的。第一，精神信仰不能被简单地归纳在宗教信仰当中，因为很多人的精神信仰体验和任何正式的宗教信仰都没有联系。第二，精神信仰包含似乎出现在所有宗教信仰中的超越性经验，无法通过对特定宗教信仰的实践描述来完全解释。

精神信仰元构架包括：如何定义和理解超越性经验，超越性经验是如何在咨询中呈现的，来访者在谈论咨询目标时是如何谈论精神信仰的，以及在精神信仰相关的讨论中咨询师的角色和伦理方面的议题。

超越性经验

精神信仰的基础是**超越性经验**，指的是任何非常规的经验，不可观察，也不可用逻辑来理解。超越性经验包括：感知某种至高无上的存在，感知这个至高无上的存在对人类生活的干预，以及与某种比自己更大的事物产生联结感。科学家们做出了许多尝试和努力，还是无法从科学上解释超越性经验。对超越性经验的接纳往往出于信仰。

不可否认的是，一些咨询师对这种观点很陌生。但是当来访者表示他们的信仰引导他们走向不同的方向时，咨询师不应该试图改变他们的看法。

咨询中的精神信仰

咨询师可能会发现，在与任何来访系统咨询的过程中，都可能需要打开精神信仰这个元构架。在咨询的开始、探索来访者的社会文化背景时，咨询师需要以一种非评判的方式询问来访者是否有宗教信仰或者精神信仰层面上的投入。如果来访者描述了自己的宗教信仰或者精神信仰上的实践，咨询师需要询问来访者是否认为这会影响他们解决主诉问题的方式。如果是，咨询师就需要更进一步地探索精神信仰会如何影响问题解决的过程。如果不是，咨询师就会转而关注其他方面。这种简短的交流旨在为来访者提供一个开放的空间，允许他们谈论和精神信仰相关的议题，但这些议题并不必然成为会谈的一部分。

尽管精神信仰方面的资源本身已经可以帮助来访者在面对许多不同的问题时深化承受苦难的意义，增强解决问题的决心，或促进对问题的接纳，不过还是有一些情境在咨询中用精神信仰元构架显得格外有帮助。这些情境包括失去亲人的时刻、需要原谅的情境、极具挑战性的生命事件以及成瘾。乔治和雪莉选择了拥抱他们的信仰，而不是被生活的变故击垮。当迈克尔被杀害时，他们和他们的信仰团体一起哀悼。杀害迈克尔的人最终被抓捕并定罪。乔治和雪莉出席了审判，觉得正义得到了伸张；然而，他们提到，只有在他们两个最终原谅了那个夺走他们儿子生命的年轻人时，他们才终于获得了内心最大的平和。

成瘾的力量是如此之大，以致许多成瘾者终其一生都相信他们可以战胜成瘾，然而这种想法只是一次次地被证明是错的。匿名戒酒会的治愈力在很大程度上来自让成瘾者认识到他们在成瘾面前是无力的，而脱离成瘾的方式与精神信仰有关。IST 咨询师和匿名戒酒会有很多合作方式。一个已经戒酒数十年的来访者可能仍然会将匿名戒酒会作为自己的资源。IST 咨询师也会将匿名戒酒会作为来访者生活中的资源。成瘾可能是主诉问题，也可能是阻碍解法序列实行的限制之一。在这种情况下，匿名戒酒会被看作解法序列中的一部分，IST 咨询师会支持来访者治疗自己成瘾的方式。但这并不是说整合系统治疗将匿名戒酒会的十二步戒断项目作为成瘾问题的唯一解决方法。相反，整合系统治疗支持这些项目（比如，匿名戒酒会和匿名戒毒会）中的精神信仰实践，因为许多来访者发现它们有用。

精神信仰可以是一种个人体验，而当一个家庭或者一对伴侣拥有相似的精神信仰观时，精神信仰也可以是一种共同拥有的体验。在这些情况下，享有精神信仰资源对所有成员都是有益处的。来访者也可能被精神信仰限制。比如，在当问题解决中过度依赖那个更高的力量时，来访者可能因此看不到在问题的解法序列中也需要自己的主观能动性。一些来访者可能会"躲藏在"自己的精神信仰中，将它作为防御来回避愤怒、痛苦和悲伤。当精神信仰成为一种限制的时候，咨询师可以用一种支持的不评判的方式，向来访者描述在问题解决过程中面临的两难困境。咨询师面临的挑战是，如何敏感而充满尊重地评估精神信仰的角色究竟是限制还是资源，并且朝着消除限制并强化资源的方向努力。

当来访系统中的不同来访者对精神信仰有不同的看法时，精神信仰也可能是一个挑战。在这种情况下，伴侣之间或家庭成员之间的精神信仰观存在契合性问题。例如，某对伴侣可能都有宗教信仰，但是信仰不同。他们各自的信仰和实践或许一直都能和平共处，直到生命周期的某个阶段或出现了某种危机，比如孩子患上了重病。另一种情况是，伴侣双方中只有一个人有精神信仰，另一个人对精神信仰有着强烈的消极看法。在生活稳定的时候，有精神信仰的那一方可能会把时间和精力投入精神信仰实践中而不影响关系；但是，当生活中出现变故，信徒需要依赖精神信仰，而其伴侣却不想这么做，甚至对精神信仰实践怀有敌意的时候，他们就可能产生联结危机。此外，这些情境还带来了咨访关系上的难题，咨询师必须同时处理多种不同的信仰水平，而不能偏向一方，制造分裂的同盟关系。

咨询师的角色和伦理议题

在讨论精神信仰的时候，对话的焦点必须是来访者的体验和经历。咨询师需要注意，不把自己的信仰或者任何精神信仰的期待强加在来访者身上。对于有着强烈的宗教信仰或者精神信仰背景的咨询师来说，这可能是一个很大的挑战，因为他们自己应对困难的方式会受其特定信仰的影响，进而使他们试图以同样的方式帮助来访者应对困难。有时候，一些很简单且看似充满关怀的举动，例如，说出一句带有宗教色彩的祝福语，都可能是咨询师滥用权力的行为，因为这个举动可能向来访者传递了这样一个信息：为了和咨询师建立良好的同盟，他们需要接受一些让他们感到不舒服的事。整合系统治疗采纳了关于咨询师在精神信仰议题中的角色的建议，包括咨询师不应向来访者灌输或者强加信仰（Curlin et al.，2007；O'Dell，2003），也不应主观臆测来访者的精神信仰对他们意味着什么（Faiver, Ingersoll, O'Brien, & McNally，2001；Griffith，1995，1999）。当咨询师听到来访者使用精神信仰语言或者告知他们所属的教派时，应该将这作为一个机会，探索这些议题对来访者的意义，以及这些信仰或者实践如何影响他们的主诉问题和解决方案。IST 咨询师不会贸然向来访者袒露自己的宗教信仰，除非他们仔细评估了这种袒露对治疗同盟的利弊。多尔蒂（Doherty，2009）提出了一些实用的指导原则，指导咨询师进行不同程度的精神信仰干预，包括咨询师应该在什么时候进行相关的自我暴露，以及该如何进行。

第六章

什么时候做什么以及为什么：
治疗计划及计划元构架

一个抑郁的丈夫打电话给咨询师预约咨询。咨询师应该单独见他还是连他妻子一起见呢？一对伴侣已经以一周一次的频率做了两个月咨询了。咨询一直聚焦在改变他们"批评—防御—升级"的冲突序列上，这也是他们求助的初衷。咨询师一直在教他们积极倾听和健康的冲突应对技巧，最近又发现了他们有负向的归因以及"我是受害者"的叙事。然而，这些似乎都没办法持久地改善他们的冲突序列。一个叛逆并涉毒的高二孩子即将被学校开除，咨询师一直在帮助他的父母为他提供有爱而坚定的结构来支持他的学业，同时鼓励他交更多友善的好朋友。然而咨询并不奏效。还有，一个28岁的单身女性做了9个月的个体咨询，试图改善她的社交焦虑、对亲密的恐惧以及与原生家庭缺乏沟通的状况。然而她依然被困在原地。

在这几个简短的咨询案例中，咨询师（及其来访者）都面临咨询要怎样进行的关键抉择。第一个案例在咨询开始时就提到了一个问题：谁要来参与咨询？是个体还是夫妻？在另外几个不见起色的案例中，难免要问的问题是：咨询师应该继续坚持他们前面的工作，还是应该尝试不同的做法？如果他们决定尝试不同的做法，又该做什么呢？在用蓝图做决策的整体过程中，"计划"

这一元素就是为这些问题提供指导原则和策略的。这些指导原则和策略正是本章的重点，来表述在什么时候、跟谁一起和做什么，以便勾勒整合系统治疗中关于进行临床决策的内在逻辑。

计划与咨询

咨询是有计划性的，而且理应如此。这一点明确地体现在了"精髓图示"的问题解决任务以及"蓝图"的决策功能上，对这二者的应用也会贯穿整个咨询历程。干预本就是一项有目的的活动，因此始终或多或少地带有计划的意味。而这些计划基于咨询师的假设，包括：解法序列是什么？让来访系统无法实施解法序列的初级限制有哪些？

计划意味着构建一系列宏观和微观的临床实验，以便验证咨询师和来访者关于妨碍改变发生的限制的假设。在宏观层面上，这些实验对应着那些让来访者不能实行解法序列的初级限制。对于那个 28 岁的被困在原地的女性，我们假设妨碍着她往前走的是在组织层面和发展层面的限制，可以尝试使用行为层面的策略来解除这些限制。在微观层面上，实验对应的是我们在解决初级限制途中遇到的次级限制。比如，这个咨询师假设这位来访者在用被动攻击的方式自毁成长。这个来访者认为父母对她过度保护，却可以支持她兄弟去冒险和独立。她能允许自己去体验（并最终表达）她对父母的愤怒吗？

正如蓝图中的其他元素一样，计划也是需要咨访双方合作的。即使大部分计划都是在咨询师脑子里完成的，然而计划过程总归需要跟来访者明确地沟通。这样的协作可以赋权给来访者，让他们变成更好的问题解决者。

整合系统治疗的计划矩阵

图 6.1 中呈现的矩阵很好地展现了计划指导原则和计划元构架以及二者与假设元构架的联系，这一讨论也会贯穿本章始终。计划元构架容纳并组织了 IST 咨询师可用的多种多样的策略和干预技术。这个矩阵同时也将治疗情境[①]分为了家庭、伴侣和个体三类。这个矩阵的组织方式基于许多计划指导原则，指导我们在整个咨询历程中的每一刻要做什么。这个矩阵不仅体现了那些指导原则，也回应了那个问题：当我们正在做的工作不见效时，我们应该怎么办。

元构架		治疗情境		
假设元构架	计划元构架	家庭 / 社区	伴侣 / 共同抚养者	个体
序列、组织、发展	行动			
文化、性别、精神信仰、心智序列	意义 / 情感			
生物	生物行为			
代际模式：序列、组织、心智	原生家庭			
心智的组织	内在表征			
自体的发展	自体			

图 6.1　整合系统治疗的计划矩阵

From "Integrative Problem-Centered Metaframeworks Therapy Ⅱ: Planning, Conversing, and Reading Feedback," by W. M. Pinsof, D. C. Breunlin, W. P. Russell, and J. L. Lebow, 2011, *Family Process*, 50, p. 318. Copyright 2011 by John Wiley & Sons. Adapted with permission.

---

① 在本书中，"治疗情境（contexts of therapy/therapy contexts）"与"干预情境（intervention contexts）"基本同义，为了尊重原文，在翻译上做了区分。——译者注

为什么要把眼界放到具体的治疗模型之外

大多数具体的治疗模型都自称为"足够的"治疗，即足以应对与其设计初衷对应的问题，比如认知行为疗法之于焦虑、抑郁或婚姻问题，又如情绪聚焦疗法之于个体或伴侣问题。在过去30年关于心理咨询的研究文献中，无论是具体的研究还是元分析，都呈现了一致的结果，即基本上每一个具体的治疗模型都可以对大约2/3的求助者有效，即便不是完全治愈（更严格的目标），其症状也有显著改善。在咨询结束后，对这些改善了的来访者的追踪研究显示，他们改变的维持程度在50%～90%。通常来讲，这"2/3"的初始成功率——即使把后续的退步也考虑进去——还是高于不在该流派的发源地而在更标准设置的临床机构中进行的研究的结果（Nathan & Gorman，2007）。可见，至少有1/3的来访者无法在具体模型的咨询中受益，而且有更多的来访者在咨询结束后都会退步。

关键问题是，当这些模型都无效时，我们要怎么办。许多模型的创立者和追随者都会用的解决方法是提高治疗依从性，即保证咨询师可以更好地提供治疗（Perpletchikova，Hilt，Chereji，& Kazdin，2009）。这样或许可以改善结果，但远远不够。心理咨询领域需要一个超越具体模型局限和焦点的元模型。

至少有两种方法可以实现这一变革。第一种是将具体模型进行排序。面对那些对认知行为疗法没有反应的抑郁来访者时，我们或许可以给他们抗抑郁的药物以及／或者提供针对抑郁症的情绪聚焦疗法（L. S. Greenberg，2011；Pos，Greenberg，& Warwar，2009）。如果情绪聚焦疗法依然不奏效，我们或许可以给来访者提供聚焦创伤的心理动力学治疗，以此来深化对于情绪的工作并进行溯源，以期理解早年经验对情绪的影响。换言之，如果没有效果，我们就继续为来访者提供一系列基于具体模型的治疗，直到开始有改善为止。

我们提出的整合系统治疗整合了共同因素和一些通用的做法，是为了更根本也更全面地向着超越具体流派的方向转变。心理咨询领域要变得成熟，就需要超越具体模型以及依次使用具体模型的做法，而主张将那些具体模型中的策略和技术都容纳进一个自成一体的、整合的元模型中。整合系统治疗的计划矩阵和计划元构架代表了迈向未来的一步。

在对这种新视角或是元模型的阐述中，我们整合了各个具体模型的原则、策略以及技术，但又不受限或受制于具体模型的理论或临床假设。前几章呈现了在这种新视角或元模型中进行思考的理论构架，本章中则将呈现具体的、通用意义上的干预策略。

图 6.1 中的矩阵整合了三个核心维度：（1）假设元构架，（2）计划元构架，（3）治疗情境。左边第一列显示的是假设元构架，第二列是计划元构架；右边三列是治疗情境。本章将聚焦于计划元构架和治疗情境。用于整合以上三者的计划指导原则将在元构架和情境之后集体亮相。

为每一个限制找到最优治疗策略

每一个计划元构架都组织并描绘了一套治疗策略和技术，它们在问题形成和问题解决的理论上是有共识的。具体来说，无论这些策略和技术试图改变的是什么，它们都共享着类似的焦点（比如，行为、情绪、认知和原生家庭）。起初，整合系统治疗把计划元构架看作一个可以罩住各个单一形式模型的伞状结构，到现在逐渐演化为将它概念化为超越模型的结构（Breunlin, Pinsof, Russell, & Lebow, 2011; Pinsof, Breunlin, Russell, & Lebow, 2011）。单一形式模型的增长原本反映了心理咨询的一个发展阶段，这是它作为临床科学要获得合法化地位的一个必然过程，此时却阻碍了它向更成熟的临床科学进化。要迎接新的发展阶段，就要对更加兼容的、通用的、共同的因素和策略进行阐述和发展（Sprenkle, Davis, & Lebow, 2009）。

计划元构架为组织治疗策略和技术提供了一个分类框架，每一个元构架里面的策略和技术对应着修通某一种特定的限制。在某种程度上，某一个元构架定义出的限制比其中包含的策略和技术更重要。这样对"限制"的聚焦也体现了整合系统治疗对于系统原理中"等价性①"的尊崇。等价性指出不同的策略和技术（"输入"或"起因"）基本上可以导向类似的结果（"输出"或"效果"）。比如，鼓励妻子在咨询中对丈夫直接表达（她可以直接说出来，不再那么害怕丈夫），或者帮助她看到她对于丈夫的恐惧与她在长大过程中的那个施暴的父亲有关，而不是与此刻的丈夫（并非施暴者）有关；这两种做法的结果是一样的。所以，直接推动夫妻的互动（行为或行动的技术）与移情阐释（心理动力学或内在表征的技术）的效果可能是一致的。我们要把策略和技术与它们发源的理论情境（也就是它们的"本家理论"）分离开，等价性为我们提供了依据。比如，"暴露疗法"是在认知行为治疗里慢慢发展和成长起来的一个技术。然而，在许多甚至是大部分疗法中都会有这样的做法，即鼓励来访者将自己暴露于他们害怕的情境、感受和想法中。把暴露疗法这样通用的、共同因素的策略局限在某一个或某一类治疗中，无疑限制了其价值和影响力。

这个思路体现在图 6.1 中矩阵的左边两列，即每一个计划元构架中的策略和技术都可用于应对多个假设元构架中定义的限制。这倒不是说每个计划元构架中的策略和技术与每个假设元构架中定义的限制可以无差别地匹配，当然特定类别之间还是会有更好的匹配关系。用我们刚才举的例子，作为一项更符合行动计划元构架这一类别的策略，"直接推动夫妻的互动"更适合用于应对或修通组织和发展层面的限制。然而，计划和假设元构架之间总会有显而易见且不可避免的灵活性和可塑性，就像在不同类别的技术和相似的结果之间一样。

---

① 英文 equifinality，即条条大路通罗马。——译者注

计划元构架

计划元构架表达的重点在于它定义的限制以及定义限制的方式。而每一个元构架的重点在于对应着特定限制的主要干预策略。我们对计划元构架的呈现方式基于对策略和技术的区分（Goldfried，1982）。策略是更广义的类别，每一个策略都包含不同的技术。比如，暴露疗法是意义／情感元构架中的一个主要策略，用于鼓励来访者将自己暴露于曾经令他恐惧、但又必须经历的情境或任务。至于建立暴露任务的等级、鼓励来访者在咨询现场的暴露（实境暴露）或者让来访者想象他们害怕的情境（想象暴露），这些都是暴露疗法的不同变体。接下来，我们会提到实践策略的方式，但每个策略中可用的技术是无穷的，我们无法在本章的体量中详细介绍。在技术的层面，每个咨询师都可以把他独有的风格、价值观以及人格特质（真我）融入实践策略的过程中。不同的咨询师会选取不同的技术来实践同一个策略，他们通常会选择更适合自己的人格特质以及互动风格的技术。

关于计划元构架中的策略，我们要先澄清三点。首先，每个元构架中的策略或技术并不是我们发现或创造的。它们几乎都是在具体的治疗模型中被识别以及／或者创造出来的。我们独特的贡献在于用新的方式组织它们，以及尝试用通用的、不局限于具体模型的语言来定义它们。其次，每个计划元构架中列出的策略清单并没有穷尽所有适用于该元构架的策略或技术，而只是一个可以被整合进某个计划元构架中的、相对全面的策略清单。整合系统治疗是一个开放的理论系统，它会一边发展，一边纳入新的干预想法和策略。最后，虽然每一个计划元构架中的策略清单都是有一定顺序的，但是这些策略的选用无须遵照任何顺序。在咨询中要选用某个计划元构架中的哪一个策略，要根据具体的、关于限制的假设，以及在治疗性对话中得到的反馈（包括关键来访者的观点）来决定。

虽然行动和意义／情感被列为前两个计划元构架，但它们（行动、意义和情感）实在是无所不在的，渗透在所有咨询对话中。此外，虽然我们将前三个计划元构架描述为"聚焦当下的"，以表示它们重视时效，但咨询师和来访者在实践这些策略的时候，依然可能需要回顾过去。可见，我们这样做只是想明确咨询师所用策略的侧重点，而非僵化地束缚咨询对话。

行动计划元构架

正如前文所述，计划是建立在假设之上的。每一个计划元构架都蕴藏着一些关键的假设，这些假设用以说明是什么妨碍了来访系统解决自己的问题。对于行动元构架而言，最主要的也是要优先考虑的工作假设就是：来访者之所以不能解决他们的主诉问题以及改变他们的问题序列，是因为这些序列主要被行为上的限制所左右，比如惰性、坏习惯或者不知道该怎么办等。而相应的关于问题解决的假设就是：通过帮助来访者改变他们的行动方式来应对行动限制，也就是帮助他们打断问题序列，并将它替换为双方都同意的解法序列。行动元构架可以被看作对"说干就干"策略和技术的提炼和萃取。要做到"说干就干"，我们的治疗性对话其实会涉及意义和情感层面，在意义上缔造行动策略的原因，在情感上建立治疗同盟以及为行动和互动找到动力。如此一来，行动和意义／情感计划元构架其实从咨询的最初就紧密结合、携手并进了。

当来访者的限制在于组织和／或发展的时候，行动计划元构架是必用的一个，因为组织和发展总是体现在互动上，也总是可以通过互动来改变。在组织方面，我们经常看到的是在领导力和／或界线上的限制。怎样锻炼家长在家里的领导力？他们要怎么分享领导力？当领导力被离婚或丧偶打乱时，会发生什么？哪怕只是简单地让家长不要当着孩子的面去拆另一方的台，都会对他们的领导力产生强有力的影响。这里的界线建立好了吗？举个例子，当家长一次又一次地干预孩子之间的冲突时，咨询师可以要求家长从干预中退出来，让孩子们自己解决他们的冲突。当家长不再干预的时候，孩子们或许就可以自行解决兄弟姐妹的冲突了。

与此相似，发展的样貌也是在互动的情境中向我们徐徐展开的。家长总是试图按照孩子的年龄来决定他们应该是什么样子的，也总是容易在一些互动中引发波荡。而这些挑战都随着所有家庭成员在发展中永无止境的成长和改变而愈演愈烈。比如，当孩子早该自己做作业的时候，家长还是继续提供过度的辅助，那么找一些策略去帮助家长撤回过度卷入，就可以减轻学业上的波荡。当某个家庭成员有残障时，整个家庭都需要围绕着残障的状况去组织和互动。在这种状况下，要让残障成员最大程度地发挥自己的潜力当然是目标之一，但同时，也要营造一种有利于其他家庭成员发展的组织和互动。比如，当夫妻俩不知道怎样养育残障儿童的时候，他们的婚姻可能会遭遇危机，甚至以离婚而告终，并对每一个成员产生更深远的影响。有时，我们也需要引导家长多关注一下所谓没问题的孩子，以免他们的怨气和被忽视的感受给家庭带来更多问题。

以下就是一些主要归于行动元构架的策略。

1. **识别、标识并扰动问题序列，即谁在什么时候做什么。**该策略原本包括帮来访者看到他们的问题蕴藏在怎样的序列中（Breunlin & Schwartz, 1986）。问题发生前发生了什么？问题发生时是什么情况？问题发生后又发生了什么？在这个过程中，序列或问题都会被或明确或隐晦地标识出来，让大家看到需要改变的是什么。不过，问题序列也不一定都在这个过程中被标识为"糟糕的""破坏性的"或者"坏事儿"。该策略还包括当来访者自己无能为力的时候，咨询师要帮他们扰动和停止这个序列。最后，它还包括咨询师要教会来访者怎样自己停止或扰动这个序列。

2. **提出一个解法序列，并鼓励来访者实行它**（Pinsof, 1995; Russell, Pinsof, Breunlin, & Lebow, 2016）。来访者通常不知道要怎么办，或者即使知道也做不到。与许多咨询师奉行的非指导的立场不同的是，IST

咨询师会引导或者鼓励来访者做出可以解决问题的改变。我们不怕站在"专家"的立场上，调用我们关于问题解决和发展的知识去"告诉来访者要怎么做"。我们的引导性立场并不是专制独裁的，而是权威式的。比如，当一个妻子可以自己做老板并能有效地管理 200 名员工，却对她"能力不足"的丈夫的各种谎言和借口无计可施的时候，咨询师会问她："是什么让你没法像对待员工一样去对待你丈夫？"再比如，当一个家长要跟 3 岁的女儿协商做出每一个决定时，咨询师会告诉他："孩子需要你来做领导，需要你明确地告诉她要做什么。她太小，还做不了反方律师。"这些带有指导性的解决方法都需要跟来访者讨论并最终被他们认可和采纳，而不是强加给他们。类似地，如果这些解决方法无效，咨询师和来访者都应该拥抱这样的失败，并把它看作让我们更好地理解"限制之网"并且找出更好的解决方法的机会。

3. **创设"现场演练"**（Minuchin，1974）。这一过程让来访者之间相互对话。现场演练有以下几个目标，都或多或少地说明了理由或者为互动提供了框架，而 IST 咨询师通常会将这些目标直接告诉来访者。第一，现场演练让咨询师有机会观察家庭成员之间的互动方式，因为这里体现着它们的积极资源、问题序列以及限制。如果咨询师让父亲在咨询中问青春期的儿子在担心什么，这个咨询师就获得了双重机会：一方面可以看到父子之间是怎么沟通的（评估互动的机会），另一方面也可以听听孩子怎么讲他的焦虑（搜集信息的机会）。现场演练会带来张力和自发性，尤其是在伴侣和家庭治疗中。当我们与咨询师单独对话的时候，更容易用正常的、中规中矩的方式展现自己，而在伴侣或家庭治疗中，现场演练会触发一些充满能量的、根深蒂固的互动模式，这些模式更能展现"家里到底怎么了"。咨询师甚至会非常直截了当地调用这一策略，说："现在做给我看。告诉他，你不同意他刚才说的话，看看他怎么反应。"

　　现场演练的第二个目标是通过让家庭成员一起协作来加强系统的适

应能力。这一点跟整合系统治疗的目标是一致的，即给来访者赋能，让他们直接参与到解法序列中或者做出相应的行为。这样的技术千差万别，从"好，那现在就做吧"，到"你觉得如果你刚才直接问他，会怎样呢？"，再到坐等丈夫给哭泣的妻子递去纸巾，都包括在内。让来访者互相对话的第三个目标是：帮他们发展出新的、适应良好的模式以及解法序列。咨询师会说明原因，并建议和鼓励来访者用特定的方式尝试做特定的沟通。比如，咨询师可能会让一个出轨的丈夫直面他妻子对于婚外情的深深的痛苦，去认真地、带着共情地聆听妻子讲述她是怎么熬过来的。然后咨询师也会鼓励妻子分享她的体验。在来访者演练新的模式时，他们通常需要一些协助，这也就引出了下一个策略。

4. **教导或辅导来访者在咨询中（以及之后在家里）演练新的模式。** 从具体化来访者应该做的行为、到在咨询中示范和练习这些行为，都包括在该策略中（Bandura，1969）。这可能包括咨询师在丈夫听妻子说话的时候示范积极倾听，然后让丈夫尝试去做；也可能包括跟家长练习怎么对孩子使用后效强化。该策略会比现场演练的指导性更强、更具体，甚至可能要"手把手"地教来访者，坐在他们身边替他们说话，直到他们可以自己接手。该策略的目标是直接并积极地促进来访者做出特定的互动，而这一互动会给解法序列做铺垫，或者本身就是解法序列的一部分。

5. **设计会谈间的行为实验** （"家庭作业"；Haley，1976；Kazantzis & L'Abate，2007；Reid & Epstein，1972）。该策略指的是咨询师和来访者都同意在咨询室外尝试某种新的、更加适应良好的行为，这些行为与解法序列有关或者本身就是其中一环。比如，让一对伴侣安排一个"约会之夜"，让一家长跟孩子单独做些有意思的事，或者让来访者在家尝试他们在咨询中学过的积极倾听或敞开心扉，以上这些技术都是从该策略中衍生出来的。行为实验的潜台词是"即使你心存疑虑，我还是期待你能改变以及做些新的尝试"。咨询师要记得在下一次会谈中追问来访者对这一行为实验的反馈（比如，做得怎样）。如果来访者没有做或者失败了，咨询师千万不要批评他们、评价他们或者对他们失望，而要把失败当作一个学习机会，探讨是什么阻碍了他们，也就是识别限制。如果我们在咨询的早期就提出行为实验，那么会让来访者觉得有希望，因为咨询师觉得他们可以改变；而且会让来访者认识到咨询要做些不同的尝试，不是说说而已。无论行为实验是由咨询师建议的、由来访者设计的，还是由双方共同建构的，来访者对它的认可和接受是实验成功的关键。

6. **教导来访者关于问题改善的行为要义和行动策略**（Lucksted，McFarlane，Downing，& Dixon，2012）。这是一个心理教育策略，比如，教家长懂得忽视不良行为（消退）的力量或者看到并表扬亲社会行为（正强化）的价值；再比如，教来访者懂得带敌意的批评（"表达性情绪"）的负面效果以及不带敌意的批评的正面效果（Zinbarg，Lee，& Yoon，2007）。

　　咨询师通常会用通俗的语言以小课堂的方式进行关于行为准则和行动策略的心理教育，以此帮助来访者获得实施解法序列所需的重要信息。比如，当我们跟一对儿子患有精神疾病的父母工作时，我们看到儿子在面对任何敌意时都会变得明显失常，给他们提供不带敌意的批评的信息就是又及时又合适的。这么做的目的是用那些研究发现来帮助父母认识到他们的怒气对儿子的影响，并且找到不发怒的方法去跟儿子讨论他们的顾虑。

7. **促进行为暴露**（Barlow，Raffa，& Cohen，2002）。该策略旨在鼓励来访者将自己暴露于恐惧或困难的情境中。在行动元构架中的"暴露疗法"侧重于行动上（而不是想象）的暴露。能不能让丈夫在妻子批评他时不要防御或为自己辩解，然后看看他会有什么感受以及妻子会怎样反应？能不能让一个社交恐惧的少女找一两个人吃饭，然后看看她会有什么感受以及会发生什么？一般来讲，行为上的暴露不是爆炸式的，不会一开始就做最恐惧的事。行为主义者会通过创建恐惧或焦虑的层级来将暴露过程结构化，渐进式地增加暴露程度。而整合系统治疗的暴露疗法是咨询师和来访者协作进行的，双方要一起决定暴露过程需要怎样结构化以及步调如何。在理想状况下，这样协作式的互动也可以为来访者提供一个范本，以便他们依葫芦画瓢，最终可以自行应对令他们恐惧的任务和情境。

8. **促进行为激活**（Hopko，Robertson，& Lejuez，2006；Jacobson，Martell，& Dimidjian，2001）。该策略旨在鼓励来访者多采取两类行动：一类是从行为主义的角度来看具有强化作用的，另一类是可以绕过那些强化问题的限制性应对机制的（比如，回避、踟蹰不前、酗酒或吸毒）。无论是哪一类活动，其重点都在于该活动在管理、减少或缓解问题上的表现如何。比如，我们可能会鼓励一个抑郁的来访者起床去锻炼，而不是躺在床上辗转反侧。我们也可能鼓励他参与一个有成效的、有产出的、有意思的活动，而不是整天看电视。

9. **培养适应良好的例行活动**。该策略指的是帮助来访者培养并落实积极的例行活动，这要么可以促成解法序列，要么本身就是解法序列。比如，对于深陷在工作和孩子中不能自拔的夫妻而言，让他们每周有一个固定的"约会之夜"可以让他们有时间以夫妻的身份独处，要知道夫妻角色在平时是让位于父母角色的。类似地，落实每周至少有几晚要全家在家里共进晚餐，而且是没有电脑、手机或电视打扰的，则可以促进代际凝聚力、沟通以及分享。最后，为工作日或上学日做准备的一个每晚的例行程序也可以帮助来访者更好地为第二天做准备，并且睡得更踏实。在理想状况下，咨询师最好跟核心系统成员一起创设和计划这些例行活动，这样可以让他们对新行为有最强的接受度和承诺感。例行活动可以帮助我们安抚情绪，促进联结，澄清期待，还可以促进我们高效地完成生活任务。

10. **促成家庭仪式**（Fiese，2006；Imber-Black，Roberts，& Whiting，1988）。

虽然例行活动和家庭仪式之间是有交集的，但还是要将它们分开讨论，因为它们的效果有别。如果一对夫妻每周共进晚餐这一例行活动发展到一定程度——开始定义他们是怎样的一对夫妻或者开始加深他们的情感联结，就可能变成一个仪式。仪式之所以有别于例行活动，是因为它们跟身份认同和归属感这样的元素紧密连接，并且可以带来更持久的情绪体验（Fiese et al., 2002）。仪式可以带来治愈，可以深化关系，还可以涉及通过仪式①。比如，一个大家庭可能每年都会有一次聚会，以此来维系联结感，并重新确认他们作为一个家庭的身份认同；或者有的家庭可能会用种树的方式来纪念一位逝去的亲人，并以此为传统。咨询师经常支持来访家庭给现有的仪式注入活力，或者创立新的仪式，以利于成员间的关系，并给有挑战的或者值得庆祝的事件和情境赋予意义。

以上这个行动策略列表并无意穷举或者限定什么，只是让大家看到什么样的策略可以被归为这一计划元构架。以上策略的关键点在于，它们都以尽可能简单直接的方式划定限制或者创设解法序列。它们的前提假设是来访者此刻有能力实践适应良好的行动。正如前文所述，行动计划元构架中的策略和技术在理论上更适合应对组织和发展假设元构架中的问题和限制。

大家可以在以下具体模型中看到关于行动策略和技术的更详细的信息：社会学习、行为以及认知行为流派（Bandura, 1989, 1991；Barlow, Craske, Cerny, & Klosko, 1989；Baucom, Epstein, & Norman, 1990；Craske, 1999；Jacobson & Margolin, 1979；Patterson, Reid, & Dishion, 1992）；结构派家庭治疗（Minuchin, 1974；Minuchin & Fishman, 1981）；策略派家庭和伴侣治疗（Haley & Erickson, 1973；Watzlawick, Weakland,

---

① 英文 rites of passage，即表示一个人从生命中的一个阶段进入另一个阶段的过程，它包括出生、成年、结婚和死亡的四个阶段。——译者注

& Fisch，1974）；焦点解决疗法（Berg，1994；Miller，Hubble，& Duncan，
1996）；对例行活动和家庭仪式的运用（Fiese，Foley，& Spagnola，2006）。

意义／情感计划元构架

该计划元构架基于的假设是，来访系统之所以不能实行解法序列，是因
为受限于感受和／或想法。相应的干预假设就是，要实行解法序列，就需要
将限制他们的想法和／或感受替换为其他的、适应良好的想法和／或感受。
如果说行动元构架聚焦于行为，那么意义／情感元构架则是经验性的，聚焦
于来访者体验到的想法和感受。

意义／情感方面的策略和技术也涉及来访者的叙事，即由来访者发展出
来的关于自己及其重要他人的故事（Tarragona，2008）。叙事是一种精密且有
组织的认知及情感结构，它要么会限制解法序列，要么会促进解法序列。比
如，如果丈夫觉得他向别人寻求情感支持，必然会被拒绝，甚至被羞辱（这
是他的原生家庭中的叙事，但在他的婚姻中则不尽然），那么要让他跟妻子说
说他在工作中的恐惧和焦虑会很难。

整合系统治疗中情感的行动促进理论（Pinsof，1983，1995）认为，在
对解法序列的实行中，情感起到了至关重要的作用。与情感工作时，情感
（除了悲伤和哀伤之外）本身往往并不是工作目标，更多地被看作解法序列的
限制或促进因素。情感使得我们的心理体验和人际行为都更强、更真，也更
有力。那些限制我们实行适应良好的序列的情感会被削弱或干脆替换成有促
进作用的情感。当然，某个情感并不是注定要起到限制或促进作用的，它们
会起到什么作用取决于它们在哪些特定的来访系统中，由于哪些具体的问题
而出现，进而被评估和认定为是什么作用。比如，愤怒在某个来访系统中可
能会限制其解法序列，而在另外的来访系统中则可能会起到促进作用。

我们对于行动策略和技术的假设是，即使存在感受、想法和叙事上面的
限制，但只要它们不是限制实行解法序列的关键因素，就不必直接或者深入

地关注它们。在这种情况下，对情感和意义的关注只是为了建立治疗同盟以及支持那些适应良好的行动。然而，当行动策略和技术不足以促进解法序列的时候，就说明意义／情感上面的限制可能比我们之前假设的更强有力，需要直接地、把它们当作重点对象去工作，用那些明确针对它们的策略去改变它们。以下计划策略就明确针对那些限制或促进解法序列的感受、想法和叙事。

1. **识别并标记出限制实行解法序列的想法、感受和叙事**（Beck，2011；L. S. Greenberg，2011）。该策略旨在帮助来访者看到并理解想法、感受和叙事是怎样限制了他们实行解法序列的。该策略包括识别那些想法、感受或叙事，并将它们标记为适应不良的或者起限制作用的。比如，当一个母亲因为她4岁女儿的叛逆而感到无助，甚至痛哭的时候，我们会帮她看到这些感受怎样限制了她、让她无法有效地应对孩子。而当一个父亲对儿子愈演愈烈的疏离和退缩只感到愤怒的时候，我们会帮他看到他的愤怒是怎样把儿子越推越远的。另外，举一个适应不良的叙事的例子，当一个33岁的女性不断地在约会中感到不满以及自我贬低的时候，我们的目标就是帮她理解她是怎么把自己放在受害者的位置上的。她是怎么找到并且要跟那些占她便宜的男人约会的，又是什么样的情感和叙事让她不能从那样的互动或关系中解脱的？

2. **扰动并挑战问题序列中的想法、感受和叙事限制**（Pinsof，1995）。该策略指的是要通过主动地干预那些情感或意义上的限制来阻止问题序列恶化。比如，一对夫妻开始了批评—防御的行为序列，随着冲突不断升级，双方都越来越愤怒和疏离，直到发展到冲突的高潮，双方会对飙脏话或彻底退避；那么咨询师可能会在他们刚开始生气的时候就介入并阻止他们的行为序列，同时帮他们探索当下"更深层的"感受。类似地，如果一个妻子总觉得她丈夫是冷淡和疏远的，那么当她丈夫努力靠近她的时候，她可能会认为这不够真诚（"他只是因为你让他这么做才会这样"）；此时，咨询师可能会帮妻子看到她这样的归因会怎么打击丈夫的积极性，没有鼓励他的新行为，也没有看到他改变的努力。我们可能会用到苏格拉底式提问来挑战这样的不良信念。比如，咨询师可能会问这个妻子，她觉得像这样不认可丈夫的努力，会对丈夫产生怎样的影响呢？他还愿意继续努力跟妻子建立联结吗？

该策略也可以帮来访者杜绝在一般状况下带有敌意的批评和"表达性情绪"，而在与患有焦虑、抑郁、双相情感障碍和精神疾病的家人的相处中，杜绝这两点尤为重要。当一个 16 岁的儿子退避在自己房间里不愿出去的时候，母亲如果说他在无理取闹，那么我们可能会让这位母亲想一想这么说会怎么影响他们的关系，如此一来，她可能会意识到这样羞辱孩子的不良后果。

该策略也可以帮助刚刚提到的那个总是做受害者的 33 岁女性意识到，她对于被利用是有愤怒的，以及如果她维护自己或者给那些男伴设置点规矩，会激起她对于孤独或被抛弃的恐惧。其实，咨询师或许要先帮她看到她是怎样"僵化"并"麻木"了自己的，然后才能帮她探索深藏于麻木之下的愤怒和恐惧。

3. **识别、接通和／或加强适用于情境的想法**（Wile，2002）。该策略旨在帮助来访者留意、体验并且表达那些可以促进实行解法序列的想法。比如，我们帮助一个又害羞又孤独又回避的年轻人注意并体会那些一闪而过的想法，比如，有一个女同事朝他微笑甚至跟他聊天了，那么她或许想多了解一下他；或者鼓励丈夫把妻子的抱怨看作她想要靠近自己的方式。该策略包括的干预技术有：苏格拉底式提问、循环提问（Tomm，1987b）、动机式访谈（Miller & Rollnick，2012）、外化问题（White & Epston，2004）以及重构（Watzlawick et al.，1974）。

4. **识别出适应良好的叙事并促进其发展和应用**（White & Epston，1990）。

该策略帮助来访者找到蕴藏于自身的、适应良好的叙事，或者创建出新的适应良好的叙事，以促成解法序列。比如，有一个到了退休年纪的抑郁的来访者，他的企业正处在十字路口，咨询师发现，他以前非常热衷于向员工们传授怎样把工程学的概念应用在实业中；经过几次会谈，在细致的讨论中，咨询师终于引导他建立了这样的叙事，意识到自己的使命在于传道授业。随后，咨询师陪来访者跟接手他企业的儿子协作，在他自己的企业中创造平台，让他终于再次发光发热，把知识和智慧传递下去。又如，有个患精神分裂症的年轻人总是回避家庭的大聚会，如果让他的父母认识到他这样做其实是在用自己的方式自我调节，以免感到过度刺激从而导致症状恶化，那么父母可能会允许甚至帮助他回避这样的情境，而不是带着怨气，或者让他更加愧疚。

5. **识别、接通和／或加强适应情境的情感。**该策略旨在接通并加强可能会促进实行解决方法的情感。比如，当这个妻子的丈夫当着孩子的面冷嘲热讽地贬低她时，帮她接通她的愤怒（而不是羞耻或恐惧）或许才是重要的。另外，如果一个丈夫总是在感到害怕或悲伤的时候把自己全副武装，然后以愤怒示人，我们则需要帮助他体会并学会表达恐惧和／或悲伤。要识别并加强那些被来访者压抑的、让他们害怕面对的情感，需要花很多时间，并且需要咨询师足够的耐心和坚持，直到来访者自己可以认识到并且体验到被他们否认或压抑了大半辈子的、真正应当前情境而生的情感。

6. **提供关于情感的心理教育**（Gottman，2001）。该策略旨在教来访者学会与实行解法序列有关的、健康的情感管理和表达方式。比如，在一个有精神疾病患者的家庭中，为了转变其他家庭成员跟患病成员之间不断升级的恶性对抗，咨询师可能会向他们解释有敌意的批评会怎样导致冲突升级，而不带敌意的批评可以怎样帮助患病成员真正听到并且理解他们的反馈。类似地，咨询师可能也会向他们解释"攻击"某个行为（而不

是某个人）的好处。最后，咨询师可能会帮助来访者理解情绪三角序列
（向成员 A 说你对成员 B 的感受）的坏处，以及去三角化（直接向对方
表达感受）的重要性。

7. **调节起到限制作用的情感**（Gross & Thompson，2007）。该策略既可用于
管理特定的痛苦情感，也可用于修正这些情感所处的互动序列。当恐惧、
愤怒、羞耻或愧疚等强烈的情感不适用于当下情境，并且会阻碍解法序
列的时候，我们就必须调节它们了。该策略包含了许多具体的技术，它
们要么改变对某个情境的看法或解读，要么修正某情境下的情感反应。
比如，对于一个因为经常暴怒而伤害了许多关系的女性来访者，咨询师
可能会帮助她换一个角度看待会激怒她的情境，也可能教她关注自己爆
发前的身体感受，并在发怒时练习暂停隔离法或者让自己平静下来的步
骤。另外，咨询师还可能教她用一种不那么激烈却有效的方式来维护
自己。

8. **促进健康且直接的情感表达**（L. S. Greenberg，2011）。该策略是将对情
感的心理教育落实在行动上的必然结果，旨在积极地帮助来访者用直接
且恰切的方式向彼此或向咨询师表达适应性的原发情绪。整合系统治疗
强调让来访者做尽可能多的工作，也注重做现场演练。鉴于此，我们也
鼓励咨询师帮助来访者在咨询中直接地向彼此表达情感。比如，如果一
个背叛过妻子的丈夫跟咨询师诉说自己有多羞愧，那么咨询师会鼓励他
直接在咨询中向妻子表达这样的羞愧。类似地，如果一个少年跟咨询师
说他很生父亲的气，因为父亲背叛了母亲，那么咨询师会引导他在咨询
中"跟你爸爸说说你的愤怒"。

复杂的意义 / 情感策略

有些策略会涉及关于限制的更复杂的概念化，也就需要整合多个意义 /
情感策略，甚至需要其他元构架中的策略才能起效。下面我们就来讨论一下

这些长线的、通常需要好几次会谈才能慢慢展开的计划。把它们放在这里讨论，是因为意义和情感策略在这些计划的实施中依然起到了举足轻重的作用。

9. **识别、探索并整合那些近期的、其后遗症限制了解法序列的创伤经历**（Johnson，2002）。无论是来访者在与彼此的关系中体验到的创伤，还是在各自生活中体验到的创伤，创伤后的后遗症经常限制他们对解法序列的实行程度。该策略旨在识别并消化这些后遗症。通常来讲，这样的策略包括帮助当事人识别、命名并讲述这个创伤性经历，并且帮助其他的关键成员用共情、耐心和温暖的方式做出回应。可以称之为创伤的内容很广，从发现婚外情，到被一个醉醺醺的或者暴怒的家庭成员人身攻击后的痛苦和恐惧，以及对自己生命安全的担忧，等等。另外，该策略也包括帮助来访者和可以信赖的家人谈一谈家庭之外的创伤（比如被陌生人性侵犯），以获得爱与支持。

10. **促进接纳与宽恕**（Christensen，Doss，& Jacobson，2014）。该策略旨在帮助来访者接纳自己以及对方的局限和错误，宽恕自己，原谅他人。在人际关系中，要达成宽恕，通常需要施害方真诚地表达自责和悔恨，以及受害方可以接纳这种情感上的承认和担当（L. S. Greenberg & Iwakabe，2011）。尽管这一过程偶尔也可以一蹴而就，不过基本上还是需要长时间地不断重复这一过程，才可以确认起效。这一过程不能也不应该是被迫的，应该在漫漫时光中孕育，应该基于真诚的人际关系过程，应该有自身的逻辑、节奏和步调。该策略在处理情感创伤时尤其重要。另外，该策略也可用于无法推行与解法序列相关的改变时（比如，在咨询师和妻子的不断努力下，丈夫还是没法共情妻子的痛苦）。在这种情况下，新的解法序列就变成了接纳现实，并从现有状况中求得最优解。

该策略还可用于将伴侣或家庭成员之间的人际差异理解或重新定义为内在人格特质的差异，而不是源于固执不肯改变或是故意违拗。比如，妻子的外向可能会惹恼内向的丈夫，把他置于一些颇具挑战的人际情境中，让他感到焦虑或不适。如果他能把她的社交拓展看作她的"本性"而不是为了想要让他也变得更外向，并且她也能把他的社交不适看作他"本性"，而不是心理缺陷，他们就都更容易接纳彼此并友好相处。

11. **促进对丧失的哀伤和适应**（Walsh & McGoldrick，2004）。该策略涉及帮助来访者应对丧失和哀伤。该策略可适用于以下两种情况。首先是当主诉问题就是应对丧失时，尤其是当来访系统创伤式地失去了某个家庭成员时，或者当某个来访者丧失了某项关键活动、角色（比如失业）或能力（认知、情感或身体功能）时。比如，有夫妻在跟女儿的癌症进行了长期而艰苦的斗争之后还是失去了正值青春期的女儿，他们可能会来寻求咨询的帮助以应对这一丧失。另一种情况是，虽然哀伤或者对丧失的处理并不是主诉问题，却限制了来访系统实行解法序列的能力。比如，父亲出车祸去世后，母亲和正值青春期的儿子爆发了前所未有的巨大冲突。在第一次会谈中，我们就清楚地看到这些冲突的功能是帮助整个家庭回避他们关于丧失的悲伤和愤怒。在经历丧失之后，对来访系统进行联合哀伤辅导（家人一起哀伤）就变得尤其重要，因为它可以防止来访系统频繁地分裂，而其中的每个人都在孤独地舔舐伤口。哀伤辅导通常要探索丧失中的悲伤和愤怒。现代西方社会总是会将哀伤的情绪降至最低，贬低它，甚至给它贴上病理化的标签，这些都给正常和必要的哀伤过程加上了文化层面的限制，而咨询师可能需要用心理教育和促进暴露的方法抵消这个影响。

12. **认识并转化成瘾中的情感识别和管理**。应对成瘾问题通常要调用多个计划元构架之力。不过，几乎所有形式的成瘾工作（物质成瘾、进食障碍、性成瘾和赌博成瘾）都基于如下假设，即成瘾之所以会发展起来，部分是为了帮助来访者（也有来访系统）回避应对那些痛苦及烦人的感受，尤其是焦虑。典型的问题序列就是痛苦的感受一旦出现，成瘾行为就紧随其后。之后，来访系统会陷入各种相互依赖的行为中，来共同助长这种回避。而解法序列就始于痛苦或痛苦感受的出现，紧接着在自身内在和人际间都健康地应对这些感受，在这一过程中，感受也可以促进行为的改变。比如，妻子的暴食和呕吐在某种程度上是为了回避自己对丈夫的退缩以及因他可能出轨而产生的害怕、愤怒和被抛弃的感受。夫妻咨询会聚焦于帮助妻子识别这些感受，并用它们来跟丈夫面质，以便讨论丈夫在身体和情感上的双重退缩和回避。当一个处于成年早期的青年人药物成瘾的时候，他应该学会体验和管理那些恐惧、羞耻和愧疚，因为这些情绪让他没有办法寻求帮助、戒掉毒瘾以及面对他已经逃避了多年的成长中的挑战（比如，毕业、找到工作或建立有意义的人际关系）。

13. **将一些情感和认知看作人的某种特定的"部分"，而这些"部分"可能会促进或者限制解决方法的实行。** 该策略指咨询师帮助来访者在自身内部以及彼此之间把特定的认知或情感"部分"分化出来。比如，如果咨询师可以帮那个愤怒的儿子把愤怒看作自己的一个部分，就跟其他部分（比如，有同情心的部分和害怕的部分）一样，这个少年就不会被愤怒淹没操控，也就更有能力管理愤怒。同样地，这也可以帮他的母亲看到这个少年不是只有愤怒的一面，还有更多的部分。在自身内部分化出不同的部分可以帮他们不那么以点概面地看待自己（"我就是暴脾气"或者"我就是难过的"），如此就能看到更多的个人选择和其他选项。

意义／情感与其他元构架

意义／情感通常会触及心智、性别、文化以及精神信仰这几个假设元构架。尽管心智、性别以及文化可以是许多力量的源泉，但它们显然也可以成为限制问题解决的根源，因为它们定义了人应该怎么想和感受，以及人可以承受什么样的想法和感受。相反地，尽管精神信仰有时候是限制的根源，但同时也经常成为力量的源泉，或者成为解法序列中的一环。尤其涉及接纳、宽恕、哀伤以及成瘾方面的工作时，精神信仰让人们有可能有某种超越个人的体验，而这可以促进问题的解决以及寻求内心的宁静。

在心智假设元构架中，那些可以指导在意义／情感计划元构架里选择策略和焦点的内在过程理论主要蕴含在 M1 水平，其次才是在 M2 水平。在 M1 水平上，我们只关注情感和认知的表面意思，处理起来也简单直接。我们不去探求它们在当前关系之外的历史根源，只是根据它们在问题序列或者解法序列中的功能去探索、加强或减弱它们。在这个层面工作时，遇到一个妻子不敢对丈夫表达愤怒的时候，我们会去处理她害怕的是他的哪些回应。我们会鼓励她去直接问丈夫，如果她跟他表达了自己的愤怒，丈夫会怎样回应。如果丈夫的回应是鼓励型的，我们就会在夫妻咨询中鼓励妻子直接向丈夫表达愤怒。如果丈夫的回应是比较负面的，我们就要把焦点放在是什么样的想法或者感受让丈夫没办法用更建设性的方式回应妻子的愤怒上。在这个层面的工作中，即使有历史遗留的限制因素出现了，我们也只会一笔带过，而不会把主要的工作焦点放在这里。

有些属于 M2 水平的（在第五章中有讨论）、不那么强调历史性的心智模型，也可以用于意义／情感计划元构架。比如，用大五人格理论来加深对人际差异的理解和接纳就属此类。类似地，用内在家庭系统或格式塔疗法来识别个体中的不同部分（不是历史性的、与过去无关的），这样的做法也简单直接，并且有助于对解决方法的实行。

还有一些具体的流派也涉及更多意义／情感方面的策略和技术，比如认知行为疗法（Beck，2011；Meichenbaum，1977）、整合式行为伴侣咨询（Baucom，Epstein，LaTaillade，& Kirby，2002；Christensen，Jacobson，& Babcock，1995）、情绪聚焦个体咨询和伴侣咨询（L. S. Greenberg，2011；Johnson，2015）、叙事疗法（Freedman & Combs，1996；White & Epston，1990），以及接纳与承诺疗法（Hayes，Strosahl，& Wilson，1999）。菲什班尼（Fishbane，2013）的脆弱敏感循环也阐释了转化伴侣之间的问题序列的

策略和技术。

生物行为计划元构架

　　生物行为计划元构架的假设是，来访者之所以无法解决他们的主诉问题，主要是因为其问题序列中的生理限制，而实行解法序列就需要移除或者修正这些生理限制。该元构架中包括了针对这些限制的行为和生理方面的策略。

　　该元构架通常会在尝试了行动和意义／情感方面的策略并证明它们无效时登场。当然，在有充分依据的前提下（比如，有严重抑郁和自杀倾向的来访者可能无法进行谈话治疗，或者被焦虑控制的来访者没有办法倾听或做出适当的回应），我们可能在更早的干预过程中，跟行动和意义／情感策略一起来运用该计划元构架，这也是严谨且恰当的做法。

　　以下这些策略主要是归于生物行为元构架的。

1. **关于生物行为的心理教育**（Patterson & Vakili，2014）。该策略旨在教来访者认识到生理限制在他们解决问题的过程中扮演的角色。这不仅包括教来访者理解身体方面的障碍和疾病的影响，也包括帮他们看到一些生理过程在其问题序列中扮演的角色。比如，如果一对夫妻认识到他们"战或逃"的应激反应其实主宰了发生冲突时的问题序列，他们就不那么容易觉得被指责或做错了什么，也就更可以不带着愧疚、羞耻或指责的情绪来理解冲突。用镇静干预以及暂停隔离的技术都可以有效地减轻其应激反应，并促进解法序列的实行。

2. **强身健体**（Blumenthal et al.，2007）。该策略用锻炼和健身程序来应对在实行解法序列时遇到的生理限制。已有证据显示，加强心肺功能的锻炼（比如，步行、登山、跑步和骑自行车）可以改善心境障碍、焦虑以及注意缺陷／多动障碍。有很多来访者宁愿锻炼或健身，也不愿吃精神疾病类药物。只要他们愿意，这样做也可能让他们不再需要用药，同时也能改善他们的整体健康状况，并提升幸福感。

3. **正念**。正念包括一些内容，比如冥想、瑜伽以及太极（Baer，2003）。该策略旨在提高"正念"，也就是一种宁静的、觉知的、非强迫性的自我观察的状态。在此策略中，如果咨询师具备这些技能，就可以教来访者在咨询中做冥想、瑜伽或者太极。如果咨询师不会，则可以将来访者转介给这方面的专业人士或培训。当来访者需要较高水平的自我觉知（比如，对呼吸、心跳加速和肌肉张力的觉察）、内心宁静、情绪平衡以及自我调节能力才能实行解法序列的时候，正念就是很有用的策略了。

4. **身体评估**。该策略通常指心理健康工作者（咨询师）把个案转介给医生或者医疗机构，让来访者做一个全面的医学检查或评估。这样的检查可以帮助我们看到解法序列在多大程度上受限于医学或者身体方面的问题，从而在解决问题时加入一些医疗干预。当涉及所谓心身症状的时候，也就是如果来访者说自己的身体问题或者症状是心理问题（比如焦虑）的衍生品或者症状表现，那么我们几乎总是要用到这个策略。这种情况下的身体评估的目的要么是确定该问题或症状的确由身体问题决定，要么是排除这种可能性。如果一个来访者肠胃不适，而且门诊医生也找不出原因，那么最好先建议来访者做一套全面的胃肠检查，之后再考虑心理社会性方面的问题。类似地，如果一个来访者长期头痛，最好先转介他去做一套全面的头痛或偏头痛检查以及全面的神经科检查，以便排除脑瘤或者其他神经性疾病。

5. **神经心理评估和咨询**（Clarkin，Hurt，& Mattis，1994）。该策略指的是为可能患有某种慢性或者退行性神经心理疾病的来访者做神经心理评估，尤其是当他们的疾病让他们没法很好地实行解法序列的时候。至少在以下两种情境中，咨询师应该建议来访者做这样的评估。第一种是当我们假设来访者可能有认知或社会学习障碍的时候。在过去，评估主要面向儿童和青少年，不过近年来也有更多的成年人被诊断为可能有这些障碍。

认知障碍通常会先在与学业相关的领域表现出来，但也不限于此；而社会学习障碍则通常表现在社会关系中。有些看似患社会学习障碍的来访者可能患未经诊断的自闭症谱系障碍。一般来讲，患社会学习障碍和自闭症谱系障碍的人会表现出对社会情境的不敏感、固执、执迷、缺乏共情能力或者对于进行某种活动过分执着。以上这些特点都会极大地限制解法序列的实行。

第二种常见的转介情境涉及可能患有某种形式的神经认知障碍的老年人。比如一个 76 岁的妻子不明缘由地妒火中烧，执意坚信她 78 岁的丈夫跟自己的好朋友有染，并且跟他们切断了一切联系。她可能处在阿尔茨海默病的早期。如果这样的评估可以确诊神经心理学障碍，下一步我们就可以对该障碍进行处理，包括用药物、指导、训练以及借助技术手段来弥补某些缺陷。此外，伴侣或家庭治疗也是有助于家庭成员学习怎样处理和帮助患者的理想途径。

6. **心理药理学干预**（Holtzheimer，Snowden，& Roy-Byrne，2010）。在美国，这是目前最普遍的针对精神障碍和问题的干预技术。精神类药物被研发并广泛应用在对焦虑、情绪障碍以及情绪调节问题的干预中。可惜的是，大部分此类药物都有一些副作用，因此使用时需要考虑更多因素。尽管如此，这些药物对于某些人还是有着近乎神奇的效果。由于大部分咨询师都没有精神科医生或医师的资质，所以如果要用精神类药物，则需要将来访者转介给有相关专业背景的医生。保持良好的沟通和良好的行业间联盟都有利于在整合系统治疗的情境中使用这些药物。至于使用顺序，当行为和意义／情感的策略都不足以缓解或解除抑郁、焦虑或情绪调节的问题，以致这些问题还是会妨碍实行解法序列的时候，才会用到这些药物。然而，正如前文所述，当焦虑、抑郁或情绪调节问题严重到让来访者无法适当地参与行为和／或意义及情感上的干预时，心理药理学干预就可能需要更早地被纳入治疗进程。在这种情况下，药物可能会让来访者更容易在谈话治疗中受益。

7. **营养和过敏的评估与干预。**该策略旨在应对会妨碍实行解法序列的营养和饮食方面的限制。如果来访者对某些食物（比如，花生、小麦、乳制品和糖）过敏，他们可能会因为过敏反应而无法做出适当的行动、感受以及思考，从而无法完成解法序列。类似地，即使他们对某些食物的反应还算不上过敏，这些食物仍然可能让他们更难维持某方面功能。最后，某些营养上的特殊要求可能也会限制他们参与某些日常活动。比如，需要避开某些食物的孩子可能需要在学校的午餐时间独自进餐，进而受到孤立并感到孤独。有过敏或营养方面限制的来访者及其系统中的成员需要接受适当的评估、教育以及培训，来有效地应对这些限制。

8. **成瘾的评估、脱毒及治疗**（Haaga，McCrady，& Lebow，2006）。该策略从生物学的角度关注来访系统中的成瘾问题，这里的成瘾既可以是主诉问题本身，也可以是实行关于其他问题的解法序列的限制之一。一般来讲，物质成瘾的来访者需经历某种有控制和监督的脱毒过程，包括住院监护或住院治疗。随后，他们通常要继续某种强化治疗，来发展出新的习惯，并在新习惯和规律养成之前与成瘾物质保持隔绝状态。在通常状况下，他们还需要某些精神类药物来应对导致成瘾的抑郁和焦虑。最后，他们还需要一些"清醒时间"，好让其大脑和神经系统再次适应清醒状态，这可能也需要他们住院治疗及 / 或参加十二步项目，或身处有利于康复的居住环境中。

除此之外，还有很多现存于世的或崭露头角的生物行为策略和技术（比如，眼动脱敏再加工、神经反馈、经颅磁刺激、按摩和针灸），但本章篇幅有限，不胜枚举。基于对前面策略的描述，我们不难看到"条条大路通罗马"，也就是说，有很多行为和生理干预都可以用来应对生理限制。这里要再强调一遍，IST 咨询师在运用这些策略时通常需要跟精通该策略的其他健康工作者合作。与这些专业工作者发展专业合作联盟，通常有助于提高来访者的参与度。最后，生物、心智以及发展是三个最常涉及生物行为计划元构架的假设元构架。

许多具体的评估和干预模型都对用于理解和转化生理限制的策略和干预进行了更详细的表述，包括探讨神经生物学在伴侣功能和伴侣咨询中扮演的角色（Fishbane，2013）、正念和冥想（Kabat-Zinn，2003；Langer，1992）、精神类药物的使用（Stahl，2013）、身体锻炼与心理健康（Weinberg & Gould，2014）、成瘾的治疗（McCrady & Epstein，2013；Morgan & Litzke，2008，2013），以及协同治疗的神经心理学评估（Gorske & Smith，2009）。

原生家庭计划元构架

原生家庭计划元构架的主要底层假设是，成年来访者之所以无法在主诉问题上做出改变，是因为有限制干扰了解法序列，而这些限制是由涉及其原生家庭的跨代问题序列而起的。尽管这些原生家庭的问题序列都源自过去，但它们依然可以有力地阻碍此时此刻的问题解决。要实行解法序列，就需要修正或移除这些限制。有时候，行动和意义／情感元构架足以干预这些限制；然而在另一些情况下，咨询师需要同时用到原生家庭的计划策略来应对更复杂或更深陷的限制，比如失和或者未分化。

通常，原生家庭计划策略会用于以下两种情境。第一种情境是，来访者的原生家庭问题就是他们的主诉问题。比如，一对40多岁的夫妻来咨询，丈夫在他父亲的手下工作，是家族企业第三代的一员。他抑郁了，觉得"压制且自恋"的父亲边缘化他并且不尊重他，而他从来没有当面跟父亲表达过他的感受和顾虑。妻子非常生气，既气公公怎么能这样对待她丈夫，又气丈夫怎么如此被动和懦弱。

在第二种情境中，原生家庭问题的出现是对于实行其他问题的解法序列的限制，而这些其他问题原本并不直接与来访者的原生家庭相关。比如，一对年近 40 岁、有两个孩子的夫妻来咨询。妻子已经有 3 年没有跟自己原生家庭中的任何人说过话了。这对夫妻的主诉问题是长期的金钱冲突以及丈夫口中的妻子常年的怨气和批评。他们希望改善沟通以及解决金钱冲突。咨询师在跟这对夫妻工作时逐渐发现，妻子的负能量和对钱缺乏安全感都跟她与原生家庭阻断有些关系。她的家庭竟然愿意与她断交，这让她受伤，同时她也在经济和情感支持方面都更加依赖丈夫。即使知道他们可能不会喜欢这个建议，咨询师还是小心翼翼地提出可不可以邀请妻子的父母跟夫妻俩一起参与咨询，来看看能不能修复过去的损伤。这个建议引发了咨访双方长达多次会谈的讨论，直到妻子邀请她的父母跟夫妻俩（还有咨询师）一起咨询，他们花了三次会谈的时间直接做原生家庭的工作。

以下策略都可以主要归在原生家庭元构架中。

1. **家谱图的工作**（McGoldrick，Gerson，& Petry，2008）。当原生家庭问题变成咨询中的主要焦点时（或者在咨询一开始就遇到了复杂的大家庭时），绘制一个家谱图（多代人的家庭图谱）通常是很有用的。咨询师可以（在简单的说明之后）让来访者在家准备好家谱图并带到咨询中，也可以在咨询中跟来访者一起画家谱图。当咨询师在联合咨询（伴侣或者家庭治疗）的情境中跟其中一个来访者探讨家谱图的时候，往往也可以让其他来访者有新的感悟，因为这样的探讨让所有人同时有机会深入某个过去的事件、联结以及情感阻断中，而这些都代表着来访家族史中的社会心理节点。家谱图同时也为跨代序列的评估提供了视觉辅助，而这些跨代序列对来访家庭实行解法序列有或好或坏的影响。

2. **识别依然妨碍实行解法序列的、存在于成年来访者原生家庭中的问题序列**（Kerr & Bowen，1988）。该策略旨在帮助来访者认识到自己原生家庭中的模式是怎样依然限制着问题序列的识别和 / 或解法序列的实行的。比如，在夫妻咨询中，这位妻子（同时也是母亲）有一些重大但又子虚乌有的信任问题，她可能无法清晰地认识到的是，她的母亲、祖母和曾祖母都在生孩子后离了婚的事是怎样让她一早就心生恐惧的，只因她害怕重复她们的经历。此外，她可能也无法意识到（从性别假设元构架的角度来看），在自己的原生家庭中，男性都被看作不可靠、不可信的。再如，这位超额负重的丈夫（亦是父亲）也是家中的长子，可能也无法认识到母亲在守寡多年中对自己的需要以及自己对她的照料会怎样限制他在婚姻中的投入，进而怎样让这对小夫妻都对两个弟弟疏于照料母亲而心怀怨念。

3. **帮助来访者从自己的原生家庭中分化出来**（Bowen，1978）。该策略涵盖面较广，旨在帮助成年来访者提高从原生家庭中的分化程度，以便更好地转化原生家庭的问题序列。分化的关键是在与原生家庭某成年成员的关系中，可以多做"真我"并适当地表达"真我"的能力。比如，当母亲在她30年的疏离且不完满的婚姻中一直依赖女儿时，这位缠结的、责任过重的女儿是否可以跟母亲表达自己要照顾自己以及丈夫和孩子的需求？再如，这位50岁的妻子（也是母亲）是否可以跟父亲摊牌，说如果他在接下来的几年还不打算把家族企业的权杖移交给自己，她就要辞职去找别的机会了？

4. **研发、实行并评估会谈间的原生家庭实验**（Bowen，1978）。该策略是自我分化中具体的特例，包含三个阶段。在第一阶段中，咨询师与成年来访者一起制订一套计划，让他们可以在咨询外与原生家庭成员一起实行解法序列。第二阶段则旨在鼓励、指导并支持来访者按计划实行解法序列。第三阶段是对实行的过程（事情是怎么发生的）和结果（什么有效、什么无效）进行评估。其他来访者也最好在每个阶段都有参与。比如，在夫妻咨询中，之前提到的有信任问题的妻子（母亲）可以跟丈夫以及咨询师一起做一个计划，然后在感恩节假期回家的时候，跟母亲和祖母都聊一聊她们对于这种模式的认识，以及她们对于男性的态度。夫妻俩都一致认为丈夫不要参与这次对话。在感恩节过后的那次会谈里，夫妻俩对此做了回顾。他们谈到妻子很难找到可以独占母亲和祖母的时间，以及丈夫是怎样有策略地助攻并帮助妻子完成这件事的。妻子说到她们三个女人最终进行了坦诚而痛苦的对话，在那之后，她觉得自己好像摆脱了某种孤独和绝望。再如，上文提到的那位超额负重的丈夫在妻子和咨询师的帮助下，计划并预演了跟弟弟们的对话。随后，他报告了他是怎么在电话里跟弟弟们聊的，以及聊完之后，兄弟几个用一种更均衡和公平的方式分担了照料老母亲的责任。

5. **在咨询室内与原生家庭的成员工作**（Framo，1992；Pinsof，1995）。该策略指的是在咨询中协助成年来访者与他们的原生家庭工作。如果连作业一起算，该策略至少有以下三个阶段。第一阶段旨在帮助成年来访者邀请其原生家庭成员（通常是父母）参加其个体或伴侣咨询，并做一段时间的原生家庭工作，通常是在与该来访者（或者其伴侣，如果是伴侣咨询）的咨询中穿插三次与原生家庭成员的会谈。原生家庭成员是作为"嘉宾"来参与咨询的，目的是为了改善来访者与原生家庭的关系。这个阶段的任务还包括对原生家庭的会谈（尤其是第一次会谈）做出计划。这个计划的重点在于该来访者需要对原生家庭做的工作，包括怎样把自己从问题序列里解放出来，以及怎样在原生家庭实行解法序列。

　　第二阶段就要跟来访者、其伴侣（主要作为这个原生家庭工作的"见证人"）以及原生家庭成员一起会谈了。在这些会谈中，咨询师的角色是教导并支持来访者跟自己的原生家庭成员直接工作，而不是替他们工作。只要准备得够充分，来访者甚至可以主导这几次原生家庭的会谈。与原生家庭会谈间隔着的与该来访者的会谈可用来回顾上一次原生家庭会谈的状况，并且为在下一次原生家庭会谈中做什么制订计划。

　　第三个阶段旨在将原生家庭的工作整合进最初的直接来访系统（可以是个体、伴侣或者家庭）中。一般来讲，这指的是将原生家庭的积极改变整合进来；或者如果原生家庭成员没能做出适当的改变，要怎样接纳他们本来就是这样的，并且在这一现状的基础上寻求最好的结果。后者可能需要涉及对哀伤的处理。这个阶段中的整合也包括"乘胜追击"，也就是抓住这个限制被减轻或者移除（源自原生家庭的工作）的机会，鼓励来访者实行最初的解法序列。原生家庭的会谈不仅适用于跟来访者的父母工作，对于兄弟姐妹的工作同样有效。

最常用到原生家庭计划元构架的假设元构架有：组织、心智、发展、性别以及文化。原生家庭会谈同时也可以作为序曲，有助于开展下一个计划元构架（内在表征）的工作。跟其他的计划元构架相比，以原生家庭的限制为主要攻克目标的具体的治疗模型少之又少，甚至几乎是没有的。不过，在大量的治疗方案的著作中都涉及这类工作。比如，保罗二人（Paul & Paul，1986）就曾把录像和家庭照片结合起来，用于协助来访者在此时此刻与已故或无法接触到的原生家庭成员进行想象中的面质。弗洛默（Framo，1976，1992）发展出了一套完整的方法论，以便将原生家庭成员纳入咨询。平索夫（Pinsof，1995）则在他的问题中心的整合元构架中进一步阐释并拓展了弗洛默的方法论。有很多咨询师都撰写过关于家谱图的用法，其中，麦戈德里克及其同事（McGoldrick et al.，2008）的著作尤其系统且有用。鲍恩（Bowen，1974，2004）关于在原生家庭中的自我分化的工作自然是原生家庭治疗领域的一项几乎最具开创性的成就。最后，语境治疗（Boszormenyi-Nagy & Krasner，1986；Boszormenyi-Nagy & Spark，1973）也提到了怎样理解家庭系统中的跨代忠诚和义务，并对此进行工作。

内在表征计划元构架

内在表征计划元构架的指导假设是，来访者之所以不能实行解法序列，是碍于一些限制，这些限制源于内化了的（心理上）自己或他人（主要源于其原生家庭）的表征。通常来讲，这些内化了的表征源自童年和青少年时期的一些重复的体验。对于治疗计划的总体假设是：要实行解法序列，需要修正这些内化的表征。我们最好把这些表征看作内化了的问题序列。

前文提出的原生家庭策略有助于我们将对自己和他人的内在表征与对现在的自己和他人（家庭成员）的外在表征分化开，从而有助于识别内在表征。此刻来跟儿子及儿媳做了三次家庭治疗会谈的 70 岁的老父亲，已经不是 35 年前那个不怒自威的、孔武有力的父亲了。此刻强壮能干的 40 岁的来访者，也不再是过去那个脆弱黏人的 5 岁小孩了。通过与原生家庭进行的工作，我们可以更清楚地认识到，此刻的成年来访者主要是在跟内在的原生家庭客体缠斗，而不是与外在的原生家庭成员缠斗。这样说并不是要否认应对此刻的家长或兄弟姐妹时的复杂性，不过这些人通常并没有其内在表征所被赋予的那么大的力量和权威。

内在表征通常是与来访者最初被识别出的部分工作，并把这些部分"历史化"，而这些识别部分的工作是我们之前在意义／情感计划元构架中通过内在家庭系统进行的。现在，我们要从历史的视角审视自我的一些部分，把这些部分跟童年的早期经验联系起来，并且评估这些部分在此刻的个体和人际功能中的适合度以及其中的缺陷。

以下策略可以主要被归入内在表征元构架。

1. **帮助来访者识别他们自己以及他人的内在表征。**该策略指的是帮助来访者觉察他们内化了的自己和／或他人的表征（J. P. Siegel，2015）。这里的关键假设（心智元构架，M2）是过去经验留下的痕迹，或者对该经验的表征会成为对解法序列的限制。比如，鼓励一个成年人邀请父母来参加咨询，可能会激活他内化了的、对自己和父母的表征。他那份恐惧——害怕因为直接挑战父亲而惹恼他——正体现了他心里内化了的强有力的父亲和无助的小男孩的形象。这些对于自我和他人的曲解就是内在表征的冰山一角。

即使不涉及原生家庭的工作，来访者的一些部分依然可能在家庭、伴侣或个体咨询中现形，这意味着内在表征是真实存在的。这些部分的显现通常伴随着一些极端或者不合时宜的反应。一个父亲说，他对于儿子的行为不端过于严苛，都不像是他自己了。当咨询师问到，他以前在什么时候见过自己的这个部分时，他说："是我爸。他就是这样对待我的。"

2. **识别关乎内化的表征的形成或发展的关键事件（序列）。** 该策略旨在描述在来访者的童年或青少年时期发生的某个创伤的或重要的事件以及／或者一系列事件，这些事件"制造"了关键的内在表征或者使它们明确成形。在前文提到的例子中，那个父亲讲述了在他八九岁时发生的一件事，他撒了一个谎，然后他父亲就吼他，说他永远都不可能成事，他的人生将是一个巨大的谎言。他觉得非常羞耻和无望。再举一个例子，有一个女人说到她放学回家时经常看到母亲喝醉到不省人事，摊在客厅的沙发上，而她妹妹就在客厅的地上玩。她会把母亲弄到床上，给妹妹做饭，等妹妹睡着以后再做自己的作业。这样的序列重复了多次，以致她发展出了一个"小妈妈"的自我，这个部分让她可以不顾及自己的感受或想法，只照顾所有人，以及做她必须做的事。事实上，她的小妈妈部分甚至没有感受或想法（这些都被解离或否认了）；她只是一味地不畏艰辛，迎难而上。

3. **识别自我的一些部分并与之工作**（Perls，1969；R. Schwartz，2013），而这些部分关乎对解法序列有限制的、过去的关系和／或事件。上面提到的那个小妈妈的部分就妨碍了来访者在自己非常疲惫或沮丧的时候让丈夫或者已是少年的孩子来照顾她。部分与部分之间是相互影响的。某个部分可能会"保护"另一个部分（生气的部分会保护悲伤的部分，反之亦然），或者某些部分可能比其他部分更容易进入意识层面。该策略可能会包括识别对解法序列构成限制的自我的部分，并用另外一些对解法序列有助益的部分修正或平衡它们。比如，让一个总是觉得自己不够好或不能胜任的人想想自己有没有任何一个部分曾经觉得自己是够好或可以胜任的，这样可能会引起他对于那个更适应并更有复原力的部分的觉察。如果他母亲就是我们刚刚提过的那个过于能干的小妈妈，那么让他想想自己身上有没有母亲的那些部分，也可以促使他积极主动地认同母亲的能干。与一些部分的工作也包括在不同部分之间用有指导的想象或空椅子技术，以便让自我更加平衡和谐（Breunlin，Schwartz，& Mac Kune-Karrer，1992）。内在家庭系统（R. Schwartz，2013）会提升并强化自我，让自我可以引导并滋养其他部分。

4. **移情阐释**（Luborsky & Barrett，2006）。该策略会将内化了的自我和他人的表征与当前的关系进行联系和对比。通常来讲，该策略会聚焦在适应不良的移情上，而这样的移情会限制更具适应性的问题解决。比如，当妻子让丈夫把他丢在地上的衣服捡起来时，丈夫会把妻子看作他过分苛责的母亲。然后他就会变得过度愤怒和叛逆，而妻子会带着恐惧和不屑走开。当与他们讨论了几次这种恼人的问题序列之后，咨询师提出丈夫可能把他在与母亲的关系中体会到的无价值感和愤怒都转移到了妻子身上。丈夫从而认识到自己对待妻子的行为是不合适的，并且意识到他会把自己内化了的严苛的母亲形象投射在妻子身上，然后觉得自己像是她无助的"坏"孩子。妻子在看到丈夫的觉悟以及他承认自己反应过度之后，也松了一口气。

5. **帮助来访者看到内化了的表征是怎样限制了当前的来访系统去实行解法序列的**（Luborsky & Barrett，2006；Scharff & Scharff，2005）。在上文提到的个案中，该策略帮助这个丈夫意识到他对妻子的批评反应过度了，而他的极端反应会让她感到疏远、愤怒和沮丧。最近，妻子不愿再一遍遍地重复这个问题序列，而是选择了远离他。他开始担心妻子会不会离开他。他清醒地意识到她不是他的母亲，也意识到他先入为主地把妻子看作母亲已经妨碍了他做一个好丈夫。类似地，我们也希望一个曾被哥哥拳脚相加的妻子看到，她可以在丈夫生气的时候依然站出来为自己说话，而丈夫并不会像她哥哥一样欺负她。她也会意识到她总是害怕自己的愤怒会激活丈夫心里的什么东西（像她哥哥的暴力倾向），于是就不计代价地逃避并拖延冲突，这样的做法已经让她的婚姻失去了生机，也让她时常觉得没有力量并心怀怨恨。

6. **帮助来访者对自己内化了的表征负责**（Gurman，2008）。该策略旨在帮助来访者"认下"自己转移或投射给别人的、属于自己的部分。前面提到的那个父亲开始为自己苛责的部分负责，并且决定当这个部分出现时要更好地管理它。那个妻子（母亲）也开始为自己的"小妈妈"部分负责，并且减少她对别人强迫性的、殚精竭虑的照料。她努力让自己有益地、适当地自私。要负起责任，通常需要先明白"这是我的一个部分，是我需要去理解并更好地管理的一部分"。

7. **帮助来访者理解并应对其他家庭成员的内在表征**（Scharff & de Varela，2005）。该策略可以帮助前面提到的那个妻子理解为何丈夫会如此过分地对待自己，也让她在类似的状况发生时帮丈夫指出这一点，却不使他为此难堪。该策略植根于来访系统对于他们的内在表征的认识，以及对于内在表征如何妨碍实行解法序列的理解。当着其他来访者的面跟某个来访者做内在表征的工作，可以将这个策略的学习潜能最大化。

8. **帮助来访者看到某些内在表征可以怎样发挥作用**（Scheinkman & DeKoven Fishbane，2004）。举一个该策略的例子，我们可以帮助那个妻子（母亲）看到其"小妈妈"的部分怎样帮她度过了艰难的青少年时期，甚至在今天，每当她遇到困难的时候，这个部分依然可以派上用场。问题是，这个部分是从何时起在她的生活中占主导地位的，这让她变得枯竭、愤怒、满腹怨恨。类似地，如果一个男人在父亲的拳脚下长大，但他有一个爱他的母亲会努力地保护他，那么他或许可以把妻子看作他生活中的爱与保护性力量。

在内在表征计划元构架中最常用的策略是心智（尤其是 M2）、性别、文化以及发展假设元构架。这类策略旨在阐释并转化那些让来访者没有能力实行解法序列的内在表征。当来访者可以稳步实行解法序列时，内在表征的工作就可以停下了。在整合系统治疗中，内在表征的转化本身并不是目的，而是一种工具，用于扫除妨碍着问题解决的限制。

在过去的 100 年里，精神分析和心理动力学都曾对内在表征的策略和干预进行了详细说明。整合系统治疗吸纳了这些流派的现代版，也就是客体关系理论和治疗（Guntrip，1969；Guntrip & Rudnytsky，2013；Scharff，1995；Summers，1994，2013）以及短程心理动力治疗，这些取向都倾向于使用在此时此地的、更积极主动的策略（Levenson，2010；Messer & Warren，1995）。内在家庭系统模式（Breunlin et al.，1992；R. Schwartz，2013）用家庭系统的视角理解内在表征理论和治疗，将心灵（包括自我）中的不同部分看作一个可塑的家庭系统。

自体计划元构架

自体计划元构架的主要假设是，来访者受限于自己的自恋性脆弱或僵化，所以无法实行解法序列。要实行解法序列，就要提高他们的自恋性复原力和灵活性。正如在第五章关于心智的 M3 水平中提到的，该计划元构架的理论核心是将自体看作人类身份认同的"细胞"。自体会限制内在表征、心理客体或一些部分。自体越弱，不同客体或不同部分间的关系就越僵化和一成不变。

自体在这一生中都需要自体客体（比如，依恋和重要他人）。自体客体的功能是发展并维持自体，这一功能是通过科胡特（Kohut，1971，1977）提出的自恋移情（镜像、理想化以及孪生）来实现的。与经典精神分析不同，科胡特提出的自恋移情，不是负面的和扭曲的，而是积极的、必要的且持续的。自体是在与自体客体的关系中成长的，是通过可控的移情中断或破裂以及随之而来的共情修复而成长的。在自体的工作中，我们会中断来访者与其咨询师或重要他人之间自然而可控的移情，并将之当作共情修复和自体成长的机会。通常，自体的策略是在个体干预情境中被调用的。在婚姻家庭咨询的情境中，咨询师比较难以跟某个来访者建立足够强的联盟（一组正性自恋移情），从而比较难以维系长期的自恋修复的工作。在联合咨询中，该计划元构架所对应的高强度的个人化工作也可以偶尔为之，但前提条件是其他在场的来访者可以非常共情并随时回应。

以下策略可以基本归于自体计划元构架。

1. **帮助来访者看到他们的自恋性脆弱怎样限制了他们实行好的解决方法**（Pinsof，1995）。在跟一个单亲妈妈工作时，该策略可以帮助她认识到自己的自恋性脆弱是怎样让她无法支持女儿的，无法支持她符合其发展需要的、健康而恰当的分离。咨询师共情了她的痛苦，共情了她觉得被女儿抛弃和背叛的痛苦。接下来，咨询师可以用动机式访谈（Miller & Rollnick，2012）的技术，帮助她看到那些限制和惩罚女儿的行为怎样将女儿越推越远，并让她更觉得被抛弃和满腹怨恨。一般来讲，该策略包括两个主要步骤。第一步对在自恋层面受限的来访者进行共情（镜像）。在这一步强化了咨访联盟之后，第二步就是帮助来访者看到他们自己在问题序列中扮演的角色，以及这样的问题序列可能引发的灾难性后果。究其实质，咨询师在这里成了共情的自体客体，以此给予来访者衰弱的自体以力量，使她可以参与到解法序列中。

2. **利用咨访关系的变迁沉浮来强化来访者脆弱的自体**（Kohut，1968）。该策略也包含两个步骤。第一步是关系的构建。在这样的关系里，咨询师成了脆弱的来访者的自体客体。也就是说，咨询师和来访者一起经历了许多，以至咨询师成了来访者的自体客体或在心理上足够重要的人。要实现这一目标，通常需要足够的共处时间，以及发生一些情感上重要的事件或互动。在这些事件或互动中，咨询师可以被来访者当作安全的、值得信赖的和有能力的"他人"。要实现成为自体客体的目标，不能靠嘴上说说（"相信我"），或者刻意为之，而是要随着有意义的互动而自然产生，这些互动一步步地检验和体现着咨询师的可信度和能力。

第二步是无意中的破裂以及咨询师有意的修复，这里的咨询师指的是与来访者形成自体客体关系的咨询师（Pinsof，1995）。在整个咨询历程中，咨询师总会不可避免地有共情不好的时候（镜像失败）；会有跌下神坛的时候（去理想化），比如迟到、忘事或者说些蠢话；也会有与来访者分化，以至来访者觉得"我们不同"的时候（孪生破裂）。这些都是自恋移情的损伤或破裂。这些损伤和破裂的修复至少需要五步：（1）与来访者共同找出这处破损；（2）认下错误或为之负责（"我的确没有抓住那个回应的机会"）；（3）对来访者关于破裂的体验进行共情；（4）道歉；（5）跟来访者一起做计划，以免重蹈覆辙。

整合系统治疗中自体工作的核心就是重复不断地在破裂—修复的情节中修通，这个过程逐渐增强着来访者的力量并且降低他们的自恋性脆弱。理想状况当然是来访者可以为彼此提供这样的功能，但是当咨询师已经下移到矩阵的底端并要用到自体计划元构架的时候，想必我们已经从来访系统中看到了那些必要的自体发展工作是不可能在来访者之间完成了。这些工作必须在个体的情境下、在咨询师和来访者之间进行。

3. **在咨访关系中教来访者学会破裂—修复技术，以便随后将它应用在与其他人的关系中。** 我们希望，体验咨询师与个体来访者之间的破裂—修复的效果是，随着来访者自体力量的增加，他更能用他人做"有促进作用的"自体客体；反之亦然。咨访间的破裂—修复体验相当于教学实践课，可以为来访者扫清障碍，让他们把自己越来越高的情绪智力和处理关系的能力带到生活中。比如，一贯自恋性地脆弱易碎的、高高在上的、专制独裁的父亲，需要学着把他跟青少年儿子之间的不可避免的、意料之中的关系失败当作破裂—修复的机会，以便帮助儿子变得更有自恋性复原力。

4. **通过对咨询师自我的有效运用，深化与来访者同盟中的盟约成分。** 咨询师用该策略跟来访者建立更个人化的、具有特异性的或独特的、更"真实"的关系（人与人的关系）。这包括活在当下，以及对来访者有不失个人边界的关照。比如，当来访者在描述他经历过的极端痛苦（比如，被强奸、丧子或看着年幼的弟弟在自己的怀里死去）时，咨询师可以流下共情的眼泪。又如，咨询师可以打电话给来访者，问问某个重大的生活事件（比如，重病孩子的手术、博士答辩或某次让人担心的面质）的结果。在一些非常状况下，咨询师也可以允许来访者安慰和支持自己。比如，如果咨询师的久病的孩子刚刚不幸过世，他可以允许来访者安抚自己。这样的体验也可以让来访者再次确认，咨询师把自己看作可以信赖的资源。这样的自体的工作需要咨询师情感成熟并有责任心，这样才不会把来访者变成自己的自体客体。

5. **发展并包容来访者的依赖以及高强度情感。** 在某种程度上，该策略在行为层面是不可言传的，也没有清晰的维度。这主要是体验性的，只可意会。该策略涉及这样的能力，即咨询师可以包容来访者把自己作为他们强烈的情绪和需求的标靶或客体，又不与来访者融合或将它阻断。咨询师必须成为来访者的标靶，去承接他的悲伤、欲望、痛苦、需求、希望、愤怒或恐惧，并且不会被"吓坏"，然后做出一些羞辱、拒绝或伤害来访者的行为。比如，有一个女性来访者可能会向男性咨询师表达强烈的性欲望。咨询师必须包容这样的体验，而不去满足或者羞辱来访者。类似地，当来访者表达了自己对咨询师的强烈需求（"你怎么能抛下我，一走就走两周呢？"）时，应该触发咨询师对来访者的共情行为，而不是防御或攻击行为。

6. **唤醒自体，从而拥抱那些尚未归队的或依然失联的部分**。当人的心智中的某些部分或层面无法与其他部分或层面整合或联结，并且这样的失败限制了解决方法的实行时，咨询师就应该促进整合。用内在家庭系统的语言来说，这意味着帮助来访者受限的自我履行领导的职责，修复不同部分间的联结并重建和谐。这也可能意味着要帮来访者看到，她投射在别人身上的东西（比如，愤怒、恐惧、脆弱、绝望、贪婪）其实是她自己的一部分，应该纳入其内在家庭。咨询师常常要作为一座桥梁，去联结那些尚未联结的部分，并且共情地接纳着需要面对的一切。这样共情的桥梁也为来访者示范了要怎样破除心灵的壁垒，正是这些壁垒让他们无法发展整合好的功能并做出适应性行为。该策略对于有人格障碍的来访者尤为重要，对于被过去的创伤后遗症妨碍了解决方法实行的来访者也尤为重要。

7. **整合精神信仰，从而促进接纳**。该策略是从用正念促进接纳和从容的策略中发展而来的。不过，在此时此地的计划元构架中，正念更多地被当作让自我平静和冥想的技术。而自体计划元构架中对精神信仰的运用则更加深入、彻底，用精神信仰来应对精神的痛苦、丧失以及自我限制。该策略很难被详细具体地阐述，它主要指的是促进来访者接纳自己，接纳生活、创伤以及自己的和他人的局限。它常伴随着对于死亡的接纳，并且在接纳的同时依然不失快乐、愉悦和联结。该策略需要咨询师具有非言语的智慧和修养，让来访者从中受益，润物细无声。这个层面的精神信仰觉察可以拓展自体（而非自我）并且推动解法序列，同时也促进觉察以及帮助来访者优雅地管理自己的限制。

干 预 情 境

整合系统治疗主要聚焦于自然的系统，这个系统在咨询之前有历史，在咨询之后也有未来。这样的侧重点恰恰体现了家庭治疗的可贵。个体咨询和团体治疗的假设是，来访者可以将他们在咨询中学到的东西迁移到自然系统中，自然系统即指他们的家庭、婚姻以及/或者其他重要关系。遗憾的是，这个美梦总不能成真。当我们跟儿童和青少年做个体咨询的工作时，无论他们已经有多少进步了，如果他们的家庭不能支持或者欢迎他们的变化，这些进步就总是难以持久。类似地，当我们跟一个婚姻有问题的个案在团体或个体咨询中工作时，如果他的婚姻不能支持他在与咨询师和/或与团体的工作中做出的改变，那么他很有可能会在咨询结束后退步或者离婚。

在意识到这样的挑战之后——这样的挑战关乎早期的行为主义者所谓的*迁移学习*——家庭治疗师决定要与"系统"进行工作，即来访者所处的人际情境。如果整个系统改变了，或者个体在一个欢迎这些改变的系统情境中做出了改变，那么这些改变更有可能在咨询之后得以保持。这一根本的转变就是家庭治疗的核心，也是整合系统治疗的核心。这并不是说个体咨询或者团体治疗是没有用的。它们都在整合系统治疗中占有一席之地，只是当可行并适当的时候，我们更倾向于通过与伴侣或家庭系统的直接工作来改变问题序列。

直接的干预情境

干预情境决定着来访系统中的哪些成员会直接参与咨询，也就是直接系统情境。正如图 6.1 中的治疗情境和计划元构架矩阵所示，在整合系统治疗中主要有三种干预情境：（1）家庭，（2）伴侣，（3）个体。整合系统治疗意在跨越我们经常听到的*治疗形式*的概念，代之以干预情境的概念。我们认为"情境"这个概念比"形式"更灵活并且更少有理论的意味。IST 咨询师在与同一个个案或者来访系统工作的过程中，总是要用到多种情境。

整合系统治疗中的整合元素是讨论形式—情境议题的核心。整合系统治疗并不是一个家庭、伴侣或者个体咨询流派，而是尽可能恰当而灵活地运用这三个情境，只为改变来访系统中的问题序列。如此，整合系统治疗将家庭、伴侣以及个体咨询整合为一个统一的、多模型的取向，并用最适当的情境促成改变。

家庭情境

家庭情境包括两个或两个以上的家庭成员（不包括伴侣的咨询，那是伴侣情境）。家庭情境通常是多代的，即包含了不同辈的成员，不过也可以由同辈的成年兄弟姐妹或者重要的朋友组成。在这种状况下的角色期待趋于对称或相似。不过，在家庭情境中，一定程度上的角色互补（角色期待不同，却互惠互利）总是更典型的，即某个或某些家庭成员扮演了家长的角色，其他人则扮演了更依赖的角色。这样的互补性常见于我们跟小孩子及其父母的工作中，在我们与成年子女及其照料的年迈父母的工作中也很明显。

尽管家庭情境是由两个或两个以上家庭成员组成的，不过要从家庭的哪个亚系统开始才最好，却没有一定之规。比如，在许多儿童和青少年的咨询中，都包括儿童或青少年以及一位照料者。通常，这位照料者是母亲。然而早期的家庭治疗师的经验告诉我们，让母亲参与咨询而让父亲继续置身事外是一个临床上的错误（Minuchin，1974）。这样做不仅边缘化了父亲、让他没办法成为资源，还加重了母亲的负担，也忽视了儿童和青少年的问题在这对伴侣中的功能，即在多大程度上为这对伴侣提供了稳态或调节的功能，无论这对父母是结婚了还是未婚同居着。我们将家庭情境定义为两个或多个成员，就意味着我们将不再纵容无法让两位父母及其他家庭成员直接参与到孩子的治疗中的困境。

伴侣情境

伴侣情境包含了两个人，他们都认为这是一段有承诺的关系，即一段有过去且应该有未来的关系。这一定义含义极广，涵盖了已婚夫妻、恋爱情侣、未婚同居的伴侣以及未婚同居的一起抚养孩子的父母。伴侣关系中的人可以是异性恋、男同性恋、女同性恋或者跨性别者。

个体情境

个体情境指的是来访系统中的一个个体直接来咨询。在整合系统治疗中，下列情况下的个体情境是合理的：当余下的来访系统都不能来咨询时（比如，有人在外上大学，其他人都在外地），当其他人都拒绝来咨询时，当来求助的那个人坚持做个体咨询时，以及当解法序列的限制不能在其他任何情境中被充分地处理时（比如，正在为"出柜"挣扎的青少年，有婚外情的妻子不知道拿自己的婚姻怎么办，或者受心智的 M3 水平限制）。如何区分整合系统治疗中的个体情境工作和更传统意义上的个体咨询，关键是那个"地图"。正如第二章讲到的，IST 咨询师把个体来访者也看作来访系统的一部分。第十一章将会对整合系统治疗中的个体情境工作进行详细阐述。

计划的指导原则

整合系统治疗中包含一组指导原则，用于排定在整个咨询进程中治疗情境和计划元构架的出场顺序，以便指导咨询师在什么时候做什么。图 6.1 中的大箭头（小箭头也略有此意）就表现了这些指导原则。

失败驱动指导原则

在整合系统治疗中，决定干预顺序的第一个指导原则是失败驱动指导原则，即在现有的干预无法有效地调整限制之网以使解法序列得以实行时，就需要做一些治疗性的转变。该指导原则直接回应了这个问题：当我所做的无效时，我该怎么办？我们呈现计划元构架的顺序就应该是它们在实践中的出场顺序。而这一出场顺序也会有例外，比如一些特殊的情况或无可辩驳的假设。当上一个或之前的元构架策略不能移除或改善妨碍解法序列的限制时，我们就需要从一个元构架跳到下一个元构架了。以下指导原则详细解释了要怎样循序渐进地使用治疗情境和计划元构架。

人际情境指导原则

计划矩阵（图 6.1）中的大箭头让整合系统治疗中的许多关键特征都操作化了。除了失败驱动指导原则外，第二个指导整合系统治疗进程的核心原则是人际情境指导原则，它尤其指导着治疗情境的计划进程。该指导原则指出，只要是可能的且适当的，无论干预的本质如何，我们总是倾向于在人际情境（家庭或伴侣）而不是个体情境中做出干预。该原则衍生了许多好处。第一，把干预的直接效应和转化力量最大化。比如，当一个受困于情绪的丈夫在个体咨询的工作中得以联结并表达出自己失去父亲的哀伤（流下泪来）时，这一突破将对他产生影响，也可能影响到咨询师。然而，如果同样的突破是在伴侣情境中发生的，他的妻子就可以直接看到并感受到她丈夫的转变。至少在那一刻，他们关系的规则（她总是感受，他总是思考）随之改变了。如果他只是回家后告诉妻子在个体咨询里发生了什么，其影响力就远不如妻子的直接见证。如果她不在场，就错失了良机。

第二，人际情境指导原则让咨询师得以直接观察来访者之间的互动，从而增加了咨询师（以及来访者）学习和评估的机会。如果那个受困于情绪的丈夫在妻子在场时经历情感的突破，咨询师就有机会直接观察到妻子的反应。她是湿了眼眶然后摸摸他，还是扭头望向窗外且如坐针毡？如果她流泪了或者想要去安慰丈夫，就意味着她愿意也能够欢迎丈夫的改变，她的反应也不会限制后续的改变。相反地，如果她转过了头或者坐立不安，咨询师可能会假设她不适应这个改变，下一步就要探索是什么限制了她做出更好的回应。

第三，它可以促使来访系统中的"观察性自我"和心理感受性的壮大。

一个有进食障碍的 14 岁女孩告诉咨询师，每当焦虑的时候，她总是害怕麻烦父母，因为她不想给他们增加负担。相比之下，通过暴食和清除行为来让自己忘掉情绪总是更容易的，因为"没人会知道"。如果这样的互动发生在她父母在场的时候，他们就更能理解自己在女儿的问题中扮演的角色，并且更可能直接做出行动。他们可以讨论并且最好改变女儿"给别人增加负担的归因"，取而代之的是他们表现得有兴趣听听女儿的感受。至此，来访系统中的成员都理解了其问题序列中的一个核心动因，并且可以一起努力实行新的解法序列。

类似的例子还有，当妻子不想做爱的时候，这位丈夫会感到强烈的羞耻感和无价值感，他意识到这些感受源自在他父母离婚后，母亲对自己的性挑逗。当时，她穿着内衣走来走去，哪怕他只是看了她一眼，她都会羞辱他，并骂他恶心变态。如果在他生出这些领悟和与之相关的感受时，妻子是在场的，那么当他表达了自己在听她说"今晚不行"时感到的失望和苦恼的时候，她更有可能做出共情的回应。这里的关键概念是，当领悟、新的意义以及更深的理解出现时，如果来访系统的其他成员也在场，那么这些新的理解和意义就可以植根于一个更广的认知基础。这就建立了这个来访系统的集体观察性自我，也建立了这个来访者的观察性自我。

人际情境指导原则的临床意义

人际情境指导原则有许多直接的临床意义。比如，当一个已婚或有伴侣的成年人来咨询的时候，无论他的主诉问题是什么（一些例外详见下文），在第一次会谈中，他都最好可以跟他的伴侣一起来（伴侣情境）。如果一个儿童或青少年来咨询，无论主诉问题为何，他都最好可以跟他的父母一起来，或许兄弟姐妹也能一起来。在伴侣咨询中，当咨询师需要探索妻子的早年创伤经历时，咨询师一开始就应该尝试在她丈夫在场的时候做这个工作。在整合系统治疗中，只要有可能且适当，在人际情境中做工作总是更好的。

人际情境指导原则的第二个临床意义关乎"关键"来访者的概念。**关键来访者**是指来访系统中的一位成员，他在妨碍来访系统改变问题序列上扮演着重要角色，以及／或者在解法序列的实行上扮演着重要角色。换句话说，这个人是问题和／或解决方法的主要成分。关键来访者通常在来访系统中享有重量级的权力。当一个有伴侣的人来咨询时，整合系统治疗会假设其伴侣就是那个关键来访者。当儿童和青少年被认为是来访者时，他们的父母就自动扮演起了关键来访者的角色。在某些特定的来访系统中，兄弟姐妹、祖父母、大家庭成员、朋友（或敌人）以及学校或工作单位的相关人士，因其在来访系统中的角色，都可能成为关键来访者。在计划干预时直接或间接地纳入关键来访者是很重要的。至于他们是否要成为直接来访系统中的一员，则有赖于咨询师和关键来访者的共同判断。有时候，处理关键来访者的最好方法是让他待在间接系统中，但同时在问题和／或解法序列中对其角色做计划。比如，让一个患有精神分裂症的或者边缘型来访者跟其他关键来访者一起做一次宣泄及共情式咨询，可能会让他变得失控。和来访系统这一概念一样，关键来访者这个概念难免模糊，它只是帮我们简化"战场"的一个启发式工具。

人际情境指导原则和同盟优先指导原则的例外

自然，人际情境指导原则有许多关乎可行性、适当性以及同盟的例外。**可行性**指的是来访系统中其他成员是否可以参与。如果他们在地理条件或身体条件上不能参与，那么该来访者可以且也应该做个体咨询（尽管邀请他们在几次会谈中"做客"或许值得一试）。**适当性**指是否可以和／或应该当着来访系统中某些成员的面讨论某个话题。比如，如果一个丈夫想探索他是该继续留在婚姻里，还是离婚并跟他出轨了两年的女人结婚，那么至少在最初，他是没办法在妻子在场的时候全面探索自己的感受和想法的。类似地，家庭治疗中的伴侣既不可以也不应该当着孩子的面深入地探讨婚姻问题，尤其是性生活问题。

　　人际情境指导原则的一个关键例外关乎它与治疗同盟的交互影响。整合系统治疗用**同盟优先指导原则**来应对这一例外，该原则指出，养成、维持及修复治疗同盟要优先于其他的计划指导原则，除非这样做会极大地牺牲治疗的有效性和完整性。比如，如果在咨询师几次三番地尝试把来访系统中的其他适合参与咨询的成员纳入咨询，但这个来访者依然拒绝跟其他人一起咨询，咨询师就应该单独见这位来访者。当一个 16 岁的男孩拒绝跟其他家人一起来咨询时，咨询师就应该单独见他。当咨询师试图说服一个 43 岁的妻子跟丈夫一起来参加第一次咨询，而她仍然拒绝的时候，咨询师也应该单独见她。不过，如果在一段时间的个体情境的工作之后，依然很明显得有必要把来访系统中的其他成员纳入咨询，那么咨询师可能需要坚持让来访者邀请其他人来，否则咨询就不能继续。

　　最后，至于怎样将系统中的其他成员纳入咨询，有几个重要策略。第一个策略是要考虑由谁来邀请其他成员。这里的操作原则是先让来访者邀请其他成员参与；如果不行，咨询师再去邀请他们。该策略——让来访者做工作，如果不行，咨询师再跟他们示范怎样做工作——与整合系统治疗中的优势指导原则是一致的。该策略假设来访者具备完成必要工作的技巧和能力。如果来访者表示做不到，那么咨询师可以跟来访者一起做，并在这个过程中充当他们的顾问、榜样及同伴。

　　第二个策略控制着信息表达。这包括跟来访者一起制订策略以及要怎样邀请别人加入。非常关键的一点是避免带着"指责"，这会让对方觉得他们之所以必须来，是因为他们就是导致了来访者问题的元凶。相反，他们受邀参与咨询是为了帮助咨询师和来访者进行工作。被邀请的人可以提供更多的视角来理解发生了什么以及需要改变什么。他们可以让来访者和咨询师对于问题和解法的理解都更加丰富。我们不鼓励用家庭和伴侣咨询的语言说事。来访者和咨询师都最好不要说"请来参加，因为这是家庭（或伴侣）治疗"，而要说"请来参加，因为你和你的观点可以帮我们理解发生了什么，以及要做些什么来改善现状"。另外，这份邀请是请他们来参加一两次会谈，不一定是参与整个咨询历程。如果他们需要继续参与后面的咨询，几次会谈过后，这对于大家往往是显而易见的，会自然而然地继续做下去。

时序指导原则

时序指导原则也在矩阵图中向下的箭头里有所体现，它指出咨询开始时应聚焦在当下，然后随着更复杂和悠远的限制的出现，逐渐向过去转移。换句话说，只有在聚焦当下的干预技术不能转化问题序列的时候，咨询干预的焦点才会放在过去。在计划矩阵中，上面三个计划元构架（即行动、意义／情感及生物行为）是此时此地或者当下的计划元构架；下面三个元构架（即原生家庭、内在表征及自体）是彼时彼地或历史性的计划元构架。

成本效益指导原则

成本效益的概念隐含在图 6.1 向下的大箭头里。成本效益指导原则指出，咨询应从花费更少的（在时间或持续时间以及金钱上）、更直接的以及更不复杂的干预技术开始，然后如果需要，向花费更多的、更间接的以及更复杂的干预技术转移。简而言之，就是在绕远路、走间接且复杂的路之前，先抄近路、走直接且简单的路。与优势指导原则相一致，在被证明并非如此之前，成本效益指导原则总是假设来访系统只需要最少的和直接的干预，就具备解决问题和实行解法序列的资源。上层三个计划元构架中的策略和技术更多地被看作低成本高效益的。然而，如果反馈说明这些不够用，咨询师就需要调整关于限制之网的假设，并看到从下层矩阵中提取策略和技术的价值。

小箭头及以问题为中心的指导原则

图 6.1 矩阵中的小箭头与以问题为中心的指导原则相关，它指出咨询过程必须时刻直接或间接地与主诉问题相关联，主诉问题也就是来访者为此来寻求帮助的问题。因此，正如大箭头所示，即使当咨询进程在向下层矩阵转移的时候，也从未失去与主诉问题的联系，依然与那些必须在行动、意义／情感或生物行为计划元构架上发生的改变相关联。

小箭头要回答的问题是，咨询要在矩阵中向下走多远。咨询需要在矩阵中不断向下，直到来访系统可以实行恰当而有效的解法序列为止，而这一序列可以解决或足以改善他们的主诉问题。如此说来，在矩阵中向下的进程不是理想的进程，而是必要的进程，是不断因需而生的，直到解法序列可以被实行。在整合系统治疗中，并不是走得越深、越在矩阵的底层就越好。至于那个"要在矩阵中向下走多远"的问题，答案是"需要走多远就走多远"。

教育指导原则

最后一个计划指导原则关乎咨询师的角色。整合系统治疗中的教育指导原则把咨询看作一个教育过程。在此过程中，咨询师以来访者可以吸收的最快的速度给出自己的技能、知识和专长。IST 咨询师是教师，通过个体的或集体的方式教来访者学会更有效的、心理社会的问题解决技能。咨询师的目标就是做到刚刚好。这个指导原则的一个必然后果是，在咨询的关键点上，当解法序列已经就位时，咨询师就像好父母那样，会做更少的工作，以便促进来访者的成长。咨询师在咨询中可能会几次打断并指出一个小问题序列，然后就被动地坐在一旁，看着来访者在没有咨询师帮助的情况下工作。这样有计划的被动性可促使来访者尽快成为自己的咨询师。就像一个好教师期待学生自己学习一样，IST 咨询师期待改变，并且会小心而敏感地跟来访者沟通这样的期待。

IST 咨询师最想给来访者传达的一个信息是，失败是有价值的，且完美

是不可能的。当咨询师建议或鼓励来访者实行某个解法序列的时候，咨询师
并不确定这是可行的。如果咨询师建议的解法序列不行，这就是一个机会，
让我们先更全面地理解来访系统的限制之网，再做别的尝试。正如咨询师需
要读懂对其干预的反馈（见第八章）一样，来访者也需要做出尝试，读懂反
馈，重新做出关于限制的假设，然后再试一次。咨询师在教来访者内化整合
系统治疗的精髓（第三章）和蓝图（第四章），使他们最终可以自己加以运
用。在对来访者的教育中，主要的期望和目标是来访者可以保持并整合其改
变，并且学着将他们新学的问题解决原则应用在今后的其他问题上。

灵活的箭头

在图 6.1 的矩阵中，无论是大箭头还是里面反方向的小箭头，都是用虚
线而非实线表示的。虚线的特性暗含了在应用计划指导原则时的轻便和灵活
性。在理想的情况下，每当失败时就在矩阵中向下走，这并非僵化或绝对的
规则。应该灵活应用这些指导原则，并且在运用时对反馈保持敏感。在与某
些来访者的工作中，当面临异常清楚或不容忽视的证据（比如，极度恶劣的
创伤史）时，我们可能会更快地向下走到矩阵的下层。类似地，按照矩阵的
顺序，IST 咨询师往往会在认真尝试过行动和意义／情感的策略之后再推荐
使用精神类药物（来自生物行为计划元构架），而非在尝试之前就推荐。然
而，对于某些非常严重的抑郁、焦虑或精神病性的来访者而言，抑郁或焦虑
让他们无法参与到行动或意义／情感策略中，于是药物可能是重要的第一步
干预。关于灵活性的最后一点说明是，在咨询中的某些节点上，一个经验丰
富的咨询师可能会同时从多个计划元构架中选取策略或干预技术。当一个咨
询师为一个来访者提供长程的个体咨询时，如果这个来访者的问题序列既包
括抑郁心境也包括自恋性脆弱，那么咨询师可能会用行为激活（行动计划元
构架）应对抑郁心境，同时小心地观察并管理来访者强烈的情感和依赖性，
以便应对深植于心智的限制（自体计划元构架）。矩阵中虚线的箭头和这些指

导原则（并非规则）意在体现它们是可以灵活地、有创造性地以临床上负责任的方式来使用的。

结束及以问题为中心的阶段式咨询

整合系统治疗将咨询构想为以阶段（一组一组的会谈）的形式开展的，这些阶段都处理着具体的主诉问题。正如第一章所述，这些咨询阶段出现于个体的整个生命历程以及家庭生命周期的不同阶段。IST 咨询师就是最初的健康专员，时刻准备着为终生被他治疗的个体或家庭服务。如果咨询师不能提供必要的治疗策略，他就会找到具备相应技能和知识的从业者，并与之合作。IST 咨询师相当于家庭医生，时刻准备着为这个"系统"服务，为他们正在经历的任何心理社会性问题提供帮助。

IST 咨询师可能会帮助刚刚结合的年轻伴侣应对与各自原生家庭建立健康界线的挑战。几年后，他们的第二个孩子出生了，这个咨询师可能会帮助他们应对随之而来的婚姻亲密感的丧失以及两人都要工作的挑战。5 年后，这个咨询师可能会帮他们找一位神经心理学家以及教育咨询师，来帮助他们应对第二个孩子的注意缺陷／多动障碍。20 年后，这个孩子已经是 25 岁的成年人了，住在另外一个城市，他可能会让这位咨询师帮忙在他和伴侣生活的城市找一位咨询师，从而帮助他们决定是结婚还是结束其冲突不断的关系。

这一观点对于结束咨询的启发意义是，当主诉问题被处理到一定程度，足以允许来访系统尽可能好地生活下去时，这个咨询阶段就可以结束了。在理想状况下，这一阶段中的主诉问题可以被彻底地解决，但是正如我们起初的构想，这总是无法实现。当新的解法序列足以缓解主诉问题时，咨询就可以结束了。在某些阶段，对某些问题的解法序列可能包括接纳这一主诉问题，而不是试图根除它。比如，某些丧失带来的痛苦可能永远都不会消失，但是当我们可以跟别人分享、理解并接纳痛苦时，我们就可以更好地跟痛苦相处。

结束只是"暂且别过"。基本上，这一阶段结束了，我们尽可能多地巩固了从中学到的东西（在结束之后学习仍在继续），讨论了如果退步该怎么办，并好好地说了再见（Lebow，1995）。

整合系统治疗的特异性和即兴式本质

IST 咨询师跟每一个来访系统商讨要怎样在矩阵中下移的方式都是独特的。每个来访系统都有一套独特的限制，也都将在咨询师的帮助下找到属于自己的解法序列。整合系统治疗不是用模子做饼干的咨询。整合系统治疗的每个阶段都是结构化且即兴的事件，是随着时间而徐徐展开的。一个咨询师在某个计划元构架中对策略和技术的选择，不可避免地反映着这个咨询师自己的偏好、价值观以及敏感度。一个更偏向情感取向的咨询师会倾向于在意义／情感元构架中选择更多以情感为焦点的策略和技术，而一个更偏向认知取向的咨询师会选择更多以认知为焦点的策略和技术。这在意料之中，也是自然而然的。

另外，没有任何一个咨询师可以精通某个计划元构架中的所有策略，因此咨询师必须寻求合作，跟其他从业者发展同盟关系，以便帮助来访系统得其所需，从而对他们的问题实行"可能最好的"解法序列。并且，每个计划元构架都是一个开放系统，是随着新的知识和技术的产生而不断壮大的。如此，这些计划元构架就是不断发展的体系，以帮助咨询师为他们的来访者扩展并找到最好的资源。

第七章

对　话

　　约翰和桃乐茜是一对无子女的已婚夫妻，他们来咨询是为了应对一个僵局，这个僵局已经威胁到了他们25年来一向稳定的婚姻。约翰作为一家律师事务所的合伙人，拿到了去另外一个城市做分公司总经理的职位。他把这看作千载难逢的机会并想要接受它；况且，他现在的工作压力已经大到影响健康了。桃乐茜呢？作为一个心理咨询师，她的事业正蓬勃发展，她不想搬家到一个没有其声望的地方重新打拼。她反对搬家。在一次会谈中，他们有如下对话。

　　约翰：这样的机会不会再有了，桃乐茜。我知道这对你的职业不利，但是我们不用担心钱的问题，而且我可以在我心脏病突发并猝死之前获得解脱。

桃乐茜：你说得都对，但是我觉得我已经为你的职业牺牲过了。现在我有很好的声誉，事业蒸蒸日上，我就是不想放弃这些再从头开始。如果你必须走，那你可以走，但是我想我会留下来。

　　约翰：说真的，如果我们真这样决定了，我们的关系会怎样？

　　（两人都满怀期待地望向咨询师。）

在继续往下读之前，试想作为读者的你就是那个咨询师。如果让你开口，那么你会对这对夫妻说些什么呢？你为什么会选择这样回应？有些咨询师可能会选择保持沉默，然后等着桃乐茜和约翰继续往下说。另一些咨询师偏好的治疗模型，尤其是手册化的治疗模型，会告诉他们该说些什么。也有些咨询师会优先顾及同盟关系，并以保护同盟的方式回应。那些以激进的共同因素视角看待咨询的咨询师会认为，只要把关注点放在共同因素（本书第二章进行了回顾）上，咨询师在任一时刻的行为几乎都对治疗结果没有影响。

因为整合系统治疗是整合式的，所以咨询师有很多选择。要选择哪个选项，需要考虑以下多种因素。我们将描述三种可能的回应。如果咨询师读到了反馈，担心自己如果说些什么会让他们以为咨询师更支持某一方，从而导致同盟分裂，那么咨询师的回应可能是共情的表述，意在加强与约翰和桃乐茜双方的同盟，比如：

咨询师：我明白这对于你们两个人都异常艰难。

如果咨询师从他们的互动中读到反馈，并假设性别不平等可能限制着僵局的化解，那么咨询师或许要指出可能存在的不平等：

咨询师：桃乐茜，你刚才说到你之前已经支持过约翰的事业了。在整个婚姻里，当你们需要做其他的艰难抉择时，你觉得你的声音有没有被平等地纳入考量？

如果约翰和桃乐茜之间的对话是在让他们讨论僵局的现场演练中发生的，那么咨询师可能会让他们继续这段对话。咨询师可能会用表述和指令。

咨询师：这是一段很难的对话，我不知道你们之前谈到这里时有没有走得更远过。继续说，然后看看你们会发现什么。

整合系统治疗式的治疗性对话

正如第二章提到的，整合系统治疗采用一种温和的共同因素视角来看待咨询。该视角认为，咨询师在咨询中所做的事会影响结果；因此，治疗性对话就成为改变过程中重要的一环。在进行对话时需要仔细想想咨询师要说些什么以及怎么说。其实，在理想状况下，咨询师说些什么应该严格地源自来访者在对话中说了什么。这是永恒的公理，因此，IST 咨询师应是熟练的倾听者，因为是他们听到的引领着他们要说的（Nichols，2009）。

IST 咨询师用精髓图示（见图 3.1）和蓝图（见图 4.1）来指引治疗性对话。在第三章中描述的精髓图示让咨询师得以看到他们在问题解决过程中所处的位置。让我们回忆一下，这个过程包括定义问题并将之置于问题序列中，构建并实行解法序列，以及识别并移除限制。以上这些部分的成功在很大程度上有赖于治疗性对话。

咨询师在对话中的贡献也源自蓝图中包含的信息。对话植根于假设、计划以及对反馈的读取。咨询师总是持有一个假设，然后用对话确认或者推翻它。假设可以在假设元构架中被编码，每一个元构架都有自己的语言：组织、发展、文化、心智、性别、生物以及精神信仰。比如，如果咨询师假设这对父母和女儿丽贝卡之间的矛盾关乎发展波荡，那么他可能会说："丽贝卡有时表现得像 2 岁，有时像 22 岁，这一定很令人苦恼吧。"

咨询师在精心炮制解法序列时也会从计划元构架中汲取养料。第六章介绍的矩阵就构成了一个整合的体系，用于分类登记摆在 IST 咨询师面前的庞杂的策略和干预技术。当 IST 咨询师用到一个源自某个治疗模型的干预技术时，他们会尽量接近那个干预技术的具体要求。比如，如果咨询师认为来访者的错误归因是问题序列的一环，那么咨询师可能会把认知重构练习作为解法序列的一部分。这个干预需要用到苏格拉底式提问这一对话方法，以使访者发现可以用其他方法思考困扰他们的问题。在这个例子中，IST 咨询师必须理解通过这种方法做认知重构可以有什么收获，然而因为苏格拉底式提问只是对话中的几种提问方式中的一种，因此 IST 咨询师或许永远都不会像认知行为治疗要求的那样精通苏格拉底式提问。如此操作使得 IST 咨询师可以用专业的深度换取专业的广度，因为他们相信这样的广度让我们在咨询卡顿时有更灵活的方向。

咨询师总是在时刻读取着来访者和咨询师的反馈，有时也会与来访者分享。比如，"你脸上的表情让我在想，你是不是对我刚才说的心有疑虑"。反馈是对话的推动力，因为它将对话锚定在来访者及他们的需求上；不仅在整体的目标上，也在来访者在咨询中每一时刻的表现上。反馈是如此重要，因而它在蓝图上也有一席之地，这将会是第八章的焦点。

整合系统治疗的对话是整合式的，因为它有效地融合了从各个治疗模型中提取的对话元素。正如假设和计划元构架让咨询师得以不必用到某个模型就可以运用来自这个模型的理论和干预技术一样，整合的对话也超越了具体模型取向的对话。整合的对话在本质上是各种对话风格的融合，因为各种模型中有关对话的许多规则可能彼此冲突，所以整合的对话可能看起来充满挑战。如果从模型内部的逻辑看，的确如此；但是一旦把对话的元素从模型中提取出来，就不尽然了。有些治疗模型会主张咨询师只提开放式问题，比如，"请跟我多讲讲你的恐惧"。有些则力主用封闭式问题，比如循环提问这样的问题，例如，"如果你更了解他去看他爸爸时都发生了什么，你的恐惧会减少吗？"。依情况而定，开放式或封闭式问题都有可能更符合当时的咨询需要，因此这二者都应该是咨询师整合的对话能力中不可或缺的部分。

来访者和咨询师都以不同的角色在对话中有所贡献。来访者来咨询是为了寻求帮助以解决他们的问题。咨询师则用他们的受训、经验以及专长帮助来访者解决问题。帮助是在对话中发生的。整合系统治疗的对话以合作式练习的方式进行。来访者是"本地知识"的专家，这些知识可以解释他们的经验并将他们的问题概念化。比如，女同性恋、男同性恋、双性恋、跨性别者和酷儿/对性别认同存疑的来访者，以及少数族裔的来访者，都有被压迫的经历，这些经历也塑造了他们为人处世的方式。咨询师必须欢迎并拥抱他们被压迫的故事，才能真正理解被压迫是如何勾勒其问题的背景的。同时，IST咨询师也应当认识到，这些来访者是在寻求他们的帮助，因此，咨询师也会开放地奉上其专业知识和技能。这些专业知识和技能通过治疗性对话恭敬地传递给来访者，而治疗性对话在精髓图示、蓝图以及同盟优先指导原则的引导下开展。

为了在咨询中引入专业知识和技能，IST咨询师会在对话中承担起领导的角色。尽管咨询师要倾听来访者，但这并不意味着整个对话都要由来访者驱动。IST咨询师通过主动地参与对话发挥领导作用。他们会引导对话并插入对话，以实现整合系统治疗的精髓。对于IST咨询师而言，要持续面对的挑战是在何时以及怎样在对话中插入一些有价值的内容。我们将在解剖分析治疗性对话时解释咨询师为什么要插话以及要怎样插话。

整合系统治疗的治疗性对话中蕴含的理念是：领导力包含着影响力。尽管所有决定都是跟来访者一起做的，但咨询师总是会给来访者一些建议，比如要怎样聚焦、思考并改变他们的系统。为了把影响力的好处最大化，并且避免破坏同盟关系，IST咨询师会仔细掂量他们的措辞，以确保这些话可以被理解、引发共鸣并对来访者有影响。无论来咨询的是什么样的来访系统，都是如此。不过，在有两个或以上的来访者参与的咨询中尤为如此。咨询师的话会影响整个来访系统，包括直接和间接的部分。比如，婚姻中的双方都会感受到咨询师对于影响问题序列的努力。一个明显的例子是，在应对高冲突的互动时，咨询师会明显地用对话来防止冲突的升级，从而开展更具建设性的对话。

整合系统治疗对话的功能

整合系统治疗的对话有四项环环相扣的功能：第一是发展并维持治疗关系；第二是形成对于来访系统的理解；第三是让来访者参与到改变进程中；第四是建立咨询的结构。有时候，对话完全为其中一个功能服务。有时候，这些功能是结合在一起的。比如，咨询师要进行一段建立结构的对话，可能是因为担心有些结构的问题会威胁治疗关系。这些功能蕴藏在对话流中，以至在外行听来与任何其他对话无异。不同的是，IST 咨询师在努力解决问题的时候，怎样通过对话将不同的功能熟练而巧妙地串起来。

建立关系

IST 咨询师通过对同盟的仔细考量来建立关系。IST 咨询师知道同盟来自三个元素：盟约、目标以及任务（Pinsof & Catherall，1986），因而会留意每一个元素。咨询师用治疗性对话这一工具与来访者建立盟约，也用对话让来访者感受到他们的同调。咨询师用积极倾听的技术让来访者知道自己被听到了，用精准的共情、一致性和积极关注让来访者感到被接纳（Truax & Carkhuff，1967）。

建立盟约是形成并维持同盟关系的必要一环，但仅仅如此还不够。IST 咨询师也会关照到同盟的另外两个元素：目标和任务。在整合系统治疗中，以解决问题为目标，而"任务"则包含在解法序列中。建立关系和让来访者参与到改变进程中的功能都是形成和维持同盟的一部分。同盟优先指导原则明确指出，要先保护同盟，再谈治疗干预。所以，除非咨询师明知会伤害同盟还依然选择要说某句话，否则咨询师总是首先估计这句话对同盟的影响，然后要么选择不说，要么选择格外小心地说，以此来保护同盟。

整合系统治疗同意这样的观点，即在建立和维持关系时，难免涉及移情和反移情议题，这里将之简单地定义为来访者或咨询师在当前关系中对过去重要关系的不恰当重复。心理动力学派咨询师用咨询师和来访者之间的移情促成改变，而在整合系统治疗中，我们更关注的则是对移情议题的监控，以免对同盟关系产生负面影响。因此，在整合系统治疗中，咨询师呈现在来访者面前的不是心理动力学里的"不透明板"，而是一个通过治疗性对话传递给来访者的真实自我。虽然这样的真实性有时也会涉及移情和反移情的议题，但我们要知道，真实性是在开放的进程中被塑造的，咨询师借此让来访者参与到问题解决中，有时甚至需要通过不时地自我暴露来实现。

形成对来访系统的理解

理解一个来访者呈现出的某一个问题（比如，一个患有广泛性焦虑障碍的成年人）已经很有挑战性了，更何况是理解一个来访系统以及他们带到整合系统治疗中的多种问题。要成功地做到这一点，IST 咨询师需要用对话形成并检验让他们理解来访系统的假设。

对话中会用到问题、序列（问题序列和解法序列）以及限制之类的词语。问题很少是抽象而庞大的。相反，来访者通常会描述几个必须说出来并被优先处理的相互关联的问题。这些问题存在于一个情境中，究其根本都会归结到一个问题序列上。不过，咨询师必须明白情境有人际关系的本质属性。来访者对于每一个问题的各种观点都需要在对话中被耐心地倾听和确认。另一个复杂性在于，通常与问题相关的人（们）在咨询开始时并不在场，因此咨询师必须探寻这些人起到的作用。

最终，咨询师会运用对话，从情境中提取问题序列。这些序列包括重复出现的行为链、意义以及情感，这些都需要被一丝不苟地拼接在一起。来访者通常看不到这些链条中的关键成分，因此咨询师要通过对话耐心地帮来访者理解各个成分的重要性。举个例子，一对夫妻来求助的问题是，他们已经由于妻子曾经的婚外情而疏远 5 年了。妻子抱怨说，他们的婚姻里没有一点温情，她和丈夫偶尔的性生活也很敷衍了事。最终，在经过很多讨论之后，丈夫终于坦承，他曾经对自己发誓，永远不会再热情地吻他的妻子，以此来惩罚她的婚外情。于是，他们的情感交流中就不再有激情了。当理解了这个行为及其意义以及该行为是怎样调节情感的，他们就可以往前一步，重建他们的关系。

要理解来访系统，需要揭示那些妨碍实行解法序列的限制。因为限制是嵌在假设元构架中的，所以 IST 咨询师在提出限制问题的时候会用到这些元构架的语言。比如，问到组织中的限制时，IST 咨询师会说："是什么让你不能跟你妈妈明说，跟她分享你婚姻中如此私密的信息是不合适的？"

让来访者参与改变进程

在整合系统治疗中，来访者雇用咨询师帮他们解决问题。在尝试进行问题解决时，自然要把来访者纳入改变进程。要完成这个过程，就需要整合系统治疗的对话中包含"改变式谈话①"（Miller & Rollnick，2012）的功能。整合系统治疗中的改变式谈话的内容是简单易懂的，第三章的精髓图示（图 3.1）对此有过详细的阐述。其内容包括解释问题及问题序列的对话，也包括建构、实行并监控解法序列，以及移除实行解法序列的限制的对话。

因为来访者对于改变总是心怀矛盾，所以这种改变式谈话过程也不总是直截了当的。尽管改变式谈话邀请来访者做出改变，但是这样的谈话同时会给来访者的改变带来压力："有一部分的我选择来咨询，是因为想改变，但另一部分的我是害怕或者反对改变的"。普罗查斯卡和狄克莱门特（Prochaska & DiClemente，1984）提出的改变模型把改变的准备状态放在一个包含五个阶段的连续体上，以此描绘这种矛盾状态，这五个阶段是：前沉思、沉思、准备、行动以及维持。改变式谈话就是带着来访者在这个连续轴上往前走的。

---

① 英文为"change talk"，其概念出自"动机式访谈"，指表述改变的渴望、能力、原因和需求的语言。——译者注

来访者必须认识到改变的必要性，然后承诺做出改变，并找到改变的方法，最后欣然接受并实行改变的策略。如果拔苗助长，在来访者还没准备好时就推着他们在连续体上往前走，会伤害到同盟关系，并且可能导致来访者的脱落。因此，改变式谈话会促进还是妨碍改变，取决于它在对话中是被怎样处理的。

鉴于此，对话的改变式谈话功能是四个功能中最复杂的一个。虽然整合系统治疗认为，咨询师和来访者只有共同参与且合作努力才能促成改变，但是改变的实质推动力归根结底还是源自来访者。把改变强加在来访者身上只会引起阻抗。比如，咨询师用认知行为治疗与身患抑郁症的朱迪工作，咨询师认为抑郁症状没有变化，于是决定跟来访者讨论药物评估方案。如何跟来访者提出这个想法，下面是两种备选方案。

方案 1

咨询师：朱迪，你的抑郁似乎没有好转。我想，我们该考虑找一个药物顾问了。我想，你可能需要抗抑郁药物。

朱迪：你确定我需要的是药物？难道认知行为疗法不是代替药物的吗？

方案 2

咨询师：朱迪，今天我想回顾一下我们在你的抑郁症上取得的进展。你觉得进展如何？

朱迪：我必须承认，我觉得越来越沮丧了，因为我似乎并没有好转。

咨询师：我很遗憾听你这么说，不过这的确跟我对进展的评估一致。认知行为疗法的确是治疗抑郁的谈话治疗中的首选，不过我想我们可能需要加点东西了。

朱迪：你是指药物吗？

咨询师：是的。如果试试抗抑郁药物，你觉得怎么样？

朱迪：我倒是不想，不过我们已经很努力了，我也尝试了你的所有建议。我想，是时候试试药物了。

在第一个方案中，咨询师完全对服药的决定负责了，并在提出这一干预的建议时，在不经意间挑起了争端。咨询师没有让来访者参与到一段改变式谈话中，而是用了**维持式谈话**[①]，即这样的谈话恰恰维持了问题和问题序列（Miller & Rose，2009）。在第二个方案中，咨询师邀请来访者一起探讨用药的可能性，然后来访者用改变式谈话做出了回应。尽管这两个方案都是在合作的关系中发生的，但是第一个方案把咨询师当作专家，并把改变的推动力放在了咨询师身上，第二个方案却把推动力放在了来访者身上。

已经有大量研究关注了改变式谈话在个体咨询中是怎样起效的。这些研究发现，当咨询师促使来访者参与改变式谈话，然后跟着来访者的步伐维持这样的对话时，改变更容易发生。归根结底，改变的方向是由来访者而不是咨询师决定的。动机式访谈（Miller& Rollnick，2012）、认知行为疗法中的苏格拉底式提问（Padesky，1993）以及辩证行为疗法（Linehan，Heard，& Armstrong，1993）都表达过同样的意思，即这种以来访者为中心的改变进程更有效。

当直接来访系统中有多个来访者时，改变式谈话过程明显会变得更加复杂。在这种状况下会有不同的来访者表达他们对于问题、问题序列以及什么是解法序列的看法。咨询师不仅要收集每一个来访者对于改变的承诺，还要让来访者在"什么才算改变"的问题上达成共识。要做到这些，咨询师需要跟所有来访者维持同盟关系。为了避免咨询师被来访者带来的争斗和指责蒙

---

① 英文为"sustain talk"，其概念出自"动机式访谈"，指增加阻抗并使来访者维持现状的语言。——译者注

蔽双眼，咨询师必须比在跟个体来访者的对话中更加积极主动。这就意味着，有时候，咨询师必须在改变式谈话中一边明确地担当领导者，一边寻求来访者的共识。看看下面这段来自拉尔夫和洛蕾塔夫妇的交谈，他们正陷在指责—防御的问题序列中。

洛蕾塔：我跟你说过多少次了，在做决定之前，你得先跟我讨论一下？

拉尔夫：我只要跟你讨论任何事，最后一定是你做决定。

洛蕾塔：你怎么知道？你从来没给过我机会啊。

咨询师：在我看来，你们俩似乎都被困在一个序列里，像个死胡同。洛蕾塔，你没法向拉尔夫证明你可以参与合作式的决策过程，因为他总是先斩后奏地独自做决定；而拉尔夫呢，你落下了一个从来不坐下来好好沟通的恶名。这里好像要改变一下。你们各自都会做些什么呢？

洛蕾塔：他可以从跟我沟通开始。

拉尔夫：那个，我们之前试过。

咨询师：洛蕾塔，拉尔夫不相信你不会主导决策。你能不能告诉他，你想要证明给他看，你是不会主导决策的？

在这个节点上，咨询师可以跟拉尔夫和洛蕾塔用苏格拉底式提问，以使他们欣然接受解法序列，但这可能要大费周章，而且对话在这个过程中也有可能被卡住。因此，咨询师没有这么做，而是鼓励洛蕾塔声明自己准备好做出改变了。整合系统治疗认识到，这对夫妻实行解法序列的努力可能功亏一篑。不过这样的失败不会被归因于对话有问题，而会被归因在他们其中一方或双方都有的限制上。

建立咨询的结构

咨询是在来访者和咨询师之间发生的有协议的活动。这份协议包括费用，有时还有保险、诊断、会谈时间、会谈频率、参加会谈的来访者构成以及一些咨询师和来访者都同意的行动。关于协议事项的坦诚而透明的对话可以加强同盟关系。如果来访者或者咨询师违反了协议，有时候也需要进行具有挑战性的对话。比如，如果来访者没有提前取消就没来咨询，咨询师必须决定要不要给来访者打电话；如果要打，那么怎么说起这次爽约。如果一个咨询师总是迟到，来访者可能会有负面的解读，除非他们可以在对话中做出解释。

如今，医疗保险规定，医疗记录中需要包含一个《国际疾病与相关健康问题统计分类》(*International Statistical Classification of Diseases and Related Health Problems*)第 10 次修订版 (World Health Organization，2016)的诊断。这样的诊断需要用通俗易懂的语言告诉来访者。因为保险不会覆盖关系方面的诊断，所以总是有其中一个来访者要收到一份诊断。要把做这个决定的个中原委也告诉来访者，以免这样的决定让来访者更确信那个有诊断的人才是问题的根源。

要增加或减少直接来访系统里面的人员，就需要在一些对话中明确谁需要参加后续的会谈。无论是决定谁要来参加会谈，还是决定怎样邀请间接系统中的来访者参加会谈，都需要通过对话达成共识。比如，如果咨询师建议夫妻中的一方或双方都邀请他们的父母来参加咨询，那么可能需要花几次会谈的时间来计划这件事。如果没能成功地进行这样的对话，就可能伤害到同盟关系。

在本章余下的篇幅中，我们将解剖 IST 咨询师所用的整合式对话，并将之呈现给大家。我们会提出治疗性对话的五个要素。第一个要素由对话的基石构成，包括提问、表述、指令和沉默。第二个要素是行动、意义及情感的语言。第三个要素是对于对话中的话轮转换的管理；在这里，一个话轮可以被看作在对话中有独立贡献的一个单元。一个话轮可以短到只有一个字或者一句话，也可以长到是一段 5 分钟的独白。第四个要素是非言语沟通。最后，第五个要素包含了谈话之外的其他对话形式。我们会讲到类比和隐喻、视觉图像以及活动。出于启发的目的，我们会先单独地讨论每一个要素。而在实际的对话中，这些要素要混合起来才能创建一个对话瞬间。比如，在某一个话轮中，咨询师可能聚焦在行动上，并在活动中给出指令。

整合系统治疗中的对话基石

所有对话的基石都是在日常对话中用到的语句类型：提问、表述和指令。这些语句可以单独使用，也可以结合起来用，我们称这样的结合为并置。这些语句类型也可以由沉默调节。如果我们运用这些基石时经过深思熟虑，对话就会更加清晰、高效且有影响力。来看一段经典的咨询面谈中的片段，萨尔瓦多·米纽秦在与一个6人大家庭进行面谈。在这个家庭中，18岁的儿子亚瑟住院治疗过（Minuchin，1987）。在这次会谈的初期，米纽秦读到了这个家庭的反馈并形成了一个假设，即这个家庭的界线是缠结的。此刻，他正在跟亚瑟和他16岁的妹妹（凯伦）及其男友（里基）谈话。下面的对话使他得以验证他的假设。

> 米纽秦:（问亚瑟）里基多大了？
>
> 凯伦:（替亚瑟回答）他17岁了。
>
> 米纽秦:（问凯伦）你在帮忙吗？
>
> 凯伦:（微笑着）我想是吧。
>
> 米纽秦:（对亚瑟说）亚瑟，我刚才在问你里基多大了，你还在想，然后凯伦就说他17岁了。她没有等你回答，而是自告奋勇地答了。她是不是经常这样？
>
> 亚瑟:是啊。
>
> 米纽秦:经常先你一步？

> 亚瑟：是的。
>
> 米纽秦：所以她可以读取你的记忆？
>
> 亚瑟：我想是吧。
>
> 米纽秦：这个家里还有谁会这样做吗？
>
> 母亲：我们都这么做。

通过几个反问句（提问时暗含着答案的问句）和一些表述，米纽秦（Minuchin，1987）在会谈中验证了他的假设，即这个家庭的确是缠结的。这并不是说这是在那一刻唯一正确的对话方式，重点是米纽秦有意地选择了精准的提问和表述，所以才能在会谈中创造这样的机会，让他可以跟这个家庭缠结的界线进行工作。在这段简短的对话后，米纽秦创造了此次会谈的焦点，他发起了现场演练，让儿子跟父亲谈一谈怎样改变家庭界线。

提问是指咨询师意在从来访者那里获取新信息或者在来访系统中检验已有信息的语句。**表述**是咨询师用来在来访系统中引入新信息或者重新解释已有信息的陈述性语句。**指令**是咨询师借以要求来访者做些什么的语句。**沉默**是指在咨询中的某些时刻，咨询师明显不再往对话里输入信息。提问、表述、指令和沉默可以并置使用，以求更好的效果。

如前所述，不同治疗模型有时会在这四个基石中偏好某些基石，有些模型甚至会明确地避免使用某些基石。米兰系统治疗（Adams & Boscolo，2003）就认为，提问总是比表述或者指令好。在整合式对话中，我们必须越过那些模型的条条框框，以便把对话的灵活性最大化。因此，整合系统治疗提倡使用在当下的治疗时刻最恰当的对话基石。有时可以是提问，有时可以是表述或者指令。

提问

我们可以简单地把提问看作意在搜集事实信息以便理解来访者的语言

学工具。咨询中的许多对话瞬间就是这么简单，就像是问"你有几个孙子啊？"。不过，提问也可以是与事实无关的。如果我们提问的技术高超，那么它也可以用于揭示此前从未披露过的关于问题的看法，以及揭示某些行为、想法和感受是怎样共同构成了问题序列的。提问在改变进程中也至关重要。一串提问可以引导来访者发掘改变的必要性或者改变的途径（Padesky，1993）。有时候，一个提问就可以是一次干预，可以让来访者恍然大悟，从而做出改变（Tomm，1987a，p.5）。虽然你可以说，只要是意在探讨相关信息的提问，那么任何提问都可以实现同样的目标，然而整合系统治疗认为，总有些提问是更好的。比如，让我们想一想在上面的例子中，米纽秦（Minuchin，1987）是怎样用反问句快速构建自己的假设的。因此，对于IST咨询师而言，用整合的方式从一大堆提问中找出自己的提问非常重要。

我们总结了下列几种提问，来为大家呈现IST咨询师会用的提问范围，包括：苏格拉底式提问、线性与循环提问、开放式与封闭式提问、评量式提问以及限制提问。

苏格拉底式提问

咨询本身就是一个意在改变的情境，所以在这个情境中发生的所有事情都包含着改变的成分。因此，在治疗性对话中的所有提问都或多或少地染上了意在改变的色彩。然而，对话是怎样由提问来构成的，这决定着迈向改变的步伐的大小。苏格拉底式提问在认知行为疗法中被广泛应用，并且有许多研究证明过它的有效性（Overholser，1993；Padesky，1993）。苏格拉底式提问的大致目标是邀请来访者对自己的想法进行探索，而这样的探索可以帮他们向自己的目标靠近。苏格拉底式提问可用于澄清一些概念，探求一些假设、原委、成因和证据，质疑一些观点和想法，以及探究一些意义和后果。尽管某个单独的提问也可以被冠以苏格拉底式提问的标签，但是苏格拉底式提问有别于其他提问的最大特点是其系统性、持续性以及目标导向性。尽管苏格拉底式提问可以被当作改变来访者思想的工具，但是我们最好把它当作一个对话过程。在这个过程中，来访者得以发现一种有助于解法序列的新的思考方式（Padesky，1993）。

IST 咨询师会用到苏格拉底式提问，虽然不是只用这一种。来看下面这段被帕德斯基（Padesky，1993，p.3）引用的对话。来访者是一个抑郁的父亲，正在跟咨询师说他觉得自己是一个彻头彻尾的失败者。他刚参加了家庭聚会，并看到他的兄弟跟孩子互动的样子是自己做不到的，然后这种失败的感受变得更强了。咨询师用了下面这一串苏格拉底式提问，来为这样身处困境并深感无望的来访者做行为激活。

咨询师：你也提到你的想法是有变化的。你抑郁过很多次了，你也见过你的兄弟和他的家庭很多次了。你过去是怎么看待这些的？

来访者：我想我过去总是认为我还好，因为我有努力尝试做个好丈夫和好父亲啊。但是现在我明白，光努力尝试是不够的。

咨询师：我好像没明白。为什么努力尝试是不够的？

来访者：因为不管我多努力，他们还是不会像跟别人在一起时那么开心。

咨询师：他们是这样告诉你的？

来访者：没有啦，不过我能看得出我兄弟的孩子们有多开心。

咨询师：所以你希望你自己的孩子可以更开心？

来访者：是啊。

咨询师：如果你没有这么抑郁，或者你在自己眼里已经是一个好父亲了，那么你会有什么不一样的做法呢？

来访者：我想我会多跟他们聊天，多跟他们一起笑，也会像我兄弟鼓励他的孩子一样去鼓励他们。

咨询师：那么这些事是你能做到的吗？即使在你抑郁的时候。

来访者：这个，是吧，我想我还是能做的。

咨询师：这样你会觉得好一点吗？就是作为爸爸，去尝试些新的做法，而不只是简单地重复以前做过的事。

来访者：是喔，我想我会的。可是我不确定如果我还是在抑郁，是不是做得到。

咨询师：那你要怎么知道行不行呢？

来访者：我大概可以试着做一周吧。

在这段对话中，咨询师用了改变式谈话帮助来访者从无望失败的状态里走出来，并且可以带着开放的心态进行探索，看看如果自己可以跟孩子有不一样的互动会怎样。随后，IST 咨询师会开始进行蓝图中的计划工作，并从众多可选的策略中做出选择。这里的关键是，咨询师用苏格拉底式提问在治疗性对话中制造了这样一个契机，使得后续的计划工作得以开展。

线性与循环提问

IST 咨询师既会用到线性提问，也会用到循环提问。当提问是为了搜集信息以便在两个变量之间构建因果关系的时候，这样的提问就是**线性**的。比如，"你的头痛是在那次车祸之后才开始的吗？"就是为了了解头痛是不是由头部受重创引起的。当提问是为了探索多个变量之间的循环递归关系时，这样的提问就是**循环**的。比如，对"当爸爸取消了探视后，谁最伤心？"的回答会帮我们开始构建孩子的感受与父亲的不规律探视之间的循环关系。

问题序列就是一些序列片段的集合，由它们一起组成完整的互动模式。最终，IST 咨询师要力求理解模式的全貌，即在某一序列中的所有变量之间的系统性关系。然而，鉴于序列的复杂性，咨询师常常需要通过提问逐步搭建序列，每一次搭建一部分序列片段。在某些序列片段中的两个变量之间存在明显的线性关系，因而需要一些线性提问。在另外一些序列片段中可能存在循环递归关系，就需要用到循环提问。因此，整合系统治疗既会用到线性提问，也会用到循环提问。比如，如果咨询师了解到这对夫妻总是在外出晚餐之后发生争执，并且假设酒精为他们的冲突添了一把火，那么咨询师可能会进行这样的线性提问："在争执开始之前，你们喝了什么？"不过，作为总在重复的更大的问题序列中的一环，酒精与冲突的关系也是循环递归的，正如它们与序列中其他各个变量之间的关系一样。比如，如果喝酒的那一方在冲突中感受到情感虐待，那么喝酒可能是对接下来要发生的冲突的一种保护性策略；比如，可以（对喝酒的一方）说："每当你担心你要跟他讨论的事情可能惹恼他，甚至让他暴怒时，你会先喝点酒来安抚自己紧张的神经吗？"如上所示，这里用到线性提问和循环提问都是很恰当且关键的，可以帮助我们搜集信息，并构建序列或者理解限制。

当我们在提问中将两个变量并置，并意在理解二者之间的循环递归关系时，这就是一个循环提问（Selvini Palazzoli, Boscolo, Cecchin, & Prata, 1978；Tomm, 1987a, 1987b）。比如，我们可以在这样一个循环提问中将时长和感受这两个变量并置："如果你可以控制争论的时长，你会觉得你们的关系是更有希望的吗？"汤姆（Tomm, 1988）曾对循环提问做了详尽的分析，并呈现了一个表格，其中列举了许多可以并置的变量。尽管本章受篇幅所限，不能穷举所有的变量，但是时间、行动、意义以及情感都位列其中，它们可以被经常并置。时间是很重要的，因为它可以在其他变量之间建立时序关系。行动、意义和情感也都重要，因为它们都是组成这些时序关系的人类体验的不同维度。比如下面的这些例子：如果她不起床，你要怎么办？当你认为你们的关系可能要结束的时候，你感觉如何？当你觉得你心跳加速的时候，你会做什么？在她跟你讨论你和她母亲的关系之前，你对她的信任有没有开始动摇？使用循环提问可以让咨询师和来访者都开始建立并形成对来访系统的系统式理解，因为咨询师在构建这个提问时必须进行系统式思考，而来访者在回答这个提问时也需要系统地思考。

汤姆（Tomm, 1987b, p. 167）把起到干预作用的循环提问称为**反思性提**

问。反思性提问的用意在于让来访系统中的成员重新思考他们的体验，以便得出不同的结论；如此，他们可以自行得出结论，咨询师就不需要用重构去实现同样的结果了。

让我们看看下面的例子。咨询师在跟一个 12 岁的非裔美国女孩工作，这个女孩曾试图自杀。咨询师邀请整个家庭来做了一次会谈，以便评估复杂的家庭动力是否与女孩的自杀尝试有关。家庭成员有：拉维恩，单亲母亲；来访者本人，丽奈特，12 岁；来访者的姐姐，拉蒂莎，14 岁；弟弟，肯尼，9 岁。我们感兴趣的动力包括肯尼及其与丽奈特的关系。肯尼由于肌肉萎缩，出生后的大部分时间都在医院度过。当他终于可以出院回家之后，全家人都重新适应着他的存在以及他由于身体状况而对母亲的极度依赖。大家都说丽奈特总是对肯尼很愤怒且残忍。她会指责并嘲笑他。母亲时常被丽奈特惹恼并对她生气。丽奈特也总能感到母亲的盛怒。自从弟弟回家，丽奈特一定觉得自己被取代了，因此变得抑郁并对肯尼怀恨在心。这样的状况让我们更理解她的绝望以及随后的自杀尝试。

在这次会谈中，丽奈特抱怨肯尼总是做些只有年纪更小的孩子才会做的事，比如，大小便失禁，还不好好吃饭（他因为在喉咙处做了气管切开手术而不得不如此）。咨询师假设这样的波荡与医院和家里环境的要求不同有关。肯尼尚不清楚自己的新角色，作为家里的孩子和作为医护人员眼中的明星病人是不一样的。

咨询师：你妈妈对肯尼会比对你和姐姐更宽容吗？

丽奈特：是啊，哪怕他坐在那儿几小时都不咽下嘴里的食物，妈妈都不吼他。

咨询师：你觉得是什么让你妈妈没有对肯尼更严格？

肯尼看起来很沮丧，并哭了起来。丽奈特注意到了他，并开始偷笑。肯尼似乎对丽奈特非常生气，因为她如此羞辱自己。咨询师把丽奈特的窃笑当作对上面问题的反馈，并假设她之所以这么做，是为了不面对此刻强烈的感受。

> 咨询师：（对妈妈说）我在想丽奈特为什么觉得这么好笑？
>
> 拉维恩：我知道她一贯刻薄，我也跟她说过。
>
> 咨询师：我明白了。不过假如肯尼的难过让丽奈特心里也很沮丧，然后她想让他别难过了，别哭了。她可以怎么做，肯尼才能不哭呢？
>
> 拉维恩：这个，她有时候会让肯尼变得更强，让他维护自己。

咨询师的反思性提问起到了重构的作用，把丽奈特的行为从"刻薄"转译成了"让肯尼变得更强"。这样的转变让咨询师可以开始探究丽奈特让肯尼变强的动机是什么。她说妈妈一直以来都太娇惯肯尼了，如果肯尼要在没有家庭时刻保护的情况下在社区里也感到安全，他必须变得更有复原力。所以，尽管丽奈特不满肯尼这样强势侵入了她的家庭，但是她对待他的行为出于好意。咨询师用生物、文化、组织以及发展这几个元构架跟这个家庭展开了对话，来讨论肯尼从医院到家里的过渡，家庭成员必须了解的、有关他的发展和身体的限制，以及母亲在帮助肯尼顺利回家并适应社区这个过程中的领导作用。

开放式与封闭式提问

IST 咨询师既会用到开放式提问，也会用到封闭式提问。在咨询中的任一时刻，咨询师的假设都是在这两个方向上进行的：要么继续打开概念化的空间以便扩展假设，要么限定概念化的空间，进而使咨访双方对某个假设达成共识。当米纽秦（Minuchin，1987）问出那个反问句时，他想要限定概念化的空间，因为他已经有足够的证据相信这个家庭是缠结的。开放式提问常用于扩展概念化空间，因为来访者的回应可能来自更广阔的领域。而封闭式提问（比如，"她说你害怕，说得对吗？"）则意在搜集具体的信息，以便评估当下的假设。

灾难化预期提问代表了在整合系统治疗中常用的一种开放式提问的特殊形式（Perls，1971）。这类提问常以"如果……你觉得会发生什么？"这样的形式进行。比如，咨询师问一个妻子："如果你对你丈夫生气了，会发生什么？"她的回答可能会引出许多有用的咨询方向。她可能会说他会打她，那么咨询师可能会问："发生过这样的事吗？"如果她给出了肯定的回答，咨询师可以接着问"在什么时候？""是怎么发生的？"以及"为什么？"。如果她给出了否定的回答，咨询师可以问："你的恐惧从何而来？"这个问题会打开新的可探索的领域。灾难化预期提问可以帮助我们判定，限制在多大程度上主要属于个体，在多大程度上关乎人际情境。

评量式提问

评量式提问让咨询师和来访者可以标定问题序列中某变量的强度。做这样的标定很重要，原因有如下几点。第一，来访者对于某特定变量的体验通常是不同的，明确这样的差异使咨询师得以评判该差异在问题序列中的功能。第二，在这个特定变量上做出改变可能是解法序列中的一环。第三，对这个变量做出评量相当于建立了基线，后续的改变都可以以此为准来进行测量。另外，经常发生的是，只是注意并思考这个变量就足以引发转变。第四，对该变量做出评量可以让咨询师和来访者都看到变化，而不是在该变量彻底终止或完全消失后才能判定成功。无论对于哪个变量，都有三个重要的评量，即频率、强度和持续时间。比如，关于焦虑的问题有：你有多经常感到焦虑？焦虑有多强烈？每次开始焦虑要持续多久才停止？让我们看看下面的例子。山姆和罗杰在争论时有一个问题序列。他们互相恶毒地辱骂和诅咒对方，这总会让争论升级。当争论到一定程度时，罗杰总会变得疏离，然后回避，用无视山姆的方式来告诉他，自己受伤了。有时候，这样的状态会一连持续好几天。咨询师跟这对伴侣进行了如下的对话。

咨询师：为了让我们更了解这些争论，有一个方法是用这三个度量来评量争论的强度、频率以及持续时间。如果我们可以在这些度量上达成共识，就更能知道你们有没有什么改善了。我可以问你们几个关于频率、持续时间和强度的问题吗？

山姆和罗杰：当然可以。

咨询师：你们的争论有多经常以罗杰的疏离为结束？

罗杰：我觉得至少每周一次吧。

山姆：我觉得差不多。

咨询师：罗杰最长疏离过多久？

山姆：可以持续好几天，有时候到一周。

罗杰：拜托，山姆，从来没有那么久好吧。

咨询师：所以你对持续时间的看法是不一样的？

山姆：好像是。

咨询师：（同时对罗杰和山姆说）从 1 到 10，10 分是最激烈的，这些争论需要激烈到什么程度，罗杰才会觉得受伤，然后疏离？

山姆：我觉得 6 分的时候你就会那样了。

罗杰：才没有，山姆，我会坚持到 9 分呢。

　　在评量过频率、强度和持续时间之后，咨询师先跟罗杰和山姆一起统一了他们的看法，然后一起提出了解法序列，也就是他们都同意在达到 6 分之前就结束争论，罗杰也同意在争论后的 1 小时内就要跟山姆说话，哪怕是很简短的。他们下周再来咨询的时候说，只有一次是他们必须停止争论，这比他们之前想象的好太多了。但是罗杰发现，他要到第二天才能跟山姆说话。这是他们在几天内的改善，也是进展的一部分。

限制提问

尽管 IST 咨询师会遇到解法序列有效、问题迎刃而解的状况，但是更经常出现的是，来访者很难实行解法序列。这时，咨询师就必须用对话来探讨他们解决问题的限制了，而此类对话的入口就是限制提问。前面提到的限制支柱认为，有什么东西阻碍了来访者解决问题，因而限制提问也蕴含着这样的逻辑。不同版本的用于限制提问的语言诸如：是什么阻止了你……是什么让你不能……是什么妨碍了你……

限制提问除了要发现限制之外，也暗含着优势指导原则的影子，即认为来访者会尽其所能地解决问题；之所以解决不了，是有那些限制使然。如此，来访者也就更容易接受限制提问了。我们在说到诚实的时候常用的例子也说明了这一点。"是什么让你没法说实话？"这样的限制提问远远比问来访者"你为什么说谎？"合适得多。

来访者有时候可以认识到他们的限制并准备好回答限制提问。然而有时候，他们是认识不到自己的限制的。咨询师则不会就此罢休，不会从此相信他们是没有限制的。相反地，咨询师会重新回顾来访者没法实行解法序列的状况，然后用一次限制提问。来看看下面的例子。约翰和英格丽德由英格丽德的个体咨询师转介来做伴侣咨询，因为英格丽德的咨询师觉得她的抑郁与她抱怨约翰从来不关心她有关。在几次会谈之后，他们提出了一个解法序列，想让约翰尝试在英格丽德表达情感的时候做出回应。在这次会谈中，他们对一次没能实行解法序列的片段进行了讨论。

英格丽德：我妈妈告诉我，我那个还在奥地利的祖母中风了，没人知道有
　　　　　多严重。我小的时候跟祖母很亲近。这个消息让我又害怕又伤

心。所以我试着跟约翰聊，告诉他我的感受。他就简单地说了一句，"你先别担心啊，英格丽德。她可能只是轻微的中风了，她会好起来的。"

咨询师：（对约翰说）你记得是这样的吗？

约翰：差不多吧。那个时候还没必要下结论呢。

咨询师：我明白了。你之前同意试着对英格丽德有更多情感上的关心，这段对话看起来就是一个很好的例子。这个消息好像给了英格丽德很大的触动，她有非常强烈的感受。

约翰：我同意啊，我也试着让她平静下来了。

咨询师：听起来好像你想让英格丽德不再有那些感受，而她却想跟你表达那些感受。你觉得是什么让你没有意识到这就是你同意要尝试的那种时刻——你们两个可以讨论她的感受的时刻？

约翰：我不知道要讨论什么呀。这都为时太早，我也试着让英格丽德看到这一点了。

咨询师：如果我们现在就认定你在这个咨询中的一部分工作是要迈出这一步，假设英格丽德有感受想要跟你讨论，即使你可能并不觉得她应该有那些感受，你也要问问她的感受，然后看看你们能不能讨论。是什么让你没法迈出这一步呢？

约翰：如果我迈出了这一步，事情就变得不可收拾了。

　　实际上，咨询师可能需要用多个限制提问才能揭示让约翰没能实行解法序列的限制之网。比如，除了会害怕情感联结所带来的混乱之外，其他的限制还可能包括他的奥地利文化背景、他对于男性阳刚的理解、对于情感的体验以及对于可能要作为英格丽德的避风港的愤怒，等等。

表述

作为积极倾听中的一个元素，同时也要表达共情，所有的咨询师都会用表述让来访者知道咨询师听到了他们，比如，"所以我听到你的意思是，你很难接纳儿子会跟梅琳达结婚这件事"。咨询师也会通过赞扬和鼓励的表述跟来访者建立同盟，比如，"我看得出关于这件事，你真的想了很多，这真棒"。

在整合系统治疗中，表述会被更加广泛地运用，因为教育指导原则指出，一旦来访者准备好接受这些知识了，IST 咨询师就要尽快将自己的知识传授给来访者。此外，该指导原则还主张来访者应该习得并且记住这些能解决自己问题的知识，以便在问题再次出现的时候能用到这些策略。咨询师对于来访者状况的表述基于他们自己的临床经验以及与该状况相关的研究发现。比如，"我见过很多类似的状况了，根据你今天说的这些，我觉得我们可以一起工作，来有效地应对你的困扰"，或者"你知道吗？关于这个问题有很多非常好的研究，我想和你分享一些研究发现的东西"。

咨询师必须明白自己为什么要选择某个表述，并且表述的内容要清晰。咨询师首先需要比对着同盟优先指导原则检查一下这个表述，只有在认为同盟关系不会受到损伤的时候，或者表述带来的价值和好处可能远远大于同盟裂隙的风险，并且知道随后可能需要做同盟修复的时候，咨询师才能使用这个表述。这样在内心进行的编辑和审校贯穿咨询始终，没有说出口的表述往往远多于说出口的。

IST 咨询师会非常小心谨慎地选择措辞和方式。如果措辞和表达方式有异，则同样内容的表述听起来也会非常不同。有时候，一个表述可能就足以将对话往前推进一大步，足以让来访者表露一些可以拓展假设、甚至指出改变途径的关键信息。让我们来看看下面这个例子。一个巴基斯坦裔家庭为了应对希拉夜间遗尿的问题来咨询，希拉已经读高三了。她的两个姐姐都已经结婚并不再住在家里了。她还有一个弟弟，哈米德，总是制造麻烦。这个家庭是在 5 年前搬到美国来的，他们很快就发现，孩子们比家长更加适应新的文化。在这段对话中，父母都表现得很安静且讲道理。哈米德有些闷闷不乐。父亲（约瑟夫）说自己是一个很好的观察者，却找不到任何解释来理解希拉的这个问题。当希拉讲述夜间遗尿的问题时，她的表述方式是挑衅并咄咄逼人的。

> 希拉：我真的每天晚上都要起来好几次，可是问题是我感觉不到啊，我一直在试图跟我父母和医生解释这件事。（语气加强）我感觉不到！
>
> 咨询师：你知道我观察到了什么吗？我也算是一个观察者哦（加入父亲的队伍）。我看到在这个家里，你们两个（父母）好像是不温不火的，而你，希拉，好像满是能量。（咨询师有意地用积极的词语描述希拉的情绪。）
>
> 母亲：她确实充满激情。她之前是家里的天使，是很安静的那个，但是最近这六七个月以来，我跟她说话的时候，她总是给我顶回来。
>
> 咨询师：她越来越有激情了。
>
> 希拉：我以前总是充当家里的老好人。
>
> 咨询师：你们有谁能想到 6 个月前可能发生了什么，来帮我们理解希拉为什么变得这么充满激情？

接下来，这个家庭说二姐是在那时候结婚并搬出去住的。这就让希拉变成了父母跟社区之间的传话人。作为高三生，希拉梦想着要上大学。但是这个梦想不仅挑战了他们文化中对于女孩的期待，即女孩应该待在家里直到出嫁，同时也让父母觉得小儿子完全没有准备好要接手"传话人"这一工作的想法显露了出来。随着对话的开展，希拉承认自己感到被困住了，而她充满激情的举动则是一种抗议。

指令

　　我们已经说过，IST 咨询师会欣然接受他们在咨询中的领导角色。作为领导，他们有责任通过引导对话以及适时地影响对话方向来促进对话的开展。要胜任这样的领导角色，就必须用到"指令"。无论直接来访系统中有谁，都是如此。当有两个或两个以上的来访者同时出现时，对指令的运用更加重要，因为在这种情况下需要促进的对话不只是治疗对话，还有来访者之间的对话。比如，在会谈中可能会突然爆发冲突，这就需要咨询师运用指令叫停这样的冲突。在推进对话的时候也需要指令，比如，"多说说你的感受"。在计划元构架的许多策略中，指令都起到了关键作用。比如，在现场演练和雕塑中都需要用到指令。

　　在会谈中，指令可以被用来开始对话、结束对话或者改变对话方向。咨询师会用指令来让来访者开始某个互动，比如，"告诉乔，你对于他刚才说的那些有什么想法"。在开始某个活动（诸如，"讲者—听者"练习）的时候也需要用到指令。指令也可以用来停止某种互动，比如，"等一下，你现在讲了太多的细节。麻烦重新聚焦一下，还是跟我说说问题是什么吧"。有时候，当进程失控的时候，咨询师必须愿意发出指令，甚至要直接站起来并且生硬地打断，比如，站起来说："等等，请停一下。这样下去不会有任何结果。"如果在两个人谈话的时候，第三个人总是试图插话，那么咨询师可能会用指令来为这位来访者画出界线："孩子妈妈，我看得出在丈夫和女儿谈话的时候，你有些坐立不安。让我们一起耐住性子，看看他们俩能不能解决吧。"然后对父亲和女儿说："请继续，看看你们在没有妈妈帮助时能不能解决这个问题。"如果互动需要转向另一个方向，也可以用到指令，比如，"不好意思，我不想打断你，不过你跑题了。你能不能回到刚才同意讨论的话题上"。如果一个来访者开始有了一些体会，另一个却没有回应时，也可以用指令重新锚定对话的焦点，比如，妻子莎莉红了眼眶。

> 咨询师：莎莉，刚刚好像发生了什么让你难过的事？鲍勃，你注意到了吗？
>
> 鲍勃：没有，你指的是什么？
>
> 咨询师：莎莉，告诉鲍勃是什么让你红了眼眶。

在设计和实施会谈间的实验时，指令也是很重要的对话基石。整合系统治疗之所以称之为实验而不是作业，是因为：首先，给某些事情贴上作业的标签会引起阻抗；其次，实验是双赢的练习。来访者可能成功了；如果没有成功，通常也可以从失败的结果中用诸如"我好奇是什么让你没能做那个实验"的问题找到限制。

会谈间的实验可以有无数种。我们可以指导在钱上有困难的夫妻去做预算，指导在儿子出生后就没逛过街的夫妻约会，指导在应对青少年子女方面持不同意见的家长讨论在孩子下次犯错时要怎么做并达成一致。

会谈间的实验必须经过跟来访者的认真讨论，以便所有来访者都同意做这个实验，并且确保每个人都清楚实验要怎么做。讨论包括实验需要谁参与、做什么、什么时候、在哪儿以及怎么做。如果没能考虑到上述各项，则可能会留下漏洞，导致实验无法实施。如果来访者反对某个实验或者对某个实验采取不温不火的态度，这可能是限制的征兆。咨询师可以问："有没有什么让你不愿意做这个实验呢？"如果来访者显露了一个限制，有时候，最好把实验搁置到该限制被移除之后再谈。比如，咨询师可能会让有性生活方面问题的伴侣去做性感集中练习。当他们表现出不适时，咨询师可能会问是什么让他们不舒服的。在后续的对话中，咨询师可能会了解到他们关于性的沟通不够好，因此在练习中告诉对方自己想要什么会令他们非常焦虑。此时，咨询师可能需要读取反馈，并且迈更小的步子来解决问题。

沉默

咨询师会在很多时刻决定保持沉默。当在对话中退到一旁时，咨询师就给了来访者更多的空间去自行推进对话。来访者可能在犹豫要不要把心里话说出来，而沉默恰恰让他们有机会反思，然后甘冒风险进行表达。伴侣在对话中的沉默可以打破原有的你一言我一语的模式，并且鼓励较少说话的一方勇敢发声。当咨询师让某一个来访者说话，他却犹豫时，咨询师可以用指令帮他尽可能地保持沉默，比如，"你看，你们都曾要比尔说出他的感受。这可能对他来说很难，所以就让我们安静地坐一会儿，让他好好想想，直到他准备好说什么时再说"。最后，在整合系统治疗中，在来访者有适应良好的行为时让渡控制权，对于支持来访者自身的力量是很重要的。当来访者有正确的做法时，咨询师沉默并且让到一边可以支持来访者自身的成长，并且促使他们内化咨询师的能力和信心。

将提问、表述和指令并置

至此，我们已经分别讨论了提问、表述和指令，但是正如许多临床片段所示，当咨询师可以用不同的组合方式并置它们时，往往更有效。咨询师总是想让来访者跟随自己在对话中的领导，除非咨询师有意地选择说些什么让来访者措手不及，或者惊醒或迷惑他们以引发认知失调。另外，咨询师总是遵从同盟优先指导原则，仔细地斟酌措辞，一方面要表达意思，另一方面也要维护同盟。而将提问、表述和指令并置有助于实现以上目标。

提问、表述和指令在不同的情境中可以有许多种被并置的方式。当咨询师想运用指令的时候，先用一个或几个表述打前阵通常是有帮助的。尤其在要开始现场演练来访者不熟悉的活动时，或者现场演练中只需要部分而不是所有在场的来访者参与时。如果只是简单地让他们跟彼此对话，可能会引来一脸困惑，甚至是阻抗："我不懂你为什么要让我们这么做"。比如，咨询师：不好意思，我看你们都非常迫切地想要参与对话，这很好。不过我觉得如果我们两两讨论这件事，可能会更有进展。让我们从妈妈和爸爸开始。你们能不能把椅子转过来，面向彼此，然后继续刚才的对话，不过这次只有你们两个参与。然后我们再让孩子们轮流参与。

　　有时候，当咨询师知道来访者可能困扰于斯时，会想要做一个表述或者提一个问题。用表述将提问软化可以让来访者更容易接受。比如，一对夫妻看起来渐行渐远。在第三次会谈中，他们讨论了问题序列，但依然对性生活只字不提。咨询师假设要么是他们的性关系不好，要么是他们不知道要怎么谈论性。由于他们并没有提到性方面的问题，但是咨询师认为理解性如何融入问题序列很重要，因此就有了下面的谈话。

咨询师：你知道，当我听到你们在说感觉不亲近时，我发现我想问一个问题，但是我又不想让你们觉得我唐突了。

两个来访者：没关系，问吧。

咨询师：好的，谢谢。我们总在说缺乏亲密感，可是你们谁都没有提起过你们的性生活。我可不可以问一下，你们的性生活怎么样呢？

丈夫：不怎么样。我们有 2 年没有性生活了。

妻子：是啊，看看某人数着呢。

　　并置很有助于维护与来访者的同盟。有时候，咨询师要向一个来访者提问，但是这个问题可能会伤到跟另一个来访者的同盟，所以咨询师会用表述披露这个风险，比如，咨询师：珊迪，我要问鲍勃一个问题，但是我担心你可能会误解，以为我站在他那一边。

珊迪：我不确定会不会这样，不过谢谢你提前想到了这一点。

咨询师：那么，鲍勃，当珊迪选择了在你们的结婚纪念日当天跟她的朋友出去玩时，这让你有什么感受？

管理对话的话轮

对话是在参与者之间你一言我一语的谈话中展开的。甲说了些什么，然后乙说了些什么。整合系统治疗认为，当咨询师以领导者的角色管理这些话轮的时候，治疗对话会更有效且有力。这样对话轮的管理会因直接来访系统中的参与者的不同而不同，也会依据每一时刻的治疗目标的不同而有异。

当只有一个来访者参与时，对话的话轮会更直接，但依然是有挑战性的。有些咨询允许出现很长的话轮，极少进行打断。而在整合系统治疗中，这样的话轮管理就显得颇有局限性，因为如果咨询师在对话中的参与太少，将很难实现精髓图示中的各个步骤。每个咨询师都有一些礼貌的方法让毫无成效地自言自语的来访者慢下来或者停下来，比如，"我知道你在说的这些都很重要，不过我发现我好像有些信息饱和了。我们可不可以暂停一下，让我看看有没有听懂？"如果咨询师不占据足够的话轮，整合系统治疗就无法展开。有时候，咨询师还需要使用几个循环提问和／或苏格拉底式提问。

当直接来访系统中有多个来访者时，话轮管理会更复杂，因为对话是在多位来访者之间以及他们与咨询师插入的话轮之中进行的。如果来访系统是一对伴侣，那么有以下几种话轮管理。一种是让来访者的话轮都先经过咨询师。一个来访者说一段话，然后咨询师予以回应，以此类推。这在咨询师想要或者必须控制伴侣中的情感反应水平的时候是很有用的。另一种是咨询师鼓励伴侣直接跟对方谈话，然后在他们的对话中插入一些话。最后，如果对话可以在伴侣之间流动起来，那么咨询师就可以撤回来，只是观察。下面这段简短的交流是一个管理对话话轮的例子。莎莉和本在做伴侣咨询，因为他们在如何兼顾两人的职业和三个孩子上面有冲突。

> 莎莉：我觉得你并不理解在你想来就来想走就走，而我却要在后面为孩子们做一切的时候，我有多么觉得被抛弃了。我简直要被压垮了。
>
> 本：拜托，我已经在尽最大的努力做好我那部分了。
>
> 咨询师：本，我想知道你觉得莎莉说她有太多事情要做、快被压垮的时候，她是想说什么。
>
> 本：我不知道。我猜她觉得难过吧。
>
> 咨询师：这是个不错的开始啊，本，不过你能不能问问她，她在说她要被压垮了的时候，是想说什么？
>
> 本：（对莎莉说）好呀，所以"被压垮"对你来说意味着什么？

在这一刻，咨询师有许多种可能的管理方式。列出这些并不是说这是唯一正确的方式，而是想说咨询师是在有意地、有觉察地管理对话，让莎莉和本的工作富有建设性。

当来访系统是一个家庭并且在直接来访系统中有三个或三个以上成员时，咨询师的话轮管理就更复杂了。为了避免家庭混战，咨询师必须积极主动地组织对话。当对话在家庭成员之间进行时，每个人都应该清楚对话之所以如此的原因。比如，如果只有三个来访者中的两个人在对话，咨询师应该很明确地说明为什么第三个人现在没有参与谈话。通常，如果给那个没有参与的成员布置一个观察作业，会很有用。

行动、意义和情感的语言

所有咨询都试图在行动、意义和情感这几个人类体验维度上寻求改变。行动的语言关乎行为、做事以及互动模式。比如，

> 妻子：他说他6点会到家。他还专门打电话说了的，结果还是7点才回来。
>
> 咨询师：他回家以后，你都做了什么？

意义的语言关乎认知、想法、叙事以及意义的建构。比如，

> 妻子：他显然不在乎我啊，不然就不会那样说了。
>
> 咨询师：你可以解释一下"不在乎我"是什么意思吗？

情感的语言关乎情绪和感受。比如，

> 来访者：有时候，我觉得好难过，简直无法想象有一天能脱离苦海。
>
> 咨询师：所以你觉得你正处于人生低谷。

IST咨询师会从宏观和微观的角度关注到行动、意义和情感。在宏观上，IST咨询师运用蓝图（见图4.1）来引导会谈的结构和方向。他们当前的假设和计划会告诉他们该将什么放在优先地位：行动、意义还是情感。对于对话的使用则会协助他们完成计划。比如，咨询师想用行动的语言开始在单亲妈妈（谢娜）和儿子（布莱恩）之间进行现场演练。

> 谢娜：他就天天路过那些垃圾，但是从来不倒垃圾，除非我吼他。

咨询师：那对你来说真是很费劲的，而且，布莱恩，我相信你肯定也厌倦了妈妈这样吼你吧。

布莱恩：她从来就只会吼。

咨询师：是这样，你们都是每天有很多事情要做，而且家里又只有你俩。你们不妨谈一谈，看看能不能达成一致，不再因为倒垃圾而争吵。谢娜，下次布莱恩再从垃圾旁边走过的时候，你打算怎么做呢？

在微观上对于行动、意义和情感的关注也是在会谈中每一时刻的对话里发生的。咨询师的假设和计划可能是在某一个维度上，但也不能忽视在其他维度上的反馈，不然就会造成同盟关系出现裂隙或者假设中出现盲点。要点是，当来访者谈论某个维度时，咨询师便应在该维度上回应。然后，咨询师需要决定是回到原先一直推动会谈的维度上，还是切换到新出现的维度上。比如，当咨询师重构问题序列中的一部分时，来访者突然流下泪来。

咨询师：是这样，你们都是每天有很多事情要做，而且家里又只有你俩。你们不妨谈一谈，看看能不能在倒垃圾这件事上达成一致，不再为此发生冲突。等一下。谢娜，我刚才说的好像深深触动了你。

谢娜：你刚才建议的就是我一直渴望的。

在这个节点上，咨询师可以让谢娜继续探索她的感受或者回到重构上。

IST 咨询师必须时刻关注来访者的偏好或需要，看看需要在哪一个维度上进行更多的对话。比如，发展阶段处于前运算水平的孩子（有些成年人也会停滞于此）总是具象地思考；因此，行动的语言最适合他们（Piaget，1952）。在我们的刻板印象中，男性总是将感受理智化；因此，跟他们用意义的语言来对话，而不是在他们尚未准备好的时候逼着他们谈感受就很重要。
这一点在我们跟主诉问题之一就是妻子嫌丈夫总是封闭感受的夫妻工作时，
会是一个挑战。

每次会谈中都会有许多时刻需要我们持续聚焦在一个维度上。比如，如
果咨询师得到来访者的反馈，知道来访者正在体验某种感受，并且咨询师需
要触及那种感受才能在咨询中工作，那么对话就应该保持在感受的维度上。
比如，单亲妈妈（珍妮特）和青春期的女儿（贝基）因为女儿的进食障碍而
来咨询。珍妮特对于贝基无视自己的身体健康非常生气。

珍妮特：贝基，我要跟你说多少遍，你现在的饮食习惯会要了你的命！

贝基：我知道我要吃什么。别管我！

珍妮特的身体扭向一边，低下头，挥手抹过脸颊。咨询师从这个反馈中
读到珍妮特既愤怒又害怕。

咨询师：珍妮特，你看起来很痛苦。

珍妮特：我就是不知道怎么办。（珍妮特看起来要哭了。）

咨询师：你害怕了。

珍妮特：是，她可能会死啊。

咨询师：我能体会到你的害怕。你跟贝基说起过你的害怕吗？

珍妮特：没有。

咨询师：听从你的眼泪吧，告诉她你是害怕的。

珍妮特：（对贝基说）我真的好怕。如果你不在了，我不知道我要怎
么活。

贝基：（开始哭了）我不想死。

非言语沟通

　　沟通学家认为，大多数沟通都是非言语的。非言语沟通指的是沟通的副语言部分，比如语音语调、面部表情、手势和姿势（Breunlin，1979）。在会谈中，来访者自始至终都在表达和解读着这些非言语信息。非言语信息总是表达着当下的情绪。如果咨询师不注意，对话可能悄然发生变化，而咨询师都不知道为什么。比如，咨询师在跟一个单亲妈妈（克劳迪娅）和她的两个孩子工作，一个6岁的有遗尿症的女孩（拉蒂莎）和她2岁的妹妹（莫尼克）。在会谈中，妹妹躺在妈妈的腿上（像个不到2岁的婴儿），姐姐自己坐着。这样的就座安排涉及这个家庭组织的非言语沟通。在一个短短几秒的序列里，莫尼克似乎要跟姐姐玩"你拍一我拍一"，拉蒂莎看到妹妹的姿势便以为她想玩。拉蒂莎靠近妹妹，像是想把她抱起来，就好像要让妹妹知道：来吧，我们玩吧。但当她向妹妹伸出手时，妹妹一边扭过身子一边抽泣起来。妈妈一下子抱起妹妹，并给了她一个奶瓶。姐姐低下头，看起来有点难过的样子，默默地嘬起了拇指。咨询师成功地读取了这个非言语反馈，并且形成了一个假设，即姐姐的遗尿症部分源于要被妈妈看到的波荡（做出比她年纪更小的行为），因为妈妈的精力似乎被妹妹占满了。

　　咨询师跟妈妈讨论了这一段几秒的非言语序列，并让她看到拉蒂莎向妹妹伸出手时是满怀善意的。当咨询师问妈妈，为什么不让她们玩时，她说她不想显得对咨询师不尊重。咨询师就借此机会让姐妹俩玩起来，并让妈妈在一旁表扬她们，说她们在一起玩得很好。

　　正如这个例子所示，蓝图为是否要用非言语沟通以及怎么用的指导方针。如果咨询师认为某非言语反馈跟现有的假设相关联，与此刻正在实行的计划也一致，并且指出该反馈不会伤害同盟关系，就应该指出来。然而，在做非言语沟通时也需要非常谨慎，因为来访者有时候并没有觉察到他们在用非言语信息沟通什么，因而可能在非言语信息被指出时觉得尴尬或丢人。有时候，非言语沟通也可以作为反馈，让咨询师知道自己现在走错路了，需要转向了。

咨询师也必须对自己的非言语沟通保持觉察，以免不小心出了纰漏，冒犯到来访者。一个无意间的微笑可能会被解读为不屑。眉心微蹙可能会被解读为咨询师认为来访者已无药可救。在关于反馈的第八章会更多地谈到非言语沟通。

谈话治疗外的备选项

有时候，治疗性对话也会成为改变的阻碍。出现这种状况的原因如下：咨询师表达得不够清晰；来访者对问题序列的看法与咨询师截然不同；对问题序列的描述对于来访者而言太抽象；对话冗长，废话太多。倘若如此，咨询师不妨从纯谈话治疗和对话中退出来，转而使用其他方法。当我们把问题与来访者即刻的强烈体验解绑，就有机会从新的意义和情感的角度检视这个问题，从而让来访者得以有更多的、不同的选择。下面，我们会讨论谈话治疗以外的备选项，包括类比和隐喻、视觉图像以及活动。

类比和隐喻

类比和隐喻之间有些许微妙的差别。**隐喻**是一种修辞手法，用来将两个不同但共有某些重要特质的事物进行暗中比较。而**类比**则是以解释和澄清为目的，将两个事物做比较。在咨询中，类比和隐喻的功能是类似的：它们都让咨询师得以强调某个来访者觉得难以讨论或解决的问题、过程或议题的重要性。类比和隐喻没有什么目录列表，就算有也没什么帮助，因为类比和隐喻必须从具体情境中有机地生发出来。它们大多源于咨询师的创造性。有些咨询师会觉得做出类比和隐喻很容易，有些人则不然。不过，为了更好地运用类比和隐喻，咨询师应该在咨询中及在日常对话中多培养这种能力。让我们看看下面这个例子。

　　丽塔和布鲁斯来咨询是为了让 10 年前就枯萎的婚姻重获新生。夫妻俩现在都年近 60 岁了，他们的 3 个孩子都已长大成人并离开了家。在孩子们年幼时，布鲁斯工作，而丽塔在家照顾孩子。在孩子们离家之后，丽塔也没有再找工作。虽然布鲁斯在工作上很成功，但是他的一步步晋升也导致他们前后搬家了 6 次之多。当布鲁斯不再有晋升空间的时候，他在工作上放松下来了，而要跟丽塔共度更多时光则让他感到焦虑。他们说过要更多地在一起，但似乎总有些拦路虎。咨询师阐述了这样的问题序列，并建议他们的解法序列是夫妻俩每周出去约会一次，并且每天都共度一些时光。他们都同意了。

　　他们的确共度了几周时光，但是在接下来的几周，他们什么都没有做。咨询师在跟他们探讨对于完成这个解法序列的限制时发现，丽塔似乎是那个让约会无法进行的人。再深入挖掘她的限制时，丽塔承认，她对布鲁斯早就怀恨在心，因为他的工作导致他们搬了那么多次家。她回忆起自己在每一次搬家时都很痛苦，包括需要让孩子们斩断所有联系，并且要离开她努力布置、经营的每一个家。她承认，让布鲁斯没法更好地与自己建立联结是对他的一种报复。他们一起讨论了要怎样移除这个限制，也就是怨恨。布鲁斯对丽塔表达了共情，承认了自己一贯的自私并道了歉。当时，丽塔感觉好一些了，但还是没办法放下怨恨。

　　咨询师考虑对矩阵中较下层的原生家庭计划元构架做工作，不过在此之前还是决定先做一个隐喻。咨询师拿了一把塑料刀放在咖啡桌上。丽塔和布鲁斯都满脸疑惑。沉默了几秒之后，咨询师问他们这把刀有什么重要的。丽塔和布鲁斯都无法应答。

　　咨询师：白头偕老是很难的。这就像坐着狗拉雪橇横跨西伯利亚冻原一样，非常艰苦，充满挑战，这意味着你们要尽其所能，抓住一切可以成功的机会。要走过这一段旅程，你们需要带着足够的物资。想象一下，有些装物资的包裹掉下去了，就这样拖在雪橇后面。你们不能停下雪橇，但也知道拖着这些包裹会让拉雪橇的狗更跑不动了。（咨询师在这里停下，把那把刀递给丽塔。）你要怎么办？

丽塔：我明白了。我可以去后面把拖着包裹的绳子割断。可如果包裹里有很重要的物资呢？

咨询师：当然，隐喻总不能尽善尽美，就让我们假设你的选择是要么割断绳子继续跑，一直跑到最后，要么不割断然后死在冻原上。

丽塔：那就简单了，要割断。

咨询师：对，那让我们回到你的婚姻里。丽塔，包裹里有什么？

丽塔：我的怨恨？

咨询师：当然。问题是你想要割断这些包裹吗？（丽塔面露迟疑。咨询师读到了这个反馈，明白了她还没有准备好割断绳子。）这一定是一个艰难的决定。一部分的你自然可以忠于你的感受，而另一部分的你知道这些怨恨正限制着你的婚姻。我建议你回家再想想，关于雪橇、包裹，还有刀。

在这一周里，丽塔对这个类比着了迷。她和布鲁斯讨论了这个问题，布鲁斯再次道了歉。在下次会谈中，她说了下面的话。

丽塔：（对咨询师说）你让我意识到，刀确实在我手里，只要我选择，我就可以割断那些包裹。你也让我意识到，抱着我的怨恨不放，让我们的婚姻无法成长，这不是我想要的。布鲁斯，我希望你可以做些什么来弥补我们搬了那么多次家，不过就算你什么都不做，我也决定割断绳子了。（她满怀期待地看着布鲁斯。）

布鲁斯：相信我，丽塔，我明白的，我保证尽我所能地弥补你。我实在是太希望我们的雪橇可以跑下去了。

视觉图像

一张图可以胜过万语千言。如果咨询师明白这一点，就可以用视觉图像把来访者聚焦在某些重要的议题上。这种图像可以是一个描绘时间或其他变量怎样被分配的饼图，可以是一条表现着某些变量的连续性的线段，也可以是某个过程的图像表征。无论是哪一种，图像都可以变成一种表达观点的通用语言和焦点，从而建立对话的结构。

举个例子，一个问题序列中的共同元素是两极化，即每一方都持有互斥的立场。只要来访者坚守着各自的立场，就不太可能建立一个可行的解法序列。让来访者理解两极化的危险本质的方法之一就是给他们看一幅帆船的画，画中的船之所以可以平衡，是因为两个水手都在向相反的方向探着身子。这张画让来访者看到，尽管他们现在让船平衡了，但是如果有一方放弃了立场，船就会翻；因此，唯一可行的解决方案就是让每个水手同时向中间靠近，也就是软化或者改变他们的立场。

在家庭中，常见的两极化是父母功能的分裂，也就是一个家长承担养育的功能，而另一个家长负责制定规矩。这样的两极化会形成一个问题序列，即养育的家长显得越温柔，定规矩的家长就显得越严格。两个家长都认为问题出在对方身上："你太娇惯他们了，所以我必须得严格"以及"你对他们太凶了，所以我必须得温柔"。咨询师把对话的焦点放在那张帆船画上，就可以把来访者的注意力持续地放在两极化的危险本质上，并激励他们采纳可以缓解两极化的解法序列。对于"宽—严"两极化的解法序列是让这些功能更平等地分配在两位家长身上。比如，温柔的那位不能再把"等你爸爸回来再说"放在嘴边，而严格的那位必须开始参与更多的养育行为。

活动

咨询师可选的会谈活动有很多，它们都用行动来建立对话的结构。当用到某个活动时，整个会谈的焦点就在该活动产生的体验上了。在对话中无法触及的行为或情感都得以表达，有时，表达的强度比在对话中可能出现的强度更甚。随后的对话则用来消化这一活动。经久不衰的活动包括：做家谱图、雕塑、用"空椅子"技术、制作时间线、绘画、做拼贴或者玩游戏。在与儿童工作的家庭治疗中，会谈中的活动是必备条件，因为这些活动使得对话可以跨越成人与孩子之间能力的鸿沟。有些活动是只为某些特定的来访系统（比如与儿童工作）设置的，不过大多数活动都可以经过调整适应各种直接来访系统，无论是个体、伴侣还是家庭。

下面这个例子向我们展示了一个活动可以怎样建立对话的结构，这个对话中涉及主诉问题、问题序列、识别并移除限制这几个元素。

德肖恩是一个 8 岁的非裔美国男孩，他被转介来是因为他可能要留级。转介信息说德肖恩不够成熟、消极怠工、很难完成学校课业和家庭作业。德肖恩跟他的父母（柯蒂斯和安吉莉卡）还有 7 岁的妹妹（莫莎）一起参加了第一次会谈。安吉莉卡曾做过 10 年的小学教师。柯蒂斯曾花很多年一边在医院做护工，一边学习并拿到了本科学位。

在初次会谈中，咨询师很快用发展和组织元构架读取了几处反馈，从而形成了初步假设。安吉莉卡说了很多，分享了很多细节和观点，柯蒂斯却迟疑不语，即使说话也几不可闻。孩子们的行为似乎是对父母的复刻。德肖恩说起话来像一个比他小得多的孩子，莫莎却跟妈妈一样语音清脆。此外，无论莫莎做什么，德肖恩都会模仿她。比如，莫莎脱下自己的外套，然后有条不紊地把外套放在自己的椅背上。德肖恩也马上脱下自己的外套，然后有点儿笨手笨脚地把外套放在自己椅子上。结果他刚坐下，外套就从椅子上掉下去了。这让莫莎咯咯地笑了起来。咨询师读到了这个反馈，于是形成了一个假设，即德肖恩的问题部分是因为等级倒置，也就是他会比妹妹表现得能力更差。在会谈中，他看起来已经被动地接受了家里的这一现状，而父母也似乎默许了这一点。咨询师跟这个家庭讨论了这一假设，父母都承认，当他们在家里需要一个孩子做点儿什么的时候，比如倒垃圾这样的事，他们通常会找莫莎。这让咨询师很担心，因为如果德肖恩要留一级，他就要跟妹妹同级了。

咨询师认为，德肖恩需要更多自信的体验，这样就能像个大哥哥一样表现得与他的年龄相当。解法序列之一就是让德肖恩回到应有的位置上，也就是作为兄长。为了对此做工作，咨询师决定让两个孩子一起参与绘画活动，同时邀请其父母来观察这一活动。

咨询师：德肖恩和莫莎，我想让你们为爸爸妈妈画一幅画。

莫莎：我喜欢画画。我的纸在哪儿？

咨询师：是这样，我想让你跟德肖恩一起，你们俩一起画画。你随便画些什么都行，只要你们俩都画了。

莫莎：可是我想自己画。德肖恩会搞砸的。

咨询师：我知道你习惯自己画自己的，不过这一次，我想让你们一起画。

咨询师给两个孩子拿来一张大纸和一些彩色铅笔，把它们都摆在桌子上。莫莎一上来就把纸拉到自己面前，而德肖恩不得不探到桌子的另一边才能够到纸张。

莫莎：（坚决地）我们要画一个房子。

德肖恩：好呀。

莫莎：我来画房子，你可以画天空。画个太阳，再画几只鸟。

德肖恩开始在一个小角落里畏畏缩缩地画着太阳，莫莎则胸有成竹地开始画房子，占了大半张纸。

　　莫莎：太阳不应该画在这儿。

　　德肖恩像泄了气的皮球，放下了手里的铅笔。莫莎拿过纸，把德肖恩的太阳划掉，然后在另一边的天空中画了太阳。莫莎继续画着，似乎没看到德肖恩已经没有在画了。

　　咨询师：（对德肖恩说）你们应该一起画的。我想看到你画的部分哦。
　　德肖恩：莫莎不让我画。

　　咨询师决定借用结构派家庭治疗的干预，即通过鼓励德肖恩为自己撑腰而使兄弟姐妹亚系统暂时失衡（Minuchin & Fishman，1981）。

　　咨询师：那么，也许你应该告诉她，你想把太阳画在哪儿。（德肖恩看着
　　　　　　画纸，却什么都没有做。）如果你什么都不画，我要怎么看到你
　　　　　　画的部分呢？

　　德肖恩又犹豫了一会儿，然后伸过手去把画纸从莫莎面前拿来。他开始迫不及待地重新画太阳了，而莫莎似乎被吓了一跳。她放下铅笔，把椅子往后一推，然后噘起嘴来。德肖恩看了一眼父母，好像在寻求对自己的行为的许可。此刻空气中充斥着紧张的情绪。咨询师可以有无数种方法用这个活动把对话继续下去。

　　咨询师：（对父母说）对于刚才发生的事，你们想跟德肖恩和莫莎说些什
　　　　　　么吗？

安吉莉卡:（对莫莎说）德肖恩把画拿走是不是惹到你了？

莫莎:这不公平。

安吉莉卡:不，是公平的。你们应该一起画画。德肖恩坚持要跟你一起画，这很好啊。从现在起，我们都要更好地帮德肖恩做个大哥哥。

　　用这个例子中的活动来总结本章，让我们想到弗伦克尔（Fraenkel，2009）曾用画家的调色板来类比整合式治疗。这个类比也适用于整合系统治疗的对话。在调色板上的是对话的各个基石（提问、表述、指令和沉默），怎样管理对话的话轮，行动、意义和感受的语言，非言语沟通，以及谈话治疗以外的备选项（包括类比和隐喻、视觉图像以及活动）。咨询师在构建对话时会把各个元素结合起来，就像画家调和不同的颜色一样。比如，咨询师可能会将一个表述和一个循环提问并置，以便建立来访者的意义和感受之间的关系，为邀请他们参与一个雕塑练习做铺垫。这些元素不能被随便结合，否则对话就会显得做作而生硬，就像随便调色的画卷会不堪入目一样。相反，当这些元素被有机地结合时，对话就会流畅而高效。在本章的开篇处，我们曾提到，要成为治疗性对话这门艺术的大师，需要付出毕生的努力。第十二章会对此进行更多的讨论。

第八章

反　馈

本章会详细讨论整合系统治疗的蓝图中的第四部分：反馈（见图 4.1）。首先会呈现 IST 咨询师读取反馈的方式，并将之与蓝图中的其他部分（假设、计划和对话）联系起来。然后会写出来访者给咨询师的明确反馈以及咨询师给来访者的明确反馈。最后会展示如何使用可以提高咨询效果的反馈工具。

读 取 反 馈

一对夫妻来咨询，因为他们的关系"变质了"。两人都觉得自己是透明的，都觉得对方把自己的付出当作理所应当的，而且从不关心自己。咨询师在前两次会谈中用了蓝图并做出假设，认为他们的问题序列是积极和消极互动的比例失衡——消极的更多，这使得他们对关系的满意度下降，两人都越来越沮丧。咨询师跟这对夫妻分享了这一假设并邀请他们创建一个包含更多积极互动的解法序列。他们做不到，于是咨询师转向"计划"并建议他们做一个小实验，即每人每天都做三件小事来让对方开心，然后留意这是否会给他们的关系带来任何变化。他们都同意做这个实验。

在下次会谈中出现了重要的一刻，妻子拿出一个清单并递给咨询师。在那一瞬间，咨询师读到了下面的反馈：妻子脸上似乎闪过一丝骄傲或得意。

而丈夫的脸上则似乎有一丝不屑。接着，妻子宣告："按照你说的，我每天都做了那三件事，你猜怎么着？根本没人注意。"此刻，丈夫重重地靠在椅背上，转过身去，不再看咨询师，也不看妻子，嘴里嘀咕着什么，听着好像是"你居然能把咨询都变成比赛，来显得你更好"。咨询师读到了这个反馈，于是把身子前倾，带着好奇，饶有兴趣地说：

> 这个练习好像激发了你们关系中的某种讨人厌的序列，这正是我想理解的。我们能不能聊一聊，在像刚才那样回应我的建议，以及回应彼此的那一刻，你们是想告诉对方什么？

这个例子向我们展示了在蓝图的语境中读取反馈的重要性。咨询师开始咨询时的问题是"变质了"的关系。咨询师假设这个问题植根于消极这一问题序列，并且跟来访者讨论出了一个可以给关系带来更多积极性的解法序列。夫妻俩都同意了"三件小事"这一干预。而在接下来的会谈中，在报告他们怎样进行这个干预的时候，在这个干预的情境中显露了更多的关于其关系的反馈。咨询师对此反馈的假设是这一干预似乎是无效的，且指出了让他们无法变得积极的可能限制。比如，他们是在争谁才是那个"更好的"伴侣吗？或者其中的某一位是不是在这一周里承受了什么不同寻常的重担或抑郁了？妻子是不是在用这个任务来证明他们的关系有多无望？要让他们的关系中有更多的积极性，就需要将这些限制或者是其他限制移除。咨询师相信更深入的对话会为他们指明道路，指向一个新的或修正过的关于问题的假设，而这一假设又将在后面的干预中得到检验。

正如这个例子所示，反馈是整合系统治疗的核心。反馈对于整合系统治疗的确非常关键，因而与假设、计划和对话同为蓝图（图4.1）中的四部分之一（Breunlin, Pinsof, Russell, & Lebow, 2011; Pinsof, Breunlin, Russell, & Lebow, 2011）。反馈激发了假设，假设引领了计划，而计划经由治疗性对话来实施。假如没有反馈，咨询师就不可能知道自己是不是在正确的道路上，也不可能在偏离航道的时候及时修正。

在咨询进程中发生的所有可以为咨询师提供来访系统信息以及问题解决信息的东西都是反馈。最简单易懂的反馈形式是一个理性的、言语的回应。

> 咨询师：在你吵架的时候，我看到你的情绪唤起攀升得很快。我建议你用"暂停隔离"来防止冲突失控。
>
> 来访者：（下一次会谈中）我们用了你上周说的那个"暂停隔离"，还真有用！

如果所有的反馈都如此直白，我们就不需要花那么多时间来学习怎样做一个有效的咨询师了。其实，在实际工作中，反馈比这微妙得多，也复杂得多。它可以有很多个方向（来访者对咨询师、咨询师对来访者或在来访者之间），而且通常既不是言语的，也不够理性。比如，在前面的咨询片段中，咨询师对来访者最初的反馈是提供非常直截了当的假设和计划，"你们的关系因为没有足够的积极互动而日渐沉重，所以试着做点什么来提高积极互动的频率吧"。然而，咨询师得到的反馈复杂得多。首先，妻子似乎完成了这个任务，并且做了记录，丈夫却没有。妻子似乎急于表现出参与和合作的精神，而丈夫似乎将之视为妻子的"显摆"。他显得灰心丧气或者愤怒，而这些都是从姿势和面部表情上表现出来的，不是用言语表达的。说出来的话里也透着批评的语气，还透着悲伤。整合系统治疗的核心是有能力追踪并且理解反馈，还有能力用关于这些的对话推进咨询进程。然而，这绝非易事。

要读取反馈，就需要咨询师万分留意在会谈中正发生的事。当咨询的直接系统中有多个来访者时，要追踪到正在发生的每件事是不可能的。研究家庭过程的研究者编码一小段家庭互动就需要花好几小时（Gottman & Notarius，2000）。要让一个咨询师在整整一小时里一直都边听边看，且同时回应好几个人，还要理解所有事并搞清楚接下来要怎么办，简直是无比艰巨的。

　　尽管在会谈中从头到尾都可能发生反馈，但是 IST 咨询师最密切关注的还是由他们的假设引发的反馈。想象一下，你在一个有画中画功能的电视上看体育比赛。如果能一边看全场，一边看某个球员的特写，就可以捕捉到重要的信息和情境。可是如果电视上在同时播放 10 个特写镜头，会怎么样呢？观众会很快觉得信息过载并且看不懂正在发生什么。形成一个假设就是让我们可以框住这个屏幕并且识别我们要看的是什么。

　　举个例子，一个单亲妈妈来咨询，因为她 12 岁的女儿突然很想联系自己的生父，而他在女儿尚在襁褓之中时就抛弃了这个家。这个妈妈是一个美容师，她的健康出了点问题，可能因此丢掉工作。女儿在这个时候想要联系父亲让妈妈觉得被背叛了。妈妈非常愤怒地告诉女儿，她不该妄想跟他有什么关系。可是，女儿没有放弃。

　　咨询师在做出假设时考虑了组织和发展元构架。女儿是在试着演练自己的领导力（组织），还是在表现出发展的波荡（表现出更大的孩子的样子）？咨询师假设，女儿在感到妈妈的健康问题会让家庭不再稳定的时候，认为需要得到更多的成人的支持，而她父亲正是首选。这一假设使咨询师可以重构女儿的愿望，将之变得可能对母亲没有那么大伤害，也就是说，咨询师可以认为女儿只是想要一个父亲，并不是那个特定的父亲。

　　如果这个假设成立，咨询师会期待妈妈柔软下来，不再那么生气；女儿也可以认可这个假设。有了这个假设，咨询师就会把注意放在有关这些转变的证据上。如果妈妈放松下来，往后靠在椅子上，深吸一口气，舒展了眉头，直接看向女儿，或者说出诸如"我从来没有这样想过"的话，咨询师就会读取这些反馈，明白这个假设是有价值的，是应该继续展开的。但是，如果妈妈目光茫然，避开对视，恼火地叹气或者感叹着表达难以置信，那么这些反馈的信号都意味着该假设没有被接纳，之后还需要进行更多的对话。同时，咨询师也需要观察女儿。她是漫不经心地坐着，还是身体前倾的；是面露疑惑，还是耸耸肩膀？尽管要观察的行为有很多，不过有假设还是会引导咨询师读取相关的反馈。

由此可见，反馈是假设和干预之间的纽带，这些干预是为了建立解法序列而设计的。这个纽带是通过对话来建造的，其结果可能是对治疗假设的修正、细化或者拒绝。在整合系统治疗的一开始，咨询师的工作就是理解那个妨碍来访系统解决问题的限制之网。围绕问题的对话可促使咨询师发展关于限制之网的假设，这一假设也可以在干预中被检验。有时候，咨询师可以在会谈中建议并进行干预，不过咨询师有时也会让来访者在会谈之间做些尝试。于是，在下次会谈的一开始便询问关于解法序列的反馈就变得非常重要了。这样的询问给来访者传达的信息是，咨询在两次会谈之间依然在持续，而且咨询师非常重视关于结果的反馈。如果解法序列成功了，那么至少有一部分问题会得以解决，来访者的努力会得到肯定。如果不成功，那么咨询师会开始用假设元构架发掘维持着问题的限制。

就像在前面的例子里看到的，并不是所有反馈都是言语上的。的确，这个领域的研究者（Birdwhistell，1962）相信，绝大多数反馈都是通过非言语的方式表达的，包括面部表情、姿势、体态以及语音语调。对于面部表情中包含的情感的研究领域已经产生了大量文献，这些文献发现，表达基本情感的面部表情是普适的，才5个月大的婴儿就已经能解读了（Gopnik & Seiver，2009）。不过，对于这些情感的表达还是会受文化规则的影响（Ekman，2003）。

人类会使用相同的面部情感表达语言，人类的大脑在将情感诉诸语言之前就已经能够识别并回应它们了（Fishbane，2013）。这个反馈环路的速度远远超过咨询师能够进行干预的速度。比如，一个来访者可能会因为怀疑而挑一下眉毛，这让其伴侣皱了一下眉，而这之后则产生了一系列消极的反应（可能会有尖刻的语言）。因此，咨询师常常需要"追踪"来访者的反馈，"刚刚在这里发生了什么。请告诉我，为什么你的情绪突然就变了"。

除了面部表情，反馈也可能通过身体姿势来传达。你可以想象一个青少年来访者双臂抱在胸前，一副没精打采的样子，是在无声但生动地表达"我是被迫来的，别以为我会合作"。身体前倾、后倾、朝向彼此、远离彼此或者抱着双臂等姿势都可能传达了重要的反馈。与此相似，诸如叹气、发出啧啧声、清嗓子或者轻声笑等非言语表达也可能是在交流反馈。

对于行为的任何阐释无疑都彰显了行为中的一些意义，同时压抑或拒绝了另一些意义。舍夫伦（Scheflen，1978）在一篇经典论文中描述了一组家庭治疗师解读出了女儿在咨询的某时刻对父亲微笑可能有的多种相互矛盾的含义，这完美地展示了家庭治疗中阐释的复杂性。尽管咨询中的意义建构是不可避免的，但这也是很容易出错的，因此必须在具体情境中呈现和理解。

家庭治疗中的反馈总像是由几个舞步组成的编排好的舞蹈。让我们看看下面的例子。这是一个五口之家，由父母和三个女儿组成：15岁的安吉尔、12岁的胡安妮塔以及9岁的卡门。他们来咨询是为了解决卡门的问题。在会谈的某个点上，咨询师暂停了咨询，去跟单面镜背后的督导团队讨论这次会谈。当咨询室里只剩这个家庭的时候，督导团队观察到了他们的如下互动：首先，父亲抬起头看了看坐在房间另一端的卡门。然后卡门站了起来，穿过房间，爬到爸爸膝头，得到了爸爸的一个大大的拥抱。在她穿过房间的同时，二姐胡安妮塔也站起来并走到妈妈身后，大姐安吉尔则坐在妈妈旁边。这个家庭就凝固在这一幕里，两个姐姐都狠狠地瞪着妹妹。所有家庭成员似乎都对这段"编舞"了然于胸。督导师注意到了这个反馈，并且邀请整个团队来解读它。大家假设，从这个凝固的位置里可以看出两个亚系统：母亲和两个姐姐，以及父亲和卡门。我们可以用组织元构架生成多个假设，并选一个在咨询师回到会谈之中后引导治疗计划。

给予及接受反馈

作为蓝图中的四大要素之一，读取反馈对于治疗性对话及其怎样促进做假设和做计划都至关重要。不过，随着对话的展开，来访者和咨询师总在互相给予反馈。为了搞好所有的同盟关系，咨询师必须熟练地管理双向反馈。下面就来谈一谈给予和接受反馈。在这个部分的一开始，先来讨论可以在来访者和咨询师之间交换的反馈有哪些类型。

反馈的类型

反馈通常有几种目的（Claiborn & Goodyear，2005）。最简单的反馈是描述性的。比如，有一个来访者到办公室跟咨询师说："现在已经过了10分钟。你今天迟到了。"这个来访者只是给了咨询师一个描述性反馈。继续谈这个问题或许是重要的，或许咨询师只需要说"是啊，我很抱歉"，然后就没必要再谈了。咨询师可能会默默地在心里记下，见这个来访者时要更注意守时。

描述性反馈相对容易接受，也容易理解，不过它没有其他几种反馈重要。咨询师必须给予并接受评价性反馈。比如，这个来访者可能会跟咨询师说："我不喜欢你迟到。这显得你懒散又糊涂。"对这样的评价性反馈需要更复杂细致的回应，只是一句简单的道歉是不够的。

反馈还可能是情感表露的反馈。这个来访者可能在会谈的一开始就说："你迟到会让我很焦虑。"这样直接的关于感受的表述可能需要咨询师给予细心的关注，因为这体现了来访者的情感脆弱性，并且可能预示着出现治疗同盟的裂隙。

最后，反馈还可能是解释性的。还是咨询师迟到的例子，来访者可能说："我觉得迟到表明你已经烦我了。"如果是这样，咨询师必须回应来访者的反馈："你能多谈谈吗？我还有其他的行为让你觉得我烦你了吗？"这样的对话可能会让咨询师看到一个同盟裂隙，咨询师必须修复这个裂隙，从而让来访者相信咨询师在咨询中是全情投入的。

反馈的另一个重要方面就是效价，即反馈是积极的还是消极的。在咨询中，积极的反馈意味着认可、支持或肯定，比如，"你刚才特别好地解释了你为什么会那么觉得"。相反地，消极的反馈有批评的意味，比如，"当你的语气如此尖锐的时候，我很难听你说下去"。人类有一个强烈的、本能的倾向，即倾向于接受积极反馈而拒绝消极反馈（Claiborn, Goodyear, & Horner, 2001）。因此，当咨询师给予来访者反馈时，从积极地描述来访者或问题序列中体现力量或健康的方面开始是很有利的，然后可以再说消极的反馈，比如限制或冲突。

意料之外的反馈

反馈可以是自发的，可以不作为对会谈中互动的回应而存在。这样的反馈可以由来访者的误解而生，也可能被早先发生的事或者咨询情境之外的事触发，或者因与某个创伤事件的关联而起。在这些时候，咨询就需要有即兴发挥，咨询师需要先离开会谈的既定方向，只是单纯地对这一反馈做出回应。

举个例子，鲍勃和卡萝尔是一对异性恋夫妻，他们刚刚开始处理"沟通问题"。从一开始，咨询议程就是由卡萝尔主导的，而鲍勃只是不情不愿地参与着。卡萝尔给了鲍勃很多鼓励和支持，也认识到这个过程对鲍勃来说绝非易事。咨询师也被这种努力感染，尽力跟鲍勃建立同盟关系、鼓励他进行对话、引用他的隐喻、肯定他所观察到的。出乎咨询师意料的是，卡萝尔突然指责咨询师跟鲍勃站在一边，并且假设她需要在咨询中付出所有艰苦的努力，鲍勃则只需要出现即可。

接着，咨询师就需要同时做好这几件事：控制自己的情感反应，对卡萝尔所说的保持好奇和开放的心态，留意鲍勃是怎样观察并解读这样的发展的，找到什么触发了卡萝尔的反应，以及修复同盟关系以便让咨询回归正轨。控制咨询师自己的情感反应是最关键的，因为若不如此，她就无法处理这些反馈，更谈不上形成计划了。

当出乎意料的反馈暂时让咨询师脱离了正轨并打乱了会谈的节奏时，咨询师就要让一切都慢下来。比如，咨询师可能会说："刚刚发生了什么？我们能不能都慢下来，这样我才能确保自己真的明白了。"咨询师只用了这么短短一句话，就表达了自己有兴趣理解来访者，并且愿意考虑咨询中是不是有错误，同时也传达了任何问题都可以被解决的信念。这对于来访者来说是一个鼓励，也是一个很好的沟通示范。

让我们回到这个例子中，一旦进程慢下来，咨询师就可以提出假设（可能会用到性别元构架）来构思提问，并用提问引导关于来访者的体验的对话。比如，咨询师可能会承认自己觉得卡萝尔更加全情投入，并且更多地把关注点放在跟鲍勃建立同盟上。然后，咨询师可以直接跟两位来访者评估他们各自的投入程度，以及他们各自跟咨询师的同盟关系。在进行了更多的对话之后，可以把咨询拉回到当前致力于改善沟通的目标上来。

延迟的反馈

无论是对于来访者还是咨询师，对咨询的思考通常都是在会谈之外进行的。有时，某个具体的情境（诸如案例研讨或者督导）会促使咨询师思考某个特定的来访者，并且发展出新的假设。有时候，来访者会突然出现在咨询师的脑海里，可能是过去会谈中的某个情境再现，也可能是一个新的假设或者计划。类似地，来访者在会谈的间隔中也会不时地想到咨询师。

无论是来访者还是咨询师，都可以也应该把会谈间隔中的反馈带到会谈中，比如，"我会想到你上周说的话"。这样的话总能吸引听者的注意。对于咨询师而言，如果来访者提起之前的某次会谈，那说明咨询师说的话是有意义的，至少足以被重新提起。这对于咨询整体来讲是一个好兆头，尤其预示着同盟关系建立得不错。对于来访者而言，知道自己的咨询师哪怕在会谈之外的时间里依然想着跟自己的问题工作，也是非常令人满足的事。

随着咨询的进展，延迟反馈出现的可能性也在增加。咨询师和来访者都有了更多的体验可以将他们联结在一起，并创造出新的觉察、感受或想法。咨询师越来越能洞察问题序列中的模式的微妙细节，并就此给予来访者反馈。而如果同盟关系够好，来访者会更愿意接受那样的反馈；作为回报，他们也更愿意给予咨询师反馈，来让他知道自己的不满或失望。

矛盾的或分裂的反馈

跟多个到场的来访者做系统式咨询，可能遇到他们彼此意见相左，然后给予咨询师不同的甚至相互矛盾的反馈的情况。伴侣中的一方可能会说："这周情况好转了。"另一方可能会回应："好转了？什么叫好转了？我们周日刚刚大吵了一架呢。"有时候，这样的分歧很容易理解。比如在这个例子中，在一方关注的周日的冲突之后，他们可能连着三天都过得很好，而这三天则是另一方的关注点。

对于咨询师而言更有挑战的状况是，双方各自持有意义重大的、清晰明确的、坚定不移的观点，而这些观点是不能共存的。比如，某个意在改变孩子行为的干预技术在一方家长眼里可能是颇有成效的，而在另一方家长眼里却起到了反作用。再如，伴侣的一方或许认为自己做出了跟对方父母修复裂痕的尝试，却被拒绝和嫌弃了；另一方则认为自己的父母只是表现得比较谨慎或者只是茫然而已。一旦有分裂的反馈出现，咨询师就必须指出这一点，并且传达这样的信心，即相信这些差异最终会被厘清或者被双方弥合。咨询师必须在接下来的工作中找到不同来访者的体验中的共同点。

间接的反馈

反馈可以是间接地给出的。比如来访者长期在咨询中迟到、在会谈前最后一刻取消咨询、忘记完成会谈间隔中的任务、没有及时付费、咨询时间不能固定下来或者忘掉咨询师的名字，这些都可以是消极的间接反馈的例子。

这些行为可能暗示着来访者不能有效地管理生活，不过咨询师也应该考虑这些行为是不是预示着同盟关系的问题，比如来访者在咨询中不投入、看不到问题序列和解法序列之间的关联或者跟咨询师没有很强的盟约关系。咨询师应该询问一下这些行为是否有什么含义。在咨询师方面，忘掉来访者的名字或者他们的故事、错过约好的咨询时间或者在会谈中打盹，这些都是间接反馈的例子，而这些反馈对于来访者是意味着什么的。

间接反馈也可能出乎意料地积极。比如，对于咨询师外表的赞美、对于咨询师毕业院校的水平的评论、节假日时一份表达感谢的小礼物、咨询师说话时的点头，这些都可能是对于咨询师的间接反馈。这些反馈要么表现了来访者大体积极的关怀，要么是对咨询师刚刚所言的认可。

给予来访者反馈的指导原则

对于给予反馈有以下几点指导原则。首先，在咨询伊始，咨询师应该告诉来访者，咨询师随时欢迎他们的反馈，而他们也会接到来自咨询师的反馈。这可以让来访者明白，咨询是一个不断形成假设并检验假设的过程。咨询师会期待来访者评估那些假设，并判定一些假设是不准确或不完整的。"我知道我在这个过程中多少会犯一些错；我也希望当我有错的时候，你可以告诉我。"这样的表述给来访者传达的信息是：咨询是一个合作的过程，走岔路和开错头的状况都时有发生；通过对话、提出假设、试用解决办法以及吸取和给予反馈这样不断反复迭代的过程，问题终归是可以解决的。

反馈的时机决定其功效。如果太快地给出太多反馈，可能会让来访者觉得咨询师还没有充分理解问题的复杂性就急于下定论。这可能会导致来访者对咨询师失去信心。不过，来访者也会想知道咨询师的想法，所以在早期给出一些反馈总是明智的。在第一次会谈快结束时，咨询师应该至少给来访者一些描述性反馈，比如，"这些是今天这节咨询里让我印象深刻的"。这样的反馈可以在总结来访者所说内容的同时，尽可能地加入一些让他们在接下来的一周里思考的内容。在这种反馈里还应该包含一些对来访者的赞扬以及充满希望的表述，比如，"我很欣赏你们两个都可以如此开放坦诚地面对你们的问题。这是我们今后可以合作愉快的好兆头"。

随着同盟关系越来越强，咨询师可以给出更多评价性或者解释性的反馈。比如，一对夫妻因为丈夫曾出轨而来咨询。在一开始，咨询师就解释说修复有赖于信任的重建。因此，双方要准备好接受这样的观点，即对于被出轨方保持透明以及百分之百的诚实是至关重要的。如果在咨询开始的前几周里出现了小小的不诚实，那么咨询师一定要从重建信任的角度对这次违规给出一些反馈。此时，咨询师或许还没有充分地理解让来访者没办法保持诚实的限制，也没法检验或提供一个假设。然而，如果同样的不诚实发生在成功咨询了数月之后，发生在他们的婚姻已经得到了很大的修复且他们跟咨询师建立了很强的同盟关系之后，那么咨询师可能会给出比较强有力的反馈——关于这样的不诚实会怎样将他们的婚姻再次置于险境，以及来访者似乎在怎样重演他在自己的原生家庭中发展出的模式，即隐瞒信息的模式。

由于积极的反馈比消极的反馈更容易被吸收，所以在给出消极反馈之前，总是要先给出积极的，比如，"我能看到你们都在非常努力地控制对对方的反应，可你们还是会被那些陈年老账刺激到"。这样的表述会给那些灰心丧气的来访者带来希望和鼓励。按照先积极后消极的顺序给出反馈也让来访者更容易吸收。

最后一条指导原则是，反馈应该用来访者自己的语言和隐喻去表达，而不是用纯技术或咨询的术语。如果有来访者认为她的问题是"脾气不好"，而咨询师非要说她的问题是"容易失调"，来访者就可能听不进去什么了。类似的，如果有来访者是一个篮球迷（而且咨询师对这项运动足够熟悉，于是可以将该运动中的术语用于眼下的问题），那么将某个干预解释成某种"一对一防守"，就可能很有用。

接受来访者反馈的指导原则

咨询师在给来访者反馈时必须满怀关心并且讲究技巧，不过来访者就没有这样的义务了。因此，要接受来自来访者的反馈，需要咨询师有很好的情感调节能力、有头脑中的好奇，以及坚定地相信即使是批判性反馈也提供了成长和学习的机会。在整合系统治疗中，咨询师与每一个来访者以及与整个来访系统之间的同盟关系被看作所有改变的基础。接受来访者的反馈就是发展、维持并修复同盟关系的方法之一。

咨询师对于接受来访者反馈的态度至关重要。咨询师必须用开放的心态面对反馈并且欢迎反馈——尤其当反馈带有批评性的时候，同时必须保有自己的判断，来看看反馈是否有理有据，是否要改变咨询的进程。比如，在跟来访者的第一次电话沟通中，咨询师正在讲解一些常规以及治疗将会怎样进行。咨询师说："你谈到的问题显然涉及你和你的爱人。我希望你们俩都能来参加第一次会谈。"如果来访者同意，那么咨询师可以约定初始会谈时间。但是，来访者也可能这样回应："我想我最好可以先单独见你，先解释一下现在发生了什么。之后我爱人再参加。"

这个来访者刚刚给的反馈对咨询师来说具有一定的挑战性，表现出不愿意只是简单地遵从咨询师对于谁该来参加第一次会谈的判断。此时，关系尚未建立，问题的本质尚不明了，连来访者的面部表情都看不到，在不具备利好条件的情况下，咨询师需要决定怎样进行回应。任何回应都是对来访者的反馈。如果回应是简单地允许来访者决定谁来咨询，那么这样的回应给来访者传达的信息可能是咨询师很容易被影响，咨询师在今后做出的所有指令都只会被当作建议。然而，咨询师也可以多进行一些对话，尝试理解来访者为什么想独自来，说："我通常不这么做。我很好奇你的理由。能不能告诉我，你为什么觉得如果我先单独见你会更好。"这样的回应会给来访者如下反馈：我在很认真地对待你的请求，但是我也保留依据你的解释再做决定的权利。

第三种可能的回应是，咨询师说："我在工作中的规矩就是从不在伴侣咨询中先做个体会谈。我很愿意解释一下我对此的思考，然后你可以决定是否想继续跟我咨询。"这些例子让我们看到，来访者的反馈在咨询师与潜在来访者打交道的早期就出现了，而这些反馈会影响咨询过程。

表达对反馈的开放态度

接受来访者反馈的最重要元素就是有开放的态度。如果上面例子中的咨询师变得防御或者马上坚持说"不听我的就算了"，那么来访者可能会觉得不被理解甚至不被尊重，这样的体验可能会让咨询无法继续或者会妨碍同盟关系的形成。在任何咨询中都很重要的一个治疗因素是，咨询师始终如一地愿意听取来访者怎样看待咨询师的提问、表述和指令的准确性和有用性，以及怎样看待这些与假设的联系。开放的态度有助于建立信任和坦诚，这些特质会反过来鼓励来访者接受咨询师的各种助人的尝试。

开放的态度可以借由这样的语言传达："能多说说吗？""我那么说的时候，你有什么感受？"或者"你觉得那个建议说得通吗？"一个真正开放的咨询师会在咨询的最开始就发出对于反馈的邀请，会清楚地告诉来访者，所有反馈都会被看作来访者为了提供一些有用的信息而付出的努力。开放的态度也可以用非言语的方式传达。相比一个微微地将头转到一边、看向窗外、面露怪相并且抱着双臂的咨询师，如果咨询师有目光接触、微微前倾、以开放的坐姿（比如，双臂或双腿不是交叉的）面对来访者并且带着中性偏积极的面部表情，就更容易被来访者看作"开放的"。通常，整合系统治疗不鼓励咨询师在咨询中记笔记，因为这样做容易让来访者感受不到咨询师的开放和透明。

由于同盟关系是由任务、目标以及盟约组成的，所以咨询师听取来访者对于某个干预的保留意见就至关重要。当咨询师表现出愿意听到"某个干预没用、没帮助、让人困惑或者太复杂了"之类的话时，咨询师就表达了开放的态度。比如，一对父母想要为 5 岁的女儿建立一套固定的睡前程序，因为自从在婴儿床里睡不下了，孩子在绝大多数晚上都是在父母床上睡的。咨询师从行动计划元构架开始，发展出了一套给父母用的行为上的步骤，包括设计一套睡前程序（换上睡衣、刷牙、讲故事、喝水和道晚安等）以及一套当孩子再次起身来到父母房间时可以用的步骤。在下一次会谈中，父母俩都是垂头丧气而小心翼翼地走进办公室的，坐得好像离对方越远越好，一上来就宣告女儿还是每晚都跟他们一起睡。他们俩都指责对方没有按计划行事，并且都看向咨询师，想让咨询师确认是另一方"搞砸了"。

在这个例子里，这对父母都没有指责咨询师，没有说咨询师说得不够清楚、对 5 岁的孩子抱有不切实际或者天真的期待。他们俩都转而指责对方，这对于咨询师而言是一个反馈，意味着至少有一个维持着问题的限制是父母的同盟关系（至少在此事上）较弱并需要被加强。按照积极反馈更易被吸收以及应该先积极后消极的指导原则，咨询师表扬了父母都很认真地对待这一任务并且都很善于观察对方的参与度。咨询师还表达出有兴趣了解究竟是哪里出了岔子，以及相信他们三个人可以一起解决这个问题。这个反馈自然是通过语言传递的，不过咨询师用语音语调、面部表情和身体姿态传达的沉静从容、乐于接受的样子也在传递着同样的反馈。

接受批评性反馈

对咨询师的批评可谓最具挑战性的反馈。让我们想象一下，前面例子中的父母在会谈的一开始就攻击咨询师给出的干预，称它"治标不治本"；或者，可能更难的是，其中一人见面就直接问咨询师有没有孩子。这种反馈就连对于经验丰富的咨询师而言都是颇具挑战性的。在这样的时刻，要保持开放的态度就要求咨询师管理好自己的情感反应，对来访者的沮丧保持共情，传达出乐于倾听他们的问题的意愿，并思考下一步要做些什么的尝试。

如果要求咨询师在面对来访者可能的攻击时永不防御，也太苛求了。其实，在所有咨询师的一生中，都有一些时候是做不到这一点的。在那些时候，咨询师可能会结巴、防御或者责怪来访者。在有些情境中，这样的失误会造成同盟关系的裂隙。如果这样的裂隙得不到修复，来访者就可能结束咨询。而当这样的同盟裂隙得到处理并且被成功地修复时，咨询中就会出现一些很有力量的转变，同盟关系也会变得更强（Goldsmith，2012）。比如，在来访者的反馈刚刚激发了咨询师的一个防御性回应之后，当次会谈就很快结束了。在下次会谈中，咨询师可以用下面的话来开启对话。

> 我想重提一下我们上次的对话。你当时想要跟我谈一谈我们的工作以及作为咨询师的我，可那时我没有听进去。我很抱歉，如果你愿意，我很想再试着听一听你想说的话。

很多来访者都不太适应这样开放的态度以及被认真对待的样子，但他们也会做出积极的回应。这样为来访者打开大门，其效果通常不限于修复同盟的裂隙，还会让同盟关系更好、更牢固。

系统的和实证的反馈

在整合系统治疗的认识论基础上，实证的（定量的）和经验的（定性的）信息是同等重要的。基于这个观点，科学与人类本身的感知或体验并没有什么不同，它只是另一种形式的认识。其实，我们把科学定义为用来尽量减少我们欺骗彼此的可能性的一系列规律，这并没有把科学置于另一个知识的连续体中，只是把科学置于这个连续体中偏向系统的一端。直接的感知和体验（想法和感受）只是一种更不系统的认识方式罢了。在整合系统治疗中，所有认识方式都具有同等的价值，都会被同等地看重和使用。我们将在这个部分讨论几种反馈形式，它们在同一个连续体上处于从更不系统到更系统的不同位置。越是系统的反馈形式就越基于实证，越有赖于量化数据。

以来访者为焦点的研究和有实证依据的咨询

在过去的 30 多年间，心理咨询的各个领域都流行着这样如火如荼的运动，即扩大和加强自己的科学基础。该运动最初的迹象就是**循证治疗**的繁荣和发展。这些通常是针对特定人群（比如，成人或儿童）的特定问题（比如，焦虑、抑郁或成瘾）发展出的特定治疗方法。这些疗法都被手册化了，并且在随机临床试验中得到了检验，其结果证明它们比不接受治疗的（候诊名单对照组）或者接受某种替代疗法的效果要好。

这类研究的结果为整合系统治疗提供了大量很有价值的临床策略和技术，其中的大部分在第六章关于计划的内容中已经呈现过了。不过，出于很多不同的原因，我们并不提倡教条地使用手册化的疗法。持这一立场的主要原因是，循证治疗源于以咨询师为焦点的研究，强调的是咨询师在咨询过程中要怎么做。循证治疗的灵活性不足，并且相信只有某种特定的咨询师行为才可以导致某种特定的结果或效果，这些都与**等价性**这一系统原则相悖（von Bertalanffy，1968；Watzlawick，Bavelas，& Jackson，1967）。该原则指出，在开放的系统中，不同的路径、原因或输入都可以并且都必将导致类似的结果。换句话说，在心理咨询中，"条条大路通罗马"。

我们更喜欢的扩大和加强整合系统治疗——以及往更大的范围说：心理咨询实践——的科学基础的另一种方法被我们称作**"以来访者为焦点的研究"**，这样的研究聚焦于来访者在整个咨询过程中的行为和体验。所谓"有实证依据的咨询"是以来访者为焦点的研究中的一个分支，这样的咨询全程都会从来访者那里搜集数据，并系统地将数据反馈给咨询师，咨询师则可以自由地整合来访者的数据，并由此调整自己的行为。事实上，我们提倡的是合作的、有实证依据的咨询。在这样的咨询中，咨询师和来访者会一起合作使用来访者的定量数据，一起在蓝图的指引下找到出路。我们提倡合作的且有实证依据的假设、计划、对话和（读取）反馈。基于这样的观点，来访者的数据在咨询的所有阶段都会被用到。

伴侣和家庭研究及实践中的测量和反馈系统

　　为了给咨询师（以及来访者）提供实证数据并以此作为实践的依据，过去的 20 年已经发展出了许多测量和反馈系统。平索夫等人（Pinsof, Tilden, & Goldsmith, 2016）回顾并比较了所有系统。也有不少关于个体和 / 或伴侣咨询的研究，包括一篇将有测量和反馈系统的疗法与常规疗法进行比较的元分析研究，都发现有实证反馈的疗法比常规疗法更有效。平索夫等人（Pinsof et al., 2016）也回顾了这些研究。

　　我们可以从复杂度、成熟度、技术和广度这几个方面梳理现存的治疗系统。迄今为止，已有的最复杂的、在技术和临床上最成熟的以及涵盖范围最广的系统当属系统治疗改变表（Systemic Therapy Inventory of Change，STIC；Pinsof, 2017；Pinsof, Goldsmith, & Latta, 2012；Pinsof, Zinbarg, et al., 2015），后面进行了简述。

系统治疗改变表

　　系统治疗改变表作为一个整合且多系统的测量和反馈系统被设计出来跟整合系统治疗搭配使用。该表完全是线上的，由来访者在每一次会谈之前在办公室或者家里填写，咨询师会立刻收到一封包含反馈报告的邮件以及一个系统治疗改变表网站的链接，以便获取更多信息。反馈报告是为了简要地展示来访者从第一次咨询以来以及自上次会谈结束之后所取得的进展而设计的，咨询师在会谈前花不到 2 分钟就可以消化完。这份报告给了咨询师一个大致的图景，可以看到哪些在改进、哪些在恶化以及哪些在维持不变。

　　系统治疗改变表中有一个很丰富的人口学问卷，这部分是为了帮助咨询师找到来访者和来访系统在许多假设元构架（尤其是发展、组织、性别、精神信仰和文化）中的定位。该表中还包括六个系统量表，让来访者回答自己在以下几方面的情况：原生家庭、伴侣关系（如果有伴侣）、当前的核心家庭以及孩子。该表中还有一个量表是用来从多系统的视角测量治疗同盟的。系统治疗改变表基于全美国代表性样本建立了常模，因此每个来访者在每个量表的每个维度上的得分都会被显示出是落在该维度或量表的正常范围内还是临床范围内。

系统治疗改变表旨在给假设提供依据，即提供对于来访者及其系统的实证的测评，而这些测评也可以跟来访者提供的其他信息整合起来。该表也是为了做计划而设计的，即通过向咨询师和来访者呈现大量潜在的问题靶子（"六大维度"：某来访者最接近临床范围或在临床范围中得分最高的六个维度）来帮助做计划。该表也是为了给对话提供依据而设计的，即通过为咨询师提供当前与每位来访者的治疗同盟的信息来促进对话（尤其是在有同盟裂隙的时候）。最后，该表还是为了给咨询师和来访者提供关于进展的反馈而设计的，这也可以作为蓝图中任何其他要素的依据。此外，系统治疗改变表的数据是以图形的方式呈现的，因而某个个案中所有来访者的数据可以一并呈现。

其他的测量和反馈系统

尽管系统治疗改变表是被设计出来与整合系统治疗一起使用的，但它其实可以被用于几乎任何类型的咨询。此外，整合系统治疗也可以用其他的测量和反馈工具，只要有助于在治疗中引入更多科学的和系统的数据。这里的重点是，我们相信整合系统治疗中应该用到某些形式的实证反馈，以便为临床实践者在与来访者的工作中怎样应用蓝图的四大要素提供依据。具体用哪个系统并不重要，更重要的是要用测量和反馈系统，让科学之光照进临床实践。

第九章

整合系统治疗在家庭咨询中的应用

贯穿全书，我们都强调了整合系统治疗的系统视角。世间万物彼此紧密联系，息息相关（Russell，2005）。因此，IST 咨询师会系统性地思考并假设家庭在问题形成、维持和解决的过程中承担的角色。家庭被视为生物心理社会模式中非常重要的一环。同样重要的还有嵌套于家庭中的关系亚系统和个体亚系统。家庭同时也是它所在的社区和社会之中的一个亚系统。因为问题序列可能在各个层面以各种方式呈现，因此 IST 咨询师会考虑家庭在其中扮演的角色，但不会只关注它。家庭和 / 或其中的亚系统会被纳入直接来访系统，以便为来访者赋权，让他们得以创造属于自己的解法序列。

我们要知道，40 多年前新兴的家庭治疗运动对整合系统治疗的创始者们都有着根深蒂固的深远影响。彼时，家庭治疗还在其全盛时期，对精神卫生领域有着颠覆性影响。由于深受家庭治疗运动及其衍生的各种治疗模型的影响，整合系统治疗意识到家庭在问题的维持和解决上扮演着重要角色。家庭治疗师知道改变的产生可以从让家庭成员聚到一起讨论他们共同面临的问题开始。这个可能性存在于系统公理之中——整体大于部分之和。如果能调动家庭直面他们的问题，那么在他们动用未曾使用过的资源去解决问题时，通常会发生奇迹。对于 IST 咨询师来说，计划矩阵建议咨询师跟家庭成员一起开始咨询正是对这一认识的具体落实。这个偏好是由两方面的考量决定的：

第一，当与问题相关的人（即便不是所有人）都在场来讲述和阐释他们的观察时，我们更容易发现和理解问题序列；第二，当咨询师和家庭一起工作的时候，解决问题所需要的资源更容易被发现和利用。

经典家庭治疗模型及其衍生模型（Lebow & Sexton，2015）中包含的家庭治疗理论和实践都在整合系统治疗的计划元构架和假设元构架中有所体现。不同模型对于家庭的概念化理解都被抽取出来，放入了假设元构架。这样一来，咨询师即便未曾使用过某个家庭治疗模型，也可以通过它的理论来提出假设。比如，米纽秦（Minuchin，1974）关于家庭结构的想法就是组织元构架的一部分，而客体关系家庭治疗法中核心的客体关系理论就是心智元构架的一部分。

同样地，在已有的家庭治疗模型中，治疗计划里的策略被安放在整合系统治疗的计划元构架中。比如，结构派家庭治疗法的一些实践（如现场演练）就被涵盖在行动计划元构架中（Minuchin，1974），而鲍恩派疗法中的技巧（如教练技术①）则被包含在原生家庭计划元构架中（Bowen，1974）。整合系统治疗中计划矩阵上的箭头给出了具体使用哪个家庭治疗策略的决策树（见图 6.1）。比如，现场演练可在教练技术前使用。

整合系统治疗在家庭中的应用比起其他典型的家庭治疗模型更灵活。比如，有的家庭治疗模型把问题归咎于家庭系统，因此要求所有家庭成员参与每一次会谈。有的家庭治疗模型只信奉一个解决方案。比如，焦点解决疗法在和家庭工作时只是一味地探索问题没有出现的例外情景（de Shazer，1985）。整合系统治疗区分了全体家庭治疗和关系家庭治疗，前者需要所有相关成员参与治疗，后者仅需关键成员参与（Breunlin & Jacobsen，2014）。

这种跟家庭的工作方式最好以一个例子来呈现给大家。本章追踪了一个

---

① 英文为 enactment，即通过设计问题来帮助人们描绘自己家庭的情绪过程，以及自己在其中扮演的角色。——译者注

案例，从最开始的电话，一直到治疗结束一年后的回访。尽管每一个咨询过程都极其复杂且包含了多个步骤，但在这里对咨询过程的描述主要集中在帮助这个家庭成功地解决其问题的几个关键点上。

案例：普利查尔德一家

普利查尔德一家是一个异性恋的欧裔家庭，其中，莎拉 45 岁，乔丹 46 岁。这是莎拉的第二段婚姻。她曾与伯特有过 6 年的婚姻，并育有两个孩子：伊森（男），18 岁，在外地读大一；安德雅（女），17 岁，在读高二。莎拉是这两个孩子的主要监护人，但是他们也会偶尔去见一下伯特。莎拉和乔丹也有一个孩子：蒂姆（男），11 岁。莎拉是五兄妹中的老大。她的父母很穷，莎拉作为长女从小就承担了照顾家庭的责任。她完成了高中学业，在一个医疗事务所做办公室主任的工作。乔丹是一对工薪阶层夫妇的独子。他完成了高中学业，并有一个大专学位。他是一家超市的副主管。

莎拉因为和安德雅不断争吵导致家庭氛围恶劣而来寻求咨询的帮助。除此之外，其他的主诉问题包括：蒂姆有 1 型糖尿病，但没有好好管控；安德雅和蒂姆在学校的表现不好；乔丹对于因莎拉和安德雅争吵而导致的恶劣的家庭氛围有所不满。在整个咨询的 25 次会谈中，这些问题都得到了妥善的处理。另外，伊森和安德雅与伯特的关系，还有伯特和莎拉零星的联络也是问题所在。这两点也在治疗中得到了改善。

咨询先在莎拉、乔丹、安德雅和蒂姆之间开始（伊森在外地读大学）。在早期的会谈中，咨询师识别了两个问题序列：一个是面对面激烈冲突的序列（简称"战争"），另一个与家庭的作息安排相关。第一个问题序列嵌套于第二个问题序列之中。问题出现在放学以后，大人要求姐弟俩回家做家务和功课，姐姐还要监督弟弟吃东西。安德雅讨厌这一系列安排占用了她的社交时间。当莎拉回家以后发现安德雅没有完成这些任务时，争吵就开始了。

咨询师选择先关注作息安排的序列，因为激烈冲突的序列和其他的主诉问题都是这个问题的一部分。他首先把精力聚焦在弟弟控制糖尿病的问题上，外化它以及它所带来的恐惧，并用了一些干预技术让蒂姆自己管控这个疾病。这包括与治疗蒂姆的医疗团队合作。处理的第二个问题是在学校的表现。在探索这个问题的过程中，安德雅暴露了另一个问题，即严重的焦虑影响了她在学校的表现。咨询师给了安德雅一本关于处理学业相关焦虑策略的练习册，并指导父母如何帮助女儿使用它。这个解法序列让母亲放宽了对放学后作息安排的要求，女儿也因此有了更多的社交时间。改变放学后作息安排的要求移除了好几重限制，缓和了母女之间的关系，她们之间的激烈冲突得到了改善。与此同时，咨询师也创造了让母女能够更好地沟通的解法序列。

咨询师认为，在来访系统中的组织层面的限制可能妨碍了解法序列的稳定。这些限制包括：夫妻俩被弱化了的婚姻亚系统，莎拉和前夫之间没有谁是领导者且缺乏合作，前夫和两个孩子的关系疏远，还有因为大哥外出上学而失去了一个具有稳定性的角色。咨询师通过一系列与亚系统之间的咨询和干预移除了这些限制。

第一次通话

下面对第一次通话的描述展示了 IST 咨询师是如何稳定来访者进行家庭治疗的决心的。在这方面的前期投入会让后面的工作事半功倍。

莎拉打了第一个寻求咨询的电话。她说她迫切地希望解决和女儿安德雅之间"战火频发"的问题。当咨询师反馈说"生活在'战区'一定很艰难"的时候，莎拉的声音一下子柔软下来，她说她已经精疲力竭了，而丈夫乔丹还在暗示他在这样的高压中撑不了多久了。咨询师回答："看来这场'战争'害苦了每个人。家里还有其他人吗？"莎拉说还有蒂姆和在外地读大学的长子伊森。咨询师问蒂姆是怎么应对这场"战争"的。莎拉说他很孤僻，大部分时间都躲在自己的房间里。她又补充，蒂姆患有 1 型糖尿病。

通过寥寥几个问题和表述，咨询师不仅确认了主诉问题——这场"战争"——同时拓展了对问题的描述，把乔丹和蒂姆也纳入进来。关于发展、组织和生物的假设元构架迅速建构起来，同时咨询师也在思考：伊森离家上大学对这场"战争"有何影响，这个再婚家庭是否成功地融合在了一起，以及蒂姆的糖尿病对这个家庭的影响。不过，他没有和莎拉分享这些，因为她希望的是解决这场"战争"。

咨询师让莎拉详细地描述这场"战争"的模样。莎拉说，每天等她下班回家的时候，母女俩就陷入了关于女儿要做的功课和家务的争吵。安德雅在几秒之内就会变得激动起来，叫妈妈不要烦她。除非莎拉就此停下，否则这场"战争"会迅速升级到安德雅对妈妈大喊大叫、恶语相向。战争通常最终以安德雅说着她恨妈妈并愤然回房间收场。莎拉为自己和女儿关系的破裂而伤心，她也担心自己无法和女儿正常地沟通。她还补充，安德雅在高二的学习成绩不好，能否毕业都不一定，更不要说上一所好大学了。莎拉希望为女儿找一个咨询师，让她谈一谈对妈妈的感受。当问到莎拉是否跟女儿提过咨询的事情时，她说提过，不过女儿说她是不会去的。

这是一通父母为与儿童或青少年的问题而寻求帮助的典型电话。打电话的家长默认的需求通常是个体咨询，他们顶多会想到把孩子领进咨询室，然后给咨询师提供一些背景信息。在当前社会，要使整个家庭参与到咨询过程中，就需要扭转大部分致电人的观念，让他们不再假设咨询等于个体咨询，而是同意把全家人一起带来进行咨询（Breunlin & Jacobsen，2014）。要提出这个论点，有许多不同的方式。在咨询师与母亲的对话中，母亲最终同意带着安德雅、乔丹和蒂姆一起来进行第一次咨询会谈。

咨询师：所以你在想我应该单独见安德雅？

莎拉：是的，难道不该是这样吗？

咨询师：怎么说呢，有的时候是这样，但是我发现从长远来看，用另一
　　　　种方式的效果可能会更好。我能跟你分享一下吗？

莎拉：好。

咨询师：你先耐心听一听我的想法，因为我猜你的第一反应可能会比较
　　　　负面。

莎拉：行。

咨询师：我知道你想结束这场"战争"，但是就算安德雅同意来进行咨
　　　　询，她也可能会认为你在怪她造成了你们之间的问题，这会让
　　　　她对咨询过程有所戒备。如果我们把这个问题变成一个家庭问
　　　　题，比如说，家庭关系太紧张，安德雅就不会被孤立，而其他
　　　　家庭成员也会因为来咨询而有所收获。你觉得怎么样？

莎拉：你说得都有道理，但是我严重怀疑你能做到这些。乔丹会说他
　　　　太忙了，况且安德雅是我的女儿，是我和她的关系出了问题。
　　　　蒂姆会说是安德雅疯了，需要帮助，让他去做心理咨询是在浪
　　　　费时间。

咨询师：我明白你的意思，莎拉。只要你把他们带来一次，我会负责后
　　　　面的事情。你要做的就是真诚地说服他们来见我一次，因为现
　　　　在家里发生的状况不应该再继续下去了。

莎拉：好吧，我就相信你一次，但我还是不知道该怎么跟他们说。

　　在接下来的 5 分钟里，咨询师指导了莎拉如何邀请她的家人，并且鼓励
她承担起对目前家中状况的一些责任。莎拉承认，现在的一部分问题是工作
和生活的平衡。莎拉意识到她常常过于忙碌劳累，在和女儿互动的过程中有
时过于直接莽撞。咨询师感谢了莎拉的坦诚，然后教她如何让所有家庭成员
一致同意他们讨厌现在的家庭环境并想改变它。最后，咨询师让莎拉鼓励家
里的每一个人都给他打电话沟通一下。即便他们不愿意打电话，依旧会被邀

请来参加一次咨询。

在莎拉同意带她的家人来参加第一次咨询会谈之后，还有一点需要协商。咨询师想到了在间接系统中可能存在的来访者，特别是安德雅的生父，伯特。他向莎拉询问了安德雅和伊森与其生父之间的关系。电话里传来了一声叹息。

莎拉：你不会建议我把伯特也带来吧？

咨询师：听起来，你和前夫的关系不怎么好？

莎拉：那还是说得好听的。要是你让我痛快地说，你今天就别想回家吃饭了。

咨询师：你看，我知道这事挺复杂的，但是我不想还没开始就走在注定失败的路上。我们不需要细说，但也许我可以简单解释一下为什么我会提起伯特？

莎拉：好。

咨询师：你和伯特共同担任监护人吗？

莎拉：是的，但仅此而已。从孩子们进入青春期后，他就不再定时来看他们了，孩子们也学会不依赖他了。让他来只是浪费时间。

咨询师：我了解。那么伯特看到孩子在做咨询，会怎么想呢？

莎拉：他一定痛恨这事，因为他会觉得我们把安德雅的脾气怪在他身上。

咨询师：没错，这也就是为什么我不想和他搞坏关系，因为他有可能蓄意破坏我们的咨询。所以，接下来我打算这么做。他不必现在就来，但在未来某个时候，我们可能会需要他。我认为，大部分有监护权的家长都会乐意接到咨询师的来电。所以，我建议由我来给他打个电话做一下自我介绍，向他解释家庭治疗的目的，也让他知道他关于孩子的观点非常宝贵。然后我会问他，在我更了解情况之后，能不能跟他聊聊。

莎拉：行吧，你自便，不过，别奢望太多。

第一次会谈前的工作

在与莎拉通话后，咨询师做了一些笔记，呈现了对这个家庭的系统性假设。这是一个离婚后的重组家庭。家中有两个劳碌的成年人、一个生病的孩子和一个愤怒且学习不好的青少年。即便他们之间没有"战争"，这些因素也会将这个家庭置于巨大的压力之下。从领导力的层面来看，有哪些组织方面的问题让莎拉无法成为一个更有效的领导者？在发展层面也有一些问题。伊森从家到大学的过渡可能是重要的一环。还有，蒂姆的糖尿病呢？它是怎么被控制的，是否像多数人一样曾有过反复？莎拉和前夫之间发生了什么？莎拉对前夫的愤怒是否有更深层的原因？除了不断重复和升级的敌意，问题序列中还有哪些元素？咨询师该如何调节在接下来的咨询中出现的激烈情绪？如果"战争"在会谈中爆发了，该怎么办？第一步的解法序列必须包括"全面停战"，该怎么做到这一点？没有"全面停战"，关于限制之网的必要对话就难以推进，甚至不可能进行。

在第一次会谈前，咨询师给伯特打了电话。一开始，伯特是提防的，但是当咨询师向他解释这通电话的目的只是告诉他家庭治疗的相关计划之后，他变得比较放得开了。咨询师认可了伯特在教养自己的孩子方面是一个专家，并表示希望听到他关于孩子的任何领悟。伯特赞扬了两个孩子。他说，伊森去上大学对于家中的每个人来说都是一个重创，因为伊森通常是莎拉和安德雅之间能保持镇定的"调解员"。他又说，莎拉的控制欲很强，是一个工作狂，而安德雅憎恨莎拉总是先顾工作再顾家，他说，莎拉是永远不会承认这一点的。当问到他和孩子们的联系怎么样时，他说，像大部分青少年一样，他们喜欢更灵活一些，所以他只是在他们方便的时候与他们见面，大概就是几周进行一次聚餐。这也意味着莎拉要 24 小时不间断地照顾伊森和安德雅，得不到休息。在这通电话后，咨询师给莎拉发了一封邮件，告诉她，自己和伯特打过电话了。

第一次会谈

咨询师欣慰地看到所有的家庭成员都出席了第一次会谈。他们一个个走进办公室，除了莎拉外，大家都带着阴郁的神情，眼神空洞地盯着咨询师。咨询师首先一一问候了每个家庭成员，知道了他们的名字和一些小事。然后，咨询师介绍了心理咨询的一些规则，尤其强调了会谈作为一个大家可以畅所欲言的安全空间的重要性。咨询师还说，有的会谈只有一部分家庭成员会参加，有时他会在会谈间和某个家庭成员交谈。在这些对话中，家庭成员可以表达他们的看法，而且在家庭成员的要求下，咨询师不会分享这些看法。但是，咨询师不会保守任何秘密，因为这最终会不利于咨询结果。咨询师接着转向莎拉。

咨询师：祝贺你，莎拉，你成功地把每个人都带了过来。你是怎么做到的呢？

莎拉：我就是照你说的做的。我让大家坐在一起，然后告诉他们，现在大家都感觉家里像"战场"一样，我知道大家都不开心，我们应该做些什么来改变现状。

咨询师：你们都同意莎拉刚刚说的吗？

安德雅：虽然我来了，但是我没有什么好说的。

咨询师：嗯，安德雅，我很高兴你今天来了。我尊重你不想说话。没关系，你可以先静静地在一边观察。那么，谁能告诉我，为什么大家的沟通变成了一场"战争"呢？

乔丹先说到这场"战争"是莎拉和安德雅之间的。他作为继父，并不干涉。他又说到，蒂姆不怎么跟人打交道，很少走出自己的房间。咨询师知道母女间的关系容易恶化，于是想知道乔丹和蒂姆有没有试着从旁影响一下。乔丹说，他曾私下跟莎拉说过，不要"中圈套"，但莎拉总说她决不允许自己的女儿忤逆不敬。蒂姆说，他让姐姐不要太计较妈妈的要求。咨询师问蒂姆，他提到的"要求"是什么。蒂姆说，妈妈在放学后给姐姐和他安排了一系列家务活。蒂姆说，他并不在意这些，所以他很听话地照做了，但是姐姐常常不做。等莎拉回到家，发现有些家务活没有做，她就会质问安德雅为什么不做，这常常是"战争"的开端。在这里，莎拉补充，她这么做是因为希望孩子们能帮家里分担一些。安德雅直起了身子，直勾勾地望着莎拉；咨询师把这个反馈视作安德雅想加入对话的证据。鉴于直接邀请安德雅加入对话可能会适得其反，咨询师就沉默了一小会儿，让事情在沉默中发酵，然后看向安德雅。

> 安德雅：让孩子们分担家务就是胡扯。我没有任何一个朋友回家以后要做家务。
>
> 莎拉：我们是一家人。你们两个分担家务活是很重要的。
>
> 安德雅：（大叫）就因为你会照顾你的兄弟姐妹，可这不代表你也能这么要求我，这不公平！
>
> 莎拉：（含着泪说）我是你妈。我能决定让你做什么。

通过反馈，咨询师意识到母女俩的"战争"在短短几个话轮中已经开始了，如果她们继续说下去，安德雅可能会逃走。于是，咨询师决定中断这段矛盾不断升级的对话。

> 咨询师：停一下。所以，这就是"战争"吧。让我们停几秒。这一切真是

发生得太快了！来，我们一起深呼吸几次，慢慢平复一下心情。

在这一小会儿时间里，咨询师切换到蓝图（图 4.1）上的假设环节，认真考虑刚刚发生了什么。资深的 IST 咨询师可以很高效地完成这个任务，因为假设元构架对他们来说信手拈来，并且可对刚刚发生的大部分事情做出假设。这段面对面的沟通是"战争"的一个例子，也是一个关键的问题序列。安德雅的愤怒升级得很快，而且她们没有互相倾听。莎拉似乎执着于家人之间应该互相帮助的观念，并视问题序列与尊重相关。乔丹和蒂姆的沉默也值得注意。

这段面对面的沟通也嵌套在家庭日程安排的序列中。现在的情况大概是这个样子的：安德雅放学后想和朋友一起玩，她为需要回家而感到愤恨，所以会通过不做家务来发泄不满。莎拉工作了一天，很晚才回到家，十分疲惫。她们两人的心情都不好。莎拉因为家务的事情质问安德雅，她们进入"战争"状态，然后在没有解决任何问题的情况下不欢而散。然后，安德雅一个人在客厅吃晚饭，而另一边，乔丹、莎拉和蒂姆在厨房别别扭扭地用餐。咨询师还假设，这个日程安排序列是进一步嵌套在跨代序列中的，也就是说，莎拉在重复她在原生家庭中的模式。

咨询师再切换到蓝图中的计划部分，知道第一步是"缓和"战争；但是，在还没有较强的同盟关系时，尝试直接处理高强度的表达性情绪是一件危险的事情。他决定先来应对日程安排中激化矛盾的一些问题，包括尊重、领导力、疾病和社交生活的丧失。接下来，他把注意切换到了蓝图中的对话部分。在下面的对话中，我们把在第七章中介绍过的对话调色板标注在括号里。

咨询师：（向莎拉和安德雅打手势）不好意思，你们看，这是我们的第一
　　　　次会谈，我不想让你们只是在这儿重演在家里的"战争"而毫
　　　　无起色，那样今天就要以失败告终了。我很高兴你们让我看到

了你们之间的"战争"。我不难猜出它后面的走向，但现在，我需要打断你们。我相信，对于莎拉和安德雅来说，身在"战争"中是很痛苦的，同样地，乔丹和蒂姆作为旁观者也一定很难受。就让我们"休战"一会儿吧。我需要说一些事情，然后你们可以继续对话。（为了阻止争吵升级，咨询师并列使用了表述和指令。）

安德雅，我很高兴看到你加入了对话。没有你的声音，我们不可能取得多少进展。（咨询师表扬了安德雅。）莎拉，我知道这种时刻对你来说一定极度痛苦，你想用不一样的方式跟女儿沟通，我们就要来看看怎么办。（咨询师让莎拉放心，她的首要目标并没有被忽视。）

乔丹，看到自己心爱的两个人这样争吵，你是震惊的。蒂姆，如果现在有一块大石头能让你躲在下面，你一定想去躲着。看，这就是家庭治疗。你们把问题带进来，而我的使命就是让你们同心协力地找到问题的解决方法。（咨询师搭好了台子，准备让全家人都参与工作。）看，这个冲突的起因至少有一部分涉及整个家庭要如何用现有的资源过好每一天的日子。这是不是意味着每个人都需要分担一些呢？（咨询师使用了表述和指令来改变会谈的方向。）

莎拉：没错，而这也是安德雅拒绝承认的东西。

咨询师：等一下，不要再重燃这场"战争"了。我们需要好好利用现在的"休战"。（因为害怕冲突会重启，咨询师使用了指令和表述来聚焦在"休战"上。）我知道，你们是一对双职工，抚养两个青春期的孩子，不管你们怎么应对，挑战是不可避免的。我们能不能花一点时间，仔细地看看你们的日程安排是怎样的？莎拉，我能不能问一下乔丹对这个日程的看法？

莎拉：没问题。虽然他不是安德雅的爸爸，但是他和孩子们的关系都
　　　非常好，对他们尽心尽责。我希望他能多参与一些。（咨询师通
　　　过先征求莎拉的同意再把乔丹纳入对话，来和莎拉建立关系。）

咨询师：很好。那么，乔丹，你觉得还有什么驱动着你们的日程安排？
　　　　（咨询师把有关日程安排的争执变得常态化，同时也决定给乔丹
　　　　一个发言的机会，让这段对话变成整个家庭的对话。）

乔丹：嗯，我觉得有几个事情是他们没有说到的。第一，我必须说，
　　　莎拉和我在这件事情上的意见并不统一。她认为，学业和家庭
　　　是最重要的，社交生活屈居次位。所以，她希望孩子们下午5点
　　　就回家做作业和家务。

安德雅：（打断）对，所以如果我想跟同学玩，或者参加什么活动，基本
　　　　是不可能的。

莎拉：你还有周末呢，而且你有时候在我回家以后就出门了。

咨询师：不好意思。请让乔丹把话说完。安德雅，还有莎拉，你们可以
　　　　在他说完后，依次发言。（咨询师用了一个指令把话语权交给了
　　　　乔丹。）所以，乔丹，你说的这些是很重要的信息。关于放学后
　　　　的日程安排，你还有什么要补充的吗？

乔丹：我认同学业至上，而且坦白说，这两个孩子的学习成绩都不怎
　　　么好，但我也认为限制青少年的社交生活是短视的。我会倾向
　　　于让他们晚点回家。

莎拉：如果我们能解决孩子们的成绩问题，我也不是不能同意你的计
　　　划。但是乔丹，你怎么忘了现在有这样的计划也是因为蒂姆的
　　　糖尿病。我们知道，他没有办法管控自己的饮食。他常有突发
　　　状况，最近的一次，我们还因此去了急诊。如果我要一直担心
　　　蒂姆是不是会发病，我真没有办法好好工作。

安德雅：对，现在你看到了。我的生活糟糕透了，因为我要照顾弟弟。

他明明已经到了可以学着自己控制糖尿病的年龄，可就是不愿意。没人试着让他长大，去面对这个现实，那就是他这辈子都要面对一个慢性病了。（咨询师把乔丹纳入对话，并把关注点放在日程安排上，这样做带来了许多重要的信息，让我们有线索去理解安德雅对母亲的愤怒和蔑视，以及"战争"无法改变的限制因素。）

咨询师通过反馈意识到了两个能解释日程安排方面的争执的重要限制：一是孩子们在学校的表现不佳，二是不恰当的管理蒂姆糖尿病的方式。也许是灾难化的预期作祟，莎拉害怕蒂姆死掉。作为原生家庭中的老大，她曾经似乎背负了太多责任。她让安德雅密切关注家中情况的发展，但是她的恐惧让她失去了变通力。咨询师猜测，在伊森上大学前，这个"监察者"的角色是不是由他担任的？当这项任务落到安德雅身上后，安德雅是不是因为它影响了自己的社交生活却又无法拒绝而感到沮丧？

咨询师正身处一个经典的整合系统治疗时刻：他正面对着大量的关于系统的主诉问题和问题序列的假设。为了更好地整理这些假设，他开启了几个元构架，包括组织元构架、发展元构架、心智元构架和生物元构架。咨询师希望验证或推翻这些假设，并和家庭合作，开始寻找解法序列。

咨询师设想了一个包含以下策略的解法序列。第一是让放学后的日程表不再那么僵化。不过，如果要做到这一点，必须知道是什么限制了孩子在学校的表现，又是什么让蒂姆没有办法管理自己的糖尿病。关于如何用家庭资源解决家庭事务需求这一点，需要进行探索和改进。为现有的日程安排找到一个解法序列，也许有助于改善莎拉和安德雅之间的关系，减少"战争"的激烈性。在做了这样的假设和计划后，咨询师继续对话。

咨询师：安德雅，你被要求待在家里，是为了防止蒂姆血糖过高发生危险时无人照顾，还是说你需要监督他吃什么？

安德雅：（缓和下来）基本是第一个，但是我知道他狡猾得很，如果我不注意，他就会找碳水化合物来吃。

咨询师：这真是一个艰巨的任务呢。在伊森上大学之前，这些是由他负责的吗？

安德雅：是的，而且伊森——妈妈，我没有冒犯的意思——他是一个书呆子。他成天就是学习，所以根本不在乎需要待在家里。

咨询师：那现在由你来负责了，你会担心出差错吗？

安德雅：当然了，他是我的弟弟。我只是希望妈妈能理解我的压力。

咨询师：（对着蒂姆说）蒂姆，需要姐姐来"监督"你的糖尿病，有什么感受呢？

蒂姆：我恨透了。他们应该让我自己来管理。

莎拉：我们又不是没试过，可是后来进了急诊室。现在我们不能再冒那个险了。

咨询师：（转向蒂姆）听起来，你希望再有一次机会来证明你可以自己管理糖尿病？

蒂姆：如果他们允许。

咨询师：（对着整个家庭说）我猜想你们对于蒂姆的健康有着同样的担忧。除了糖尿病的控制，还有不少其他问题：学业上的挑战、社交生活、工作压力和人际关系。我们没有办法一次解决所有问题。在我看来，首要任务是缓解你们所有人对蒂姆的健康状况的恐慌。这意味着要找到一个更好的管理糖尿病的方式。大家觉得我们把改善蒂姆的糖尿病管理作为第一要务怎么样？

莎拉：我承认，我的每一天都像在噩梦中一样，因为我无法确定儿子的安危。（莎拉开始哭泣。）

　　咨询师示意乔丹面巾纸的位置，乔丹把它递给了莎拉。咨询师向乔丹点了点头，乔丹向莎拉靠近。他静静地望着莎拉。咨询师用沉默来烘托氛围。莎拉看了看乔丹，但很快发现，乔丹显然不知道该说些什么。咨询师了解到这个反馈，决定帮乔丹一把。

　　咨询师：在这种时刻，我们总是不知道该说些什么，因为如果一不小心说错了，后果就会很严重。接下来，我们会通过提高沟通能力来化解这种恐惧。

　　在剩下的会谈里，时间被分配到搜集关于糖尿病的信息上，以及分享对解法序列的看法上。每个人都积极地参与，"战争"再没有发生了。咨询师打开了生物元构架，开始认真倾听。莎拉在她工作的地方为蒂姆物色了一些能力比较强的医护人员。不过，她总觉得他们会假设蒂姆比她所认为的更加独立自主。乔丹把决定权交给了莎拉。在征得同意后，咨询师跟莎拉和蒂姆签署了知情同意书，以便跟蒂姆的其他治疗人员交流。咨询师还发现，放学后日常的设置也跟安德雅和蒂姆在学校的不佳表现相关。安德雅和蒂姆都承认，他们在学业上面临挑战。安德雅说，反正她不想读大学，成绩平平又有什么关系呢？听到这话，莎拉大怒。安德雅以前总是向特别爱学习的伊森看齐。蒂姆在被诊断出糖尿病前也是一个好学生。自从被诊断出来，他的成绩就开始下滑了，一部分原因是他经常缺勤，落下了很多功课。咨询师承认，学校的事情必须提上议程。

　　咨询师知道，如果莎拉和安德雅持续争吵，整个计划都会落空。于是，咨询师询问他们，有什么办法能在下一次会谈前避免"战争"。冒着可能会损害他和莎拉之间同盟关系的风险，咨询师告诉安德雅，在下次会谈中，他们会讨论整个家庭该如何制订一个能更好地允许她有社交生活的日程安排。接下来，他让莎拉和安德雅保证"停战"。安德雅同意更配合，而莎拉承诺，当她发现需要做的事情没有完成的时候，不会勃然大怒。咨询师意识到，这对母女之间的争执可能有更深层、更复杂的原因，于是也在想没有把注意先放在"战争"上会不会是一个错误。在咨询刚开始的时候，在使用整合系统治疗方法的过程中难免遇到需要做出艰难选择的时刻，因为咨询师不可能对于每一个系统性的考量都给予同等的关注。

在第一次和第二次会谈之间的工作

在两次会谈之间，IST 咨询师会重温他们的假设，为接下来的会谈做准备，以及管理整个咨询系统。在假设方面，咨询师在想，伊森去上大学这件事在多大程度上影响了这个看起来陷入了重重困境的家庭。从其他资源的角度来看，到目前为止，没有听说任何来自大家庭的帮助。最后，是什么让伯特无法更好地成为伊森和安德雅能够依靠的支持？作为未来计划，咨询师决定趁伊森放假回家的时候邀请他来参加一次会谈，也会和伯特见面，看看他能否成为支持孩子的资源。同时，看看他们是否有祖父母、成年的兄弟姐妹或者表亲住在附近。

咨询师也联系了蒂姆的治疗团队。他的护士回了电话。幸运的是，这位护士对生物心理社会因素的交互性有深刻的理解，这使得她和咨询师一样，从生物行为的视角看待蒂姆的糖尿病管理。她说，在得知糖尿病的诊断时，这个家庭的反应是相对正常的，只是莎拉会格外关注安全方面的问题。护士说，安全通常是家长们最关心的一个问题，但是慢性病，特别是像糖尿病这样难控制的疾病，也会对孩子情绪、社交和行为方面的发展产生影响。她说，首先，糖尿病通常会让和蒂姆一般大的孩子与他们的朋辈有所隔阂。比如，一个健康的孩子可能不怎么注意饮食，但一个患糖尿病的孩子必须时刻关注。这些孩子可能在生日会或者其他社交活动中被排挤，因为他们没有办法和其他孩子吃一样的食物，或是因为他们需要查看血糖水平。这会让他们的"不同"变得扎眼。同时，我们也应该评估蒂姆是否曾为了反抗父母的意志，维护自己的独立性，而刻意地不遵医嘱。

如果整个家庭不能全力以赴地了解并促进孩子在心理社会发展过程中每个层面的需求的满足，那么这个孩子也会出现比他的实际年龄更加低龄化的行为。这些会表现为情绪和行为上的一些发展迟滞，比如，在学校表现不佳。咨询师打开发展元构架，假设蒂姆现在处于一个需要被减弱的发展性波荡之中。护士说，她们提供了心理教育性质的互助团体，但是这个家庭并没有参加，只有莎拉一个人带蒂姆来看病。咨询师意识到，要让这个家庭改变他们应对糖尿病的方式，还需要做很多工作，但是现在的重中之重是，让蒂姆拿回对自己疾病的管理权。

接下来的几次会谈

心理咨询绝非一个简单利落、按部就班的过程。因为篇幅的限制，下面会介绍在第二至七次会谈中涉及的核心议题。

处理糖尿病的问题

在第二次会谈开始的时候，咨询师向家中成员问好，并询问了近况。莎拉首先说，她尝试了回家以后不发火，她也很感谢安德雅似乎在有意控制自己的脾气。她们只争吵了一次，但在当天晚上，安德雅就找到了莎拉并向她道歉了。咨询师祝贺了安德雅，并问她是怎么做到的。安德雅回答，虽然她知道自己有时候嘴硬，但她本性不坏。她最近决定控制自己的脾气，在她失控的时候，会生自己的气。咨询师重申，莎拉和安德雅之间还有一些问题有待解决，但是他祝贺了她们能够更好地管理冲突，因为这样一来，他们的家庭就有机会把注意放在改变放学后的时间安排上。乔丹说，他回家以后发现家里还没有"爆炸"，感觉好多了。接下来，咨询师为这次会谈的内容做了一个铺垫。

咨询师：好，所以今天我们要看看还有没有其他的安排放学后时间的方法？从上周的会谈中，我们知道这个安排取决于孩子们在学校的表现，以及蒂姆对他的糖尿病的管理。我记得，我们说过要先解决糖尿病的问题。在开始之前，我想问一下你，安德雅，你介意我们把注意放在这个问题上吗？因为我们知道蒂姆已经是全家关注的焦点了。

安德雅：谢谢。糖尿病的确占据了我们家的大部分精力，但是如果解决了这个问题能让我重新拿回对生活的主动权，那么我愿意。

咨询师：我很高兴听你这么说。那么，按照我们之前达成的共识，我跟蒂姆治疗团队的护士进行了沟通，下面我跟你们分享一下这次谈话最大的收获。他们认为，一个 11 岁的孩子是有能力每天承担管理糖尿病的大部分责任的。这包括知道可以吃什么并且负责任地进食、测量血糖水平以及知道在什么时候需要注射胰岛素。他会搞错吗？当然，但如果有一个后备方案，那么风险是可以忽略不计的。护士说，蒂姆已经表现出了自己管理糖尿病的兴趣。他在看医生的时候会主动问问题，而且能够清晰地理解医生给出的答案。有什么东西妨碍了他去做这件事，在这种情况下，你们大家都被糖尿病牵着鼻子走了。我要问你们所有人的问题是，你们觉得，是什么让蒂姆不能成为那个可以妥善管理自己的糖尿病的 11 岁孩子？

这在整合系统治疗中是一个经典的场景。咨询师用一个限制提问，让整个家庭转向如何更有效地应对重要挑战（管理糖尿病）上，并让大家都加入发现限制和思考如何解除这些限制的讨论。莎拉首先发言，声称不是她不尊重治疗团队的看法，但她最清楚儿子的能力到底如何。如果蒂姆都没有办法按时交作业，怎么能期望他管理好这个生死攸关的疾病？乔丹的回应是，蒂姆在学校成绩的下滑发生在他被诊断患糖尿病以后。安德雅说，蒂姆失去了活力。咨询师决定把"活力"作为找到如何管理糖尿病的解法序列的切入点。

> 咨询师：所以，蒂姆，你同意说你失去了活力吗？
>
> 蒂姆：我想是吧。有什么意义呢？我才 11 岁，可我有一个一辈子也无法摆脱的疾病。更何况，也许有一天，我会因此失明，或者被砍掉一条腿。
>
> 咨询师：啊！这果真是一个会浇灭活力的看问题的角度！那家里其他人呢，谁和你有类似的这种浇灭活力的看法？
>
> 蒂姆：我妈妈吧，因为她和医生一起工作，他们教她怎么上网搜索这方面的信息。
>
> 咨询师：是这样的吗，莎拉？
>
> 莎拉：我想是吧，但是我不知道我的行为会浇灭你的活力。
>
> 咨询师：蒂姆，你想要重燃活力吗？
>
> 蒂姆：想，但是怎么做到呢？

接下来，家庭成员们为蒂姆如何重燃活力而集思广益。乔丹承认，在决定整个家庭如何应对蒂姆的糖尿病的问题上，他让莎拉占了主导地位，而莎拉是一个非常焦虑的人。乔丹主动提出，他需要发表更多观点。莎拉说，她非常欢迎。但是，当乔丹说他们都应该参加治疗团队提供的教育辅导时，莎拉说他们太忙了，没有办法保证。经过几番讨论，他们终于同意去参加了。莎拉又说，哪怕蒂姆找回了活力，他们还需要做一些事情来确保万无一失。她说，她和乔丹必须在买菜方面更用心。他们也要让蒂姆知道，如何通过饮食来调控他的血糖水平，以及需要使用的胰岛素量。

咨询师继续外化糖尿病的问题，指出整个家庭被恐惧的乌云笼罩着，让他们无法冒险让蒂姆靠自己的力量进行自我管理。他问，该如何战胜这个恐惧？当陷入一片沉默时，他转向莎拉，问她医生们是怎样评估和管理风险的？他想知道医生会怎么评估一个能很好地管理糖尿病的孩子的风险。莎拉说，和她一起工作的医生会允许蒂姆进行自我管理，但是蒂姆毕竟不是他们的儿子。咨询师注意到是莎拉来自母性的恐惧压倒了她。当这份母性的恐惧被命名并被讨论之后，莎拉承认，她需要克服它。

在接下来的几次会谈中，关于如何让蒂姆重燃活力的计划开始成形。家庭买进来的食物都被更密切地监管着。因为血糖水平是衡量风险的一个硬性指标，蒂姆的父母同意让他自己测量并把数值通过短信发给他们。如果有紧急情况发生，他们有一个应对计划。安德雅不再是计划的一部分。蒂姆欣然同意承担这份责任。他连续很多天都没有旷课。乔丹去了学校，和教师们做了计划，让蒂姆可以把没交的作业都补上。蒂姆的成绩开始回升。蒂姆加入了医院为患慢性病的孩子组织的支持团体。他和与他有着同样挑战的小伙伴们建立了友谊。他了解到，有一个为患有糖尿病的儿童组织的夏令营，并且想参加。蒂姆说，他的活力又回来了。

处理"战争"的问题

咨询师知道"战争"问题还有待解决。尽管它已经有好几周没有爆发了，但目前唯一的解法序列只是解决课后活动方面的问题。在会谈开始时，咨询师首先告诉乔丹和蒂姆，虽然莎拉和安德雅会是这次咨询工作的重点，但是他们作为观察者的角色依然很重要。咨询师决定在搞清楚引发了高强度情绪反应的心理痛苦之前，先把注意放在序列上。咨询师邀请大家为序列做"解剖"。在序列开始之前发生了什么？对话是如何发起的？让争论变得更激烈的触发因素有哪些？有什么方法可以在争论失控之前终止它？是什么让整个争论一直维持在那么高的强度？咨询师还指出，尽管在争论最激烈的时候，愤怒是最核心的一种情绪，但在这之外，也许还有其他的情绪需要被探索。

安德雅首先指出，放学后，她常和朋友一起出去玩。通常，在他们兴致正高并决定去某个地方的时候，安德雅就会意识到她必须回家了。她讨厌自己是唯一一个必须离开的人，并且总是在回家的路上让心中的愤怒发酵。莎拉说，她的工作总是在处理一个接一个的麻烦，回到家的时候，她早就沮丧且筋疲力尽了。她讨厌开车回家的那段路程，因为她一直想着安德雅没有完成的各种事情，所以等她进门的时候，已经在愤怒的边缘了。她说，她试着不去寻找安德雅没有完成家务的证据，但有时无法控制自己，看到一点蛛丝马迹，便想把安德雅揪出来问个究竟。所以，不可避免地，当安德雅在她的房间里发短信的时候，莎拉总是会说："安德雅，出来一下。"对安德雅来说，这是"你有麻烦了"的信号。安德雅说，妈妈总是以一种让她产生愧疚感的方式开始对话，比如，"你为什么还没有切菜？"。安德雅承认，这会令她感到愧疚，所以她会立即反击，说些呛人的话，比如，"如果你不是那么在乎自己的工作，或许你也能偶尔有时间回家切菜"。然后，她们一贯的互动就如箭在弦上了。安德雅说，她们之间的争论很快就变成她把所有责任都推到莎拉身上，而莎拉则愤慨地打出"尊重"牌来回击。

　　咨询师邀请他们思考在序列中的哪些时刻可以有不同的处理方式。如果莎拉在追究安德雅做了什么之前，先到安德雅的房间和她打个招呼，会怎么样？如果她们先花几分钟交谈，然后莎拉再问晚餐还有哪些准备要做，又会怎么样？如果莎拉邀请安德雅和她一起做饭呢？咨询师问莎拉和安德雅是否愿意在咨询中练习这个解法序列，她们同意了。

> 咨询师：好，现在请莎拉假装刚下班回家，然后到安德雅的房间和她打
> 　　　　个招呼。
> 莎拉：好的。安德雅，我回来了。你在房间里吗？嗨，安德雅。
> 安德雅：嗨，妈妈。
> 莎拉：你今天过得怎么样？
> 安德雅：嗯，我讨厌罗伯茨博士。他真是个笨蛋。我们得写一篇关于

简·奥斯汀是不是女权主义者的荒谬文章。同学们都不知道他到底想讲什么。

莎拉：罗伯茨博士在英语系很受人尊重，我相信他给你们的作业是他经过精心挑选的。那你做了吗？

安德雅：（提高了音量）我为什么不做呢？

咨询师：好的，我们先停一下。安德雅，你为什么提高了音量？

安德雅：我妈妈只关心我有没有写作业，她完全不在乎我对作业的感受。

咨询师：莎拉，你能看到安德雅在尝试表达她的感受吗？

莎拉：当然，她不尊重老师。

在这里，咨询师体会到了类似于安德雅所感受到的挫败感。莎拉似乎无法进入青少年的视角，把"笨蛋"一词转换成一种感受。为了不激起莎拉心中的羞愧感，咨询师温柔地借用了莎拉作为办公室主任的职业能力，引导她重新回到刚才的瞬间，来表达对安德雅的视角的兴趣。

咨询师：莎拉，我们正努力在你们两人之间创造一段不会激化冲突的对话。你可能不太能理解安德雅对罗伯茨博士、简·奥斯汀和女权主义的评论到底是什么意思，不过，如果你试着打开你作为办公室主任的技能包，看看能否找到安德雅关心之事的核心，会怎么样呢？

莎拉：好的，安德雅，为什么要你写关于简·奥斯汀和女权主义的文章让你觉得老师是一个笨蛋呢？

安德雅：因为他就是啊。

莎拉：等等，在简·奥斯汀写作时，女权主义还不存在，所以你觉得罗伯茨博士出这样一题的用意在哪里呢？

从这时起，安德雅和莎拉终于开始交流了，并产生了联结。像这样重复许多次之后，她们终于可以在不让争论升级的情况下完成解法序列了。在会谈结束时，咨询师建议她们花一周的时间继续尝试解法序列，然后回来进行一次只有妈妈和女儿的咨询。这一次，安德雅同意了。

在下一次咨询的时候，莎拉和安德雅都说这个练习是有效果的，但同时也承认她们的关系还是有些紧张。咨询师邀请她们谈一谈紧张感的来源。莎拉犹豫了一下，然后指出，她一直很震惊，为什么安德雅好像一点志向也没有。她说，在安德雅这个年纪的时候，作为家里的长女，她被指望帮父母分担生活的压力，但她仍旧梦想着在未来有所成就。

咨询师：你显然知道怎么努力工作。

安德雅：其实，妈妈，你就只知道这些吧。你在高中到底有没有朋友？

莎拉：嗯，不算有真正的朋友吧。没有那么多时间给他们。

咨询师：那么，当你看到安德雅如此热衷于跟朋友们在一起时，你有什么感受？

莎拉：嗯，我想说交朋友是一种奢侈，但老实说，我确实觉得有些嫉妒。

安德雅：所以啊，我擅长交朋友，你擅长工作。

第一次对原发情绪有所觉察的安德雅似乎变得平和了。也许，她从来没有见过母亲脆弱的一面。当她们继续讨论那些隐藏在愤怒背后的情绪时，安德雅说她非常佩服母亲，而且她知道只有伊森才可能达到跟母亲差不多的成就。她觉得自己注定平庸。莎拉若有所思，说安德雅小时候非常有才华，她说起了安德雅那些早慧的画作。安德雅回复，那都是离婚前的事。每个人都如坐针毡，接着是一段长长的沉默。

咨询师：（转向莎拉）你问一问安德雅，离婚改变了什么？

莎拉：（叹气）我们真的要说这些吗？

咨询师：我知道你不想碰这个话题，但是安德雅需要和过去有所联结。
　　　　你要帮她一下。

莎拉：好，安德雅，我知道，你有时觉得我不好好听你说话，但这次
　　　我真的在认真地倾听。

于是，安德雅袒露了一些一直瞒着父母的心声。她说到父母离婚的过程
对她来说有多么的可怕。她知道父亲做过一些让母亲无法原谅的坏事。她回
想起那些可怕的场景，还有藏在卧室里紧紧地抓住伊森的时刻。她记得父亲
搬出去的那一幕，还有莎拉不让孩子们见他的那段漫长的时光。她想起了家
里接二连三地来过一些照顾他们的人，有的似乎尖酸刻薄又古板僵化。她记
得她想知道妈妈什么时候能回家，却经常被告知妈妈因为某些紧急状况要晚
点回来。她说她曾经喜欢上学，但是渐渐地，她会担心上学，因为她总是被
焦虑的浓雾笼罩着。最终，上学使她感到焦虑。

莎拉：安德雅，我真的很抱歉。你为什么不早点告诉我们这些呢？

安德雅：我试过，但是你好像听不进我说的话。我想我只能生气了，所
　　　　以最终，这变成了我表达自己有多么不满的唯一方式。

莎拉：还有什么让你不满的东西吗？

安德雅：你不会想听的。

莎拉：相信我，我想听。

安德雅：好，是你问的。我不想让你嫁给乔丹。你们结婚以后，我从你
　　　　心中的第二位滑落到了第三位（工作总是第一位），等蒂姆出生
　　　　了，我就滑到了第四位。再后来，蒂姆生病了，我们就像重新
　　　　经历了你离婚那段时间，因为你的注意全在这件事上，再也看

不到伊森和我。

莎拉：我想我是"疲劳驾驶①"了。真对不起。我们现在能做什么吗？

咨询师总结了这次对话，并指出了它的重要性。安德雅的焦虑似乎是限制她发挥自己在学校的潜能的主要障碍。咨询师安排了一些跟她单独进行的会谈来评估她的焦虑水平。认识到焦虑的存在让莎拉了解到安德雅并不是因为懒惰或者不上进才没有办法在学校好好表现的。在会谈结束时，莎拉和安德雅都觉得更加放松、更加亲密了。

稳定安德雅和蒂姆的学业表现

安德雅和蒂姆都需要解法序列。在这个部分，我们会关注与安德雅相关的工作。要解决她在学校的表现问题，需要的解法序列涉及多个步骤。首先，咨询师和安德雅进行了一次会谈，并通过临床评估证实她符合广泛性焦虑症的诊断标准。在随后与安德雅、乔丹和莎拉的会谈里，咨询师和他们分享了这个发现。咨询师给了安德雅一本基于认知行为理论来应对与学校相关的焦虑的练习册。安德雅的父母和她同意每周读一章，并学着使用练习册中介绍的策略。咨询师说，如果这种自助方法的效果不好，可以尝试让安德雅进行个体咨询。在接下来与安德雅、莎拉和乔丹的会谈中，他们一起制订了一个应对焦虑所带来的限制的计划。他们三人还与安德雅学校的心理教师会面，分享了诊断结果，并获得了学校的支持。安德雅不需要个别化的教育计划，但心理教师会安排她在需要时与她的任课教师见面，并确保在最具挑战性的科目上有教师给她提供额外辅导。

此外，让安德雅回家做作业来应对她在学校的不佳表现是一个问题序列，需要一个解法序列来取代它。这个问题序列只会让社交生活受到影响的安德

---

① 英文为"asleep at the wheel"，即明明掌着舵，却对这些一无所知。——译者注

雅愈发不满。咨询师说，安德雅的焦虑症需要一段时间来治疗，所以在这期间能不能设计一个别的解法序列呢？咨询师问安德雅，"如果你在时间安排上有更多的自主权，会对你的学业有什么影响呢？"安德雅回答，更多的自主权能帮助她减少怨怼，也会有动力为自己的学业承担更大的责任。咨询师称赞了安德雅，并建议在会谈之间进行一次实验。每一位家庭成员都表示有兴趣了解更多的细节。咨询师首先询问莎拉是否会通过学校的线上系统追踪安德雅每门课程的成绩和作业。莎拉说这是安德雅的分内之事，但咨询师提出了异议。他说，在安德雅能更好地掌控自己的学业前，在线检查是莎拉既能赋予安德雅更多自主权又能监察其进度的一个方式。这个监察制度可以取代让女儿放学后立即回家的要求。在会谈里，咨询师登录了学校的线上系统，和一家人一起看了安德雅学业的现状。咨询师建议莎拉联系安德雅的教师，看她能不能把逾期没交的作业补上。如果可以，他会给安德雅设计一个完成补交作业的计划。同时，这个实验进一步规定，只要安德雅没有新的不交的作业，她就可以在外面待到晚饭前再回家。如果学校的线上系统显示她有一项逾期没交的作业，安德雅就要回家写作业。

　　莎拉和安德雅都同意了这个实验。在接下来的 2 个月里，安德雅不交作业的频率持续下降。安德雅的成绩单显示，她所有课程的成绩等级都达到了B。她显然非常高兴，莎拉也表扬了她（在接受了咨询师的一些辅导后）。安德雅报告，她和朋友的关系更紧密了，也加入了一个课后俱乐部。在线监察的频率至此减少到了每周一次。

与其他亚系统工作

　　问题和问题序列好像有自己的生命一样，但它们无论如何都始终存在于一个大背景之中。这个背景包括家庭的组织，也就是家中领导力，特别是权力和资源的分配。因此，为了支撑解法序列的正常运作，IST 咨询师要解决组织方面的问题。这样做通常需要将家庭中的相关亚系统引入直接系统。在普利查尔德家的这个案例中，咨询师提出了几个假设，每一个假设都涉及对解法序列的一个威胁。第一，莎拉和乔丹的婚姻关系中存在危机。如果情况恶化，或以离婚收场，安德雅和蒂姆都会受到影响。第二，在教养方式上，莎拉是专制型的，尽管她占主导，但她与孩子们接触的时间太少，以致孩子们很可能觉得妈妈是指望不上的。而乔丹呢，他起初对于安德雅和伊森来讲是一个不太干涉他们的继父，但是这种教养方式似乎也延续到了他与蒂姆的关系中。第三，离婚后原家庭的运作方式多少有些疏离。伊森和安德雅与伯特几乎没有来往，而伯特和莎拉也几乎没有协同教养。这样一来，莎拉身上的教养负担就加重了。

最后，咨询师提出了在伊森上大学后家庭的组织性被弱化的假设。作为长兄，他可能被"亲职化"，或者是安德雅和蒂姆可以依靠的一个资源。作为在这个重组家庭中有血缘关系的两兄妹，伊森和安德雅的关系可能格外亲密。如果他一门心思地忙着体验大学生活，那么安德雅和蒂姆可能会经历巨大的丧失。咨询师认为，解决这些组织问题会让解法序列更加稳定。

接下来对普利查尔德家庭的介绍着重展示了这部分工作。咨询师用了三次会谈的时间来加强乔丹和莎拉的婚姻关系，提高他们共同教养的能力，以及改善莎拉和伯特的关系。为了进一步加强伯特与伊森和安德雅的关系，咨询师进行了一系列会谈：与伯特的单独会谈；与伯特和莎拉的会谈；与安德雅和伊森的会谈；与安德雅、伊森、伯特和莎拉的会谈。咨询师还跟伊森做了一次个体会谈，以及一次有伊森参与的家庭会谈。

跟乔丹和莎拉的会谈

在跟莎拉和乔丹的会谈中，咨询师有四个目标。第一个目标是讨论和评估他们婚姻的健康程度。从接诊的第一通电话开始，咨询师就对莎拉和乔丹的婚姻有所担忧。莎拉曾说过，乔丹的复原力日渐降低，而且在早期的家庭会谈中，他显得有些疏离。第二个目标是讨论他们的领导风格，如有必要，进行调整之后就会使养育过程变得更加和谐。莎拉似乎是一个专制型的领导者，而乔丹更倾向于顺从她。因此，当家中发生争执升级的时候，几乎没有什么缓冲的余地。第三个目标是提出莎拉与前夫伯特如何协同教养孩子的问题。因为伯特和孩子们的关系如此有限，又如此随意，以致他错失了一个既可以加深与孩子们的关系，又可以为莎拉和乔丹的家庭提供支持并减轻其负担的机会。第四个目标是讨论工作与生活的平衡。莎拉和乔丹都在工作上花了很长时间。他们对于工作的认识和他们的身份认同融为一体，让他们从不质疑工作的分量。咨询师假设，他们与孩子有限的相处时间必然影响了家庭生活。尽管伊森好像没有父母的太多关注也茁壮成长了，但对于安德雅和蒂姆来说，他们似乎面临了不少挑战。

在与莎拉和乔丹的第一次会谈中，咨询师注意到了他们之间的疏离感，并且担心他们的婚姻是否有足够的力量和资源。于是，了解他们在婚姻里的状况是很重要的。乔丹向莎拉保证，他没有想过离婚。他发出离开的信号实在是因为挫败，因为家里的"战争"耗尽了他长时间工作后仅剩的最后一点精力。令人惊讶的是，莎拉对这个消息并没有太大的反应。当咨询师要求莎拉和乔丹描述他们的婚姻时，他们都说，他们从一开始就没有对这段婚姻抱太高的期望。他们都希望找到一个有相同价值观的可靠的合作伙伴。这个人必须在财务上提供一定的安全感，并且尊重对方极强的敬业精神。当被问及性生活方面的体验时，他们都说，性生活虽然次数不频繁，但也都能满足彼此。似乎他们都不想再从婚姻中获得更多的东西了。咨询师对他们的关系发展进行了假设，并得出结论：他们不会对增进亲密关系的邀请感兴趣。咨询师指出，他们已经进入向空巢阶段过渡的过程。伊森在上大学，安德雅还有一年就会从高中毕业。6 年之后，他们就会完全进入空巢状态。咨询师说，研究表明，在进入空巢阶段后，夫妻常常因为这样的改变而不知道如何重新经营婚姻关系。因此，咨询师建议他们从现在开始就考虑发展一些共同的日常活动和兴趣爱好。

　　为了实现第二个目标，咨询师使用了组织元构架来假设这对夫妻的领导风格。从时间顺序上看，莎拉从和伯特一起养育伊森和安德雅，过渡到成为单亲妈妈，再到将乔丹作为继父引入孩子们的生活，最后形成了乔丹既是继父又是蒂姆的生父的家庭结构。如果她在和伯特养育孩子时处在主导地位，离婚后又成了唯一的家长，那么她很可能把这种领导风格自然而然地带入现在的家庭结构。夫妻俩证实了这个关于领导力的假设。当被问及他们认为这一安排是否有不妥时，乔丹怯懦地说，莎拉可能会变得专横而强硬，他有一种无力感，没办法影响她。咨询师指出，协同教养的一个好处就是，父母中总会有一方能带着爱意抵消另一方的负能量。起初，莎拉被负能量这个说法惹毛了，但是当乔丹提出异议时，她承认自己有时会情绪失控，且不知道如何防止这种情况发生。她说自己的父亲在家庭里曾是一个独裁者，所以对孩童时代的她来说，服从一直是一个生存策略。她承认自己希望安德雅也可以那样。当被问及如果跟乔丹分享更多领导力会让她有怎样的感受时，她承认这可能是一次积极的经历。这项工作在接下来的几次咨询中展开。他们在一次家庭会谈中讨论了如何改用父母双方更加平衡的教养方式。他们明确了莎拉会继续独立承担管教伊森和安德雅的责任，而她和乔丹会在教育蒂姆方面更平等地分担这一角色。莎拉有好几次打压了乔丹，咨询师花了一整次会谈协助乔丹向莎拉表露心声，以便莎拉意识到自己的所作所为。咨询师也知道，自己与莎拉的同盟关系会因此破损，并努力地进行了修复。

　　第三个目标是试图解决伯特在伊森和安德雅成长过程中的参与度问题。咨询师希望为伯特加强与两个孩子的情感联结打下基础。咨询师曾考虑让莎拉一个人来进行这场对话，但最终还是认为得到乔丹的支持能帮她更好地做出改变。关于这一目标的假设可能涉及许多问题，例如，他们的婚姻是如何走向失败的，离婚的过程是怎样的，有怎样的教养协定，伯特如何变得退居二线，以及莎拉与伯特之间的关系如何。以上任何一条中会妨碍伯特更多地参与教养的部分都要被一一解决。

莎拉说，伯特有过一次婚外情，这使她非常绝望。伯特想弥补过错，但莎拉无法原谅他，于是她提出了离婚。由于伊森和安德雅当时还小，所以他们并不了解这些细节。最开始，她很愤怒，并尝试阻止孩子们见伯特，不过离婚过程本身耗时不算长，场面也不算难堪。他们的教养计划就是按一般标准制订的。他们有共同监护权；莎拉是主要养育者，伯特的探视时间是每周一个晚上以及每两周的一个周末。在孩子小的时候，这样的探视时间安排还是有效的，但是当孩子们进入青少年期以后，就不愿意放弃自己的周末去和爸爸一起过了。伯特没有提出任何异议，所以孩子们只是偶尔去看他。等伊森上大学以后，安德雅和爸爸就见得更少了。莎拉坦言，安德雅和她爸爸见面次数的减少对她来说没有什么影响，因为安德雅似乎并不介意，还省去了与伯特沟通的麻烦。咨询师承认，莎拉的情感驱动了她的立场，但是他也指出，这也在无意间排除了一个宝贵的资源，即一段她和乔丹都不用为安德雅操心的时间。这个家庭中的"情感地形图"也很混乱，因为在安德雅对乔丹的情感里混淆了她对自己生父的情感。莎拉接受了所有假设，但她不确定有没有可以改变现状的方法。咨询师请求莎拉允许他邀请伯特参与一次个体会谈；如果会谈成功，后续可能会进行几次在伯特和孩子们之间的会谈；还可能有一次在莎拉、伯特和两个孩子之间的四人会谈。莎拉说："您随意，这要是管用，我给你一个大写的'服'字。"

平衡工作的生活的目标既为了提高莎拉和乔丹的个人生活质量，也为了巩固他们的婚姻以及减少安德雅和蒂姆生活中的不稳定性。改变现有的工作和生活的平衡模式将是非常有挑战性的，因为对于莎拉和乔丹来说，工作是他们身份认同中非常重要的一部分。从小到大，莎拉和乔丹都一贯是内向的人。他们都没有在高中谈过恋爱，也没有参与过任何活动。从某种意义上说，他们是"天生一对"，所以他们都没有意识到自己极端的敬业精神对周围人的影响。咨询师认识到，莎拉和乔丹关于工作的叙事可能是很僵化的，于是决定看看他们能否在意识到蒂姆的慢性病和安德雅的焦虑症是其成长中的重大风险因素之后，愿意对自己的工作叙事做出一些改变。安德雅和蒂姆都能从父母更多的参与中受益，但这只能通过莎拉和乔丹改变他们的工作时间来实现。在咨询师温和的鼓励下，他们俩都同意寻找能多待在家的方法。咨询师向他们保证，尽管这对他俩来说似乎都是巨大的牺牲，但他们的孩子一定会注意到他们的付出，并从中受益。随着这些改变的实施，父母与孩子相处的时间逐渐增加，两个孩子都开始向父母寻求情感和生活方面的支持。

伯特参与的会谈

咨询师给伯特打了一通电话，把安德雅的诊断结果告诉了他，并邀请他来参加一次个体会谈。在会谈开始时，咨询师先邀请伯特形容他的孩子们，并说一说他们之间的关系。伯特提供了一些任何人都没有提及的领悟。接着，话题转向安德雅也许能从与他更多的接触中受益这一点。伯特说，他愿意在这方面做一些尝试，但他并不确定这是安德雅想要的。咨询师问伯特是否愿意与安德雅一起参加一次会谈，来讨论这一切将如何进行。伯特同意了。

伯特和安德雅一起出席了下一次会谈。他们都既别扭又警惕，很显然，他们的关系有些紧张。咨询师尝试寻找两人之间的共同点，发现他们喜欢同一个乐队。他们开始谈论乐手，安德雅称赞了伯特对流行音乐的了解。咨询师问到他们是如何处理某些特殊事件的。安德雅说，伊森高中毕业时，伯特带他吃了顿饭，但没有出席家庭聚会。咨询师问安德雅，等她毕业时，是否希望伯特更多地参与其中。她给予了肯定的回答，但又说，她觉得妈妈不会赞成这个想法。咨询师问伯特是否愿意和莎拉一起参加一次会谈，来讨论怎么让他们原来的家庭时不时重聚一下。伯特同意了。

在下一次会谈里，咨询师见了莎拉和伯特。咨询师通过心理教育的方式介绍了离异家庭的一些好做法，并强调了大家一起出席特殊事件的重要性。

在了解到莎拉和伯特的反应后，咨询师意识到，让他们抒发对往事的感触只会适得其反，于是决定请他们商讨如何一起庆祝孩子们的成就。在下一次会谈中，咨询师得知伯特在开始做小生意之前是一名高中教师。经过多番对话并遭到莎拉的一些抵制之后，伯特同意接手协调安德雅补习的工作。安德雅会在伯特家与家教见面，而伯特将监督她的学习进度。起初，安德雅反对这个计划，但由于伯特家离学校很近，这让安德雅在补习前可以有更多时间与朋友们相处，这也减轻了莎拉因为要照顾安德雅生活的方方面面而产生的压力。

最后，伯特、莎拉、伊森和安德雅一起参加了一次会谈。这次会谈的主要目的是证明他们可以同处于一室。经过一番尴尬的交流，伊森率先表示，大家这样聚在一起的感觉很好，并询问到底是什么让这样的相聚在咨询室外不能发生呢。安德雅也附和了伊森的想法。咨询师看到了安德雅如何从伊森的自信中获取力量。不管伯特和莎拉内心有怎样的翻涌，他们都选择了不去表达，而是支持了孩子们的想法。

上述与亚系统进行的工作是为了促成组织机构的改变，从而让解法序列更加稳定。莎拉和乔丹同意增加他们共处的时间，并提高在养育孩子上的参与度。伊森意识到了与家庭保持不疏离的关系的必要性，并通过定期的视频通话加强了与安德雅的联结。伯特对于改善他和安德雅关系的承诺多少让人有些失望。尽管他的确承担了安排安德雅补习的工作，但他和安德雅的关系似乎并没有好转。

巩固成效并进入咨询尾声

随着家庭状况趋于稳定，咨询的频率也逐渐减少。两个孩子在学校的表现都很好。蒂姆很好地控制了他的糖尿病。莎拉和安德雅的冲突不再像"战争"。在安德雅升入高三年级以后，她开始谈论要去上大学的想法。她与咨询师进行了两次会谈，讨论了她对未来的选择，并思考她将如何与学校的升学指导合作来报考合适的大学。

所有家庭成员都同意不再需要进一步的咨询了，不过，他们也同意在出现新问题时会与咨询师联系。在进入大学后不久，安德雅有过一段焦虑发作的时间，她和咨询师进行了一次视频咨询，之后这个问题就被成功解决了。

回　　访

等安德雅在大学的第一个假期回家时，普利查尔德一家一起参加了一次回访会谈。她第一学期的成绩不错。蒂姆在学校的表现也有进步。他偶尔会在饮食选择上作弊，不过他有足够的知识，不致发生任何血糖危机。大约1年后，咨询师在街上偶遇乔丹。他说每个人都过得不错。蒂姆变得更加外向了，并加入了国际象棋队。他和乔丹经常一起下棋，而获胜的往往是蒂姆。安德雅加入了一个姐妹会，并决定主修艺术。她很久以前就有所展露的才华又回来了。乔丹说，莎拉被诊断出患有高血压。她决定更加注意身体健康。她和乔丹一起办了健身房的会员卡，经常一起锻炼。

整合系统治疗在家庭中的应用：环环相扣的解法序列

在本章中，以普利查尔德一家为例，我们展示了 IST 咨询师是如何进行家庭治疗的。咨询师从莎拉和安德雅之间的"战争"这个主诉问题开始，确定了包含该问题的两个问题序列：关于"战争"的面对面序列，以及课后活动安排的日常惯例。第一个问题序列嵌在第二个问题序列之中，第二个问题序列还包括三个额外的问题：（1）蒂姆的糖尿病管理不善，（2）课业表现不佳，（3）安德雅对社交生活受限的不满。咨询过程引入了一系列解法序列来解决主诉问题。为了生成和实施这些解法序列，咨询师有时与整个家庭一起工作，有时与相关的亚系统一起工作。家庭的范围也从由莎拉、乔丹、伊森、安德雅和蒂姆构成的重组家庭，扩展到包括了莎拉、伯特、伊森和安德雅的离婚后家庭。

咨询师识别了实施解法序列时可能遇到的限制，并采取了策略和干预技术将它们一一解除。例如，帮蒂姆恢复活力的策略包括以下干预技术：与糖尿病的治疗团队建立工作同盟，让蒂姆和家人一起参加心理教育团体，将蒂姆送入糖尿病夏令营，为蒂姆制订血糖异常时的应急计划，以及把安德雅从监督者的角色中解放出来。

安德雅的焦虑是限制她学业表现的主要因素。咨询师使用了一本心理自助书籍来帮助安德雅学习如何应对焦虑；他还与学校进行协调，通过增加与教师的联系和辅导来为安德雅提供额外的支持。莎拉和乔丹也因为调整了工作时间而有了更多时间来陪伴安德雅。

咨询中也包含了让家庭的组织性更强的策略，以便更好地预防问题序列的复发。这些策略的例子包括解决莎拉和乔丹的婚姻问题，平衡他们作为父母协同教养孩子的参与度，增加他们在家庭生活中投入的时间，帮助伊森重建与家庭的联结，以及加强伊森、安德雅与生父的关系。

因为这种咨询是需要多系统共同努力的，会使用一系列不同的策略和干预技术与家庭中的不同组合工作，因此我们没有办法单独指出一个改变机制。我们唯一能说的就是主诉问题是通过使用一连串环环相扣的解法序列以及解除各种限制来解决的。整套咨询方法使用了包括"共同因素"在内的循证治疗模型的干预技术。但同时，这个案例也很好地说明了整合系统治疗的一个核心假设，即没有任何一个循证治疗模型能够单独达到这个效果。整合系统治疗的综合性和系统性的方法不仅解决了主诉问题，也促进了家庭的壮大和发展。它让普利查尔德一家更快乐、更坚韧、更有智慧。

第十章

整合系统治疗在伴侣咨询中的应用

在本章中，我们将通过一个案例来说明整合系统治疗如何处理伴侣咨询中的复杂性，以及它特有的关于保密性和治疗同盟关系的问题。我们将描述一个在咨询初期整合个体咨询和伴侣咨询的方法。在整合系统治疗中，是否选择使用这个方法可以由咨询师自行决定。不过，我们相信对于许多咨询师来说，特别是在读研究生和经验不足的咨询师，这种方法能帮助咨询师更好地面对在刚开始与伴侣进行工作时扑面而来的大量信息和情感冲击。

当一对伴侣的关系遇到挑战时，伴侣咨询通常是促成改变的最佳情境。与伴侣同时工作不仅能够让咨询师对整个伴侣系统有更完整的理解，也是最有效的描述问题序列和寻找解法序列的方法。当约翰与简的感情出了问题时，咨询师理应听听来自双方的声音。当然，也有例外，比如关系中存在严重的暴力行为，有对暴力或报复的恐惧，或是有需要额外的咨询才能使伴侣咨询有效的状况（比如，严重的成瘾问题）。

IST 伴侣咨询师力图了解个体、关系、个体与其关系所处的环境，以及这些系统之间相互作用的因果关系。这对于任何咨询师，特别是还在受训阶段的咨询师来说，都是一个很大的挑战。但是，请记住，整合系统治疗为咨询师提供了一个基本逻辑，即蓝图，让我们知道如何周到而有效地进行咨询。基于这一点，本章给出了一个"操作指南"，帮助咨询师在伴侣咨询中使用蓝图来过滤生活中的复杂性，使问题序列更清晰，并让不可避免的限制之网浮出水面。我们也会回答伴侣咨询中的常见问题和挑战。

什么是伴侣？什么是伴侣咨询？

让我们从定义开始。整合系统治疗把伴侣定义为彼此间有固定关系的两个人——这段关系有它的过去，也可能有未来。这个极富包容性的定义涵盖了一夫一妻制的已婚夫妇、约会对象、未婚同居伴侣和未婚同居父母。伴侣可以是异性恋、同性恋或跨性别者（Pinsof, Breunlin, Chambers, Solomon, & Russell，2015）。

当伴侣寻求有执照的精神健康专业人士（或正在接受培训的准专业人士）的帮助以解决伴侣之间的问题时，通常就是伴侣咨询的开始。有的人最初因为个人问题而寻求咨询师的帮助，但是咨询师把个体的问题放在了伴侣关系的情境中，邀请伴侣一起来接受咨询，这也是一种开始伴侣咨询的方式。伴侣咨询通常是伴侣双方和咨询师一同进行会谈，但有的时候也会进行一些个体会谈作为辅助。伴侣咨询也适用于无性关系中的伴侣，以及处于开放关系中或者非一夫一妻制的伴侣。我们认为，伴侣中的双方都应享有相同的基本权利、资源和机会，尽管我们也知道对于某些伴侣来说，这个愿景无法真的实现。我们也认为，伴侣双方在政治权利和社会生活中的价值是对等的，同时，我们也不否认伴侣双方可能在不同的领域有让他们满意的互补的角色关系（Pinsof, Breunlin, et al., 2015）。

从整合系统治疗的角度，如何开始伴侣咨询？

在整合系统治疗中，我们毫不犹豫地认为评估是一个在咨询过程中不断深入、迭代的过程。因此，传统意义上的评估和治疗之间的区分是人为刻意的。与系统整合治疗的认识论支柱中提到的局部且渐进式认识（第二章有过讨论）相一致，咨询师在咨询过程中不断地提出并检验关于伴侣问题以及妨碍问题解决的限制的假设。由于知识是渐进的，所以伴侣咨询在开始时会比到咨询后期更有挑战性，因为有大量信息需要搜集和整理。因此，若有一套做法来帮助咨询师应对这一挑战，将非常有帮助。

四次会谈评估及伴侣咨询的引入

四次会谈评估（Chambers，2012）是一种符合整合系统治疗精神的开始伴侣咨询的方法。有许多咨询师，特别是新手咨询师，认为这个方法很有效。尽管这个方法在咨询开始时会与伴侣一方进行一次个体会谈，但从整合系统治疗的角度来说，免去个体会谈，直接和伴侣双方同时工作也是可行的。

在四次会谈评估的方法中，咨询师首先会与伴侣双方同时进行一次会谈，然后与每一方分别进行一次个体会谈。最后，在第四次会谈上，他们再次全部聚在一起，探讨咨询师的初步印象以及这对伴侣对于这个印象的反应，并制订初步的咨询计划。在第一次会谈中，咨询师会通过提问来识别问题序列、解法序列以及伴侣在解法序列中面临的一些限制。这一次会谈的其他目标还包括：建立平衡的同盟关系，收集有关伴侣生活的基本信息，对主诉问题有一个更详细的了解。个体会谈的目标是加强咨询师与每一方的同盟关系，评估每一方对于双方对关系的承诺的看法，排除家庭暴力和其他危险议题，并获得简要的个人和原生家庭历史，以及重要的过往恋爱关系方面的信息。

四次会谈评估形式的优点

四次会谈评估这个形式的好处是多方面的。第一，它提供了一种系统的方法，在收集和组织有关伴侣问题的复杂信息的同时，保证了每一方的故事的完整性和丰富性。整合系统治疗与系统性思维一脉相承，拥抱一切改变系统所需的复杂性，并鼓励咨询师广泛地关注不同的变量。因此，有一种能够理清这种复杂性的模式会对咨询师很有帮助。第二，使用一种系统性方法能带来一种专业感，从而使伴侣相信咨询师可以帮助自己解决问题。实际上，来访伴侣们经常反馈说这样的结构让他们感到安心，并赞赏它的缜密性。第三，这种评估模式与伴侣和家庭心理学的核心能力之一相吻合，即系统咨询师的个案概念化能力（Stanton & Welsh，2012）。而将个案进行概念化的最佳方式是细致地搜集并整理伴侣形容的以及咨询师观察到的各种序列。因此，最初的四次会谈评估可以减轻来访伴侣的紧迫感（当然这种紧迫感是可以理解的），同时帮助咨询师对伴侣的问题序列形成更全面的理解。

四次会谈评估的另一个优点是咨询师只邀请来访伴侣对咨询做出初步的、有时限的承诺。我们经常听到伴侣中的一方在电话里对咨询师说："我的另一半是不会来咨询的。"这让咨询师陷入了需要说服摇摆不定的一方来进行伴侣咨询的困境。像这样给定次数的会谈模式可以让摇摆不定的一方有机会尝试一下伴侣咨询，又不至于被"套牢"。事实上，一旦完成了四次会谈评估，绝大部分人都会继续咨询。最后，四次会谈评估有助于阐明每一方的咨询动机，并分辨伴侣咨询在什么时候不适用，进而推荐特定的治疗项目、个体咨询、团体咨询或者不进行咨询。

个体会谈的优点

个体会谈有以下优点。第一，比起与伴侣双方一起见面，个体会谈让咨询师更容易对一个人产生好感。专注于一个人的经历可以促进对现状、个人历史和观点的理解，以上任何一点都可以增加咨询师对来访者的共情。同时，值得注意的是，在伴侣双方共同参加的会谈中，高冲突伴侣间的互动关系可能会带出他们带着防御性的、不那么讨人喜欢的部分。第二，与整合系统治疗的同盟优先指导原则相一致，个体会谈为与来访者建立更密切的治疗同盟提供了机会。因为伴侣双方对问题的看法极度不统一的情况并不少见。所以，咨询师对一方表达的同情可能会在无意间伤害到另一方，并使得同盟关系紧张。此外，当第一次共同会谈中出现极端冲突时，个体会谈可以让咨询师给予一位来访者全身心的关注，而不必理会另一位来访者的干扰。第三，当伴侣中一方对自己的感情和这段关系不确定时，个体会谈可以对这个不确定性有准确的判断。第四，进行个体会谈的一个重要原因是，可以对任何亲密伴侣间的暴力行为进行全面的评估。如果关系中存在**亲密伴侣暴力**，那么个体会谈可以帮助制订一个安全计划，并评估目前是否适合进行伴侣咨询。在有严重的亲密伴侣暴力的情况下，伴侣咨询是不适宜的。

何时不用个体会谈

尽管四次会谈评估的模式有很多优势，但有时个体会谈是不恰当的。例如，在一些涉及出轨的个案中，在情感中受伤的一方可能会特别介意咨询师与出轨的一方单独会面。这种方式会造成一种隐秘感，让一些受伤的伴侣把心中的不信任感转移给咨询师，而这将限制治疗同盟的发展。在这种情况下，咨询师应该在咨询开始时只进行伴侣双方都出席的会谈。更普遍地说，如果一对伴侣有强烈的意愿不进行个体会谈，那么整合系统治疗的同盟优先指导原则就建议咨询师尊重来访者的偏好。在这种情况下，咨询师应该在伴侣双方都出席的情况下进行所有的初始会谈，并涵盖与正式的四次会谈评估大致相同的内容。

保密性

当与伴侣一方单独会面时，咨询师必须意识到保密性的问题。个体会谈不可避免的风险就是，伴侣一方会袒露一些另一方不知晓的"秘密"信息（Chambers & Lebow，2008）。咨询师作为秘密保守者的舒适程度千差万别。有些咨询师认为，掌握了所有的秘密信息能让他们更好地协助来访者，增强咨询效果。尽管我们能够理解这种立场的好处，并且在特定情况下可能会暂时达成这样的协议（请参阅第一章），但我们认为这样做的风险大于保守秘密的好处，因为这可能会对同盟关系造成巨大的损害。此外，保守诸如出轨之类的秘密有可能使咨询师处于一个有损伦理的境地，因为他无法在保守一个对伴侣一方不利的秘密的情况下，同时平等地替双方发声。对于某些种族和少数族裔的伴侣而言，这尤其成问题。不难理解，他们平时可能已经有种普遍的不信任感了（Chambers & Kravitz，2011），特别是对于精神卫生领域的从业人员难以产生信任感。整合系统治疗的观点是鼓励咨询师明确地把个体会谈中的保密维度告知来访伴侣。对该过程更详尽的说明以及问题范例，请参阅钱伯斯（Chambers，2012）的文章。

案例：亚当和简

下面会用亚当和简的例子来阐明整合系统治疗中伴侣工作的结构和灵活性，以及如何进行四次会谈评估。这个案例展示了 IST 咨询师可以用丰富而多样的假设和干预技术来帮助夫妻。

亚当，35 岁，是 34 岁的简的未婚夫。他打电话向咨询师预约会谈，来帮助他们改善关系。

亚当：你好，我叫亚当。我以前的个体咨询师向我推荐了你做伴侣咨询。我和伴侣最近的争执加剧了，我想，是时候在这方面寻求一些帮助了。

咨询师：你的伴侣也愿意来进行咨询吗？

亚当：是的。

咨询师：那很好。那么我就说一说我的工作方式吧。第一次会谈时，我会与你们两个一起见面；然后，我会分别与你们二人进行一次单独会谈；接下来，在第四次会谈时，我会再与你们二人一起见面。在第四次会谈里，我会向你们提供一些反馈，阐明我的一些看法，并提出一个我认为可行的治疗方案。我们也会讨论你们的反应和反馈。在那之后，我们大部分的会谈都是和你们两个人一起进行的。你觉得怎么样？

亚当：听起来不错。我很高兴听到你不只会聆听我们，还会告诉我们你的观点。

咨询师：我很高兴这个方法适合你。是的，我的咨询风格是比较积极主动的。我还有一个在线问卷，希望你们两个人在每次会谈前完成填写，以便我跟踪咨询进度。你们愿意填写这个问卷吗？

亚当：当然，任何可以对咨询有帮助的事情，我们都乐意为之。

咨询师：太好了！我期待与你们见面。请转告简，如果她有任何疑问，可以随时与我联系。

在这次对话中，咨询师有意地询问了伴侣双方是否都愿意进行咨询，因为伴侣中有一方对于咨询持保留意见的情况并不少见。他还意识到，由于同盟关系的建立从电话联系就开始了，因此对于咨询过程将如何开展，要说得非常透明。他还邀请伴侣另一方在咨询开始前给他打电话，以保持同盟关系的平衡。整合系统治疗的成功取决于与伴侣双方都建立良好的同盟关系。

第一次会谈

在第一次会谈前，咨询师阅读了简和亚当完成的问卷。他们都报告觉得抑郁和沮丧。亚当的调查问卷显示，他对简的信任度不高，并且两人都反映了其原生家庭存在重大问题。问卷还显示，他们都受过良好的教育。咨询师把关于原生家庭的信息先默默放在心里，也许将来在为这个个案做假设的时候可以用上。不过，下一步是直接倾听来访者对他们的问题的看法，以及他们打算如何处理这些问题。

第一次会谈一开始，咨询师就询问简，亚当是否已经告诉了她最初的四次会谈的形式。IST 咨询师在不断地"收集数据"来做出关于伴侣所面临的限制的假设。在这个案例中，咨询师想借此了解他们的沟通方式。

咨询师：简，亚当跟你说过我们最初四次会谈的形式吗？

简：嗯，他说了。今天之后，你将分别与我们两人单独见一次，然后我们会再一起进行一次会谈，之后，大多数的会谈我们都会一起进行。是这样的吗？

咨询师：是的，没错！感谢你们在这方面做了清晰的沟通。好的，现在我想跟你们简单地谈一谈保密性的问题。我们在这里所说的一切对于我们三个人以外的全世界来说都是完全保密的，但是我们在这里所说的一切都是我们三个人共有的。就个体会谈而言，无论我们在会谈中进行了什么样的讨论，我都希望我们有在三人间可以任意分享的自由。其次，如果你们中的某个人给我打电话或发邮件，当我们作为一个小组一起会谈时，我会希望分享那次通话或邮件中的内容。因此，总的来说，我们会坦诚相待，在彼此之间不保留秘密。实际上，如果你要给我发邮件，最好在邮件中抄送你的伴侣。你们觉得怎么样？

亚当：听起来挺合理的。

简：是的，我同意。我很喜欢这个方式。秘密会带来麻烦。（鉴于简的音调，咨询师稍有思忖，不知道她之前跟秘密有什么过节。）

咨询师：所以在我们深入探索什么促使你们来这里之前，我想先稍微了解一下你们。我已经在你们填写的调查问卷中看到了你们的回答，但我更希望直接听到你们的讲述。你们给我介绍一下自己吧，你们的工作、教育、爱好，等等。简，你想先来吗？（咨询师从简开始，是为了平衡同盟关系，因为他已经先和亚当通过电话了。)

简：没问题。我今年34岁。我曾经做过很多年的文案撰写工作，但目前没有工作，正在考虑转行。我准备参加一些课程来探索一下我能申请什么研究生院。在大学里认识亚当时，我学的是文科。在业余爱好方面，我喜欢音乐、阅读和艺术。

爱好是一个很好的资源，由此可以构建对来访者来说有个人意义的比喻。伴侣咨询旨在帮助伴侣从一个相互独立的只有对错是非的构架转换到一个相互影响依存的构架。比喻可以帮助实现这一目标。比如，面对一个打网球的人，我们可以用单打和双打之间的区别来打比方。而对于热爱篮球的人，我们可以举例说明哪怕是一个非常出色的球员（例如，迈克尔·乔丹），如果他不考虑跟其他球员的配合，一样得不了冠军。有关将比喻用于治疗性对话的更多范例，请参见第七章。

咨询师：那么你呢，亚当？

亚当：我今年35岁，我是一名电气工程师。上大学时，我主修数学和工程，辅修化学。

咨询师：你喜欢你的工作吗？能跟我说一说，你的工作需要多少工作时长以及对出差有什么要求吗？（鉴于许多专业人士会花费较长时间在工作上，所以关于工作时长和工作满意度的问题能帮我们了解工作在多大程度上是建立亲密关系的一个限制因素。对工作的不满可能是造成关系困扰的重要原因。此外，询问差旅情况有助于确定他们的问题序列与工作出差之间是否有关。）

亚当：我挺喜欢我的工作的。有时候，工作压力很大，你知道的，特别是快到项目截止日期的时候。不过，我一般每周工作40小时，一年只需要出差一两次。

咨询师：你们能告诉我最近的生活中有哪些变化吗？［鉴于研究证明了环境压力因素对关系满意度有负面影响（Neff & Karney，2004，2009），询问伴侣的压力源有助于识别其他可能的限制因素。］

亚当：唔，我们两个月前订婚了。然后，就听说我的父母已申请了离婚，而我的妹妹怀孕了并准备结婚。这些事情加剧了我们的争执。（在了解到这个信息之后，咨询师进行了一些追问来进一步了解这些重要的背景问题。这对伴侣分享了更多的背景信息以及他们对这些情况的看法。然后，咨询师看到了伴侣分享的内容对他们关系的影响，接着转向了下一个话题。）

咨询师：嗯，你们确实面临不少压力。我也想听你们说更多关于刚刚提到的那些事情的信息，特别是如果你们认为这对我们的工作来说是重要的。不过在我们深入探索你们来求助的原因之前，我还有一个问题，你们两个对来到这里并开始伴侣咨询的感觉如何？（这个问题对于评估治疗动机以及可能存在的议程分歧特别有用。）

简：我很高兴来到这里。我喜欢咨询。（简和亚当相视一笑。）

亚当：我也很高兴来到这里。我认为我们需要来。但是我也担心会被批判。（咨询师注意到了亚当的羞耻感，羞耻感可能会限制来访者以开放、脆弱柔软的态度面对咨询。）

咨询师：亚当，谢谢你的坦诚。要知道，我的工作不是来批判任何人的，而是帮助你们辨别是什么原因使你们两个无法拥有理想的关系。另外，请记住，你不需要分享任何让你感到不舒服的事。

亚当：谢谢。

咨询师：那我们开始吧。是什么原因让你们决定现在来做心理咨询的呢？

简：我们需要减少争吵，更有效地解决分歧。最近，我们之间的争吵越来越多，也越来越激烈。我们为了一些关于未来的大事而争论不休，比如，要不要孩子，我们的婚姻会是什么样的。（简眼泪汪汪的，而亚当垂下了头。）

咨询师：简，听起来你很难过。

简：我是很难过，为我们没有办法好好相处而难过。为我们的未来感到焦虑，也为我们似乎怎么也无法达成一致而感到沮丧。

咨询师：亚当，你对此有什么想法？

亚当：我完全同意简的看法。

咨询师：听起来，你们之间的争吵是一个大问题。如果能给我一个最近发生争吵的例子，会很有帮助。

亚当：我们都是双性恋。我很难接受结婚以后要压抑那部分自己。尽管我会被男人吸引，但我从未跟男人发生过性关系，可我知道简和其他女性在一起过，我需要好好和简谈论一下这个话题，但她拒绝。

简：是这样的，我当然不接受开放关系，也就是我们还能跟其他人发生性行为的关系！在20岁出头的时候，我的生活方式比较混乱，还会滥用酒精和药物。但是我已经有10年没有碰那些东西了，我把开放关系跟药物和酒精联系起来。我希望我们对彼此是专一的。

咨询师：亚当，你是如何应对自己对男性的念想的？

亚当：我看同性色情片。我几乎每天都看。

咨询师：简，你对亚当看色情片或同性色情片有什么感想吗？

简：我对他看色情片没有什么意见，只要他能做到只是看那些影片，不做别的。

咨询师：跟我说一说你们的性爱关系吧。

亚当：我们的性关系非常令人满意。我们的性生活中有很好的性别流动性。

简：我同意我们的性生活非常和谐。我们大概每周做爱 5～6 次。一般是我主动，因为我过去拒绝过他。我不介意是主动的那一方，因为这让我有更多的控制感。

亚当：你知道，我想我可以接受不和男人在一起，但她需要意识到这是一种牺牲。

简：如果你爱我，一夫一妻制不应该被视为一种牺牲！

亚当：你看，她根本不懂！

咨询师：夫妻之间的性关系承载了很多意义。它可以代表诸如承诺、爱、安全、信任、身份认同和脆弱敏感，等等。因此，我们一定会更深入地探讨一夫一妻制和牺牲在你们的关系中对你们都意味着什么。不过，现在，我想回到对你们的关系模式更一般性的讨论中。你们的争吵是否已经影响到了你们对这段关系的投入呢？

简：我非常爱他，我对他的感情是毋庸置疑的。

亚当：我也对我们的关系百分之百投入。（咨询师在心中默默记下，这与他们在问卷中的回答是一致的。）

咨询师：你们两个都对这段关系这么投入，这真是太好了！并不是所有走进我办公室的伴侣都能这么说。听起来，你们两个都可以灵活地满足彼此的性需求，这也很好。我知道现在的时间不多了，但我还想问一下你们的财务状况。简，你说过现在你没有工作，所以我想知道你们两个是如何处理财务方面的问题的，以及这是不是冲突的一个来源。

简：现在我在财务上是依赖亚当的，但我不喜欢这样。我十分看重我的独立性，因此在经济上依靠他让我感到不舒服。

亚当：我可以负担我们的大部分费用，但我的确有时会找我爸借钱。

咨询师：我希望更多地了解这一部分生活信息，但是我们的时间所剩不多了，所以我想来安排一下我们的个体会谈。

亚当：行。

简：我同意。那么从谁先开始呢？

咨询师：谁先开始并不重要，主要是需要基于你们的时间做出现实的安排。（咨询师希望通过个体会谈来进一步描述问题序列以及在落实最初的解法序列时可能遇到的比较明显的限制。他猜想，有关双方原生家庭的信息将有助于更好地在情境中理解这些限制。考虑到他们对争吵的激烈程度的描述，他还计划通过个体会谈来排除亲密伴侣暴力的存在。）

与简的个体会谈

咨询师：简，很高兴见到你！在开始之前，我想提醒一下你，当我们回到三人一起的咨询时，对于今天谈论到的事情，无论是什么，我都希望能够自由地在小组中分享。

简：好的。

咨询师：首先，我想了解一下你对我们第一次会谈的想法和感受。

简：尽管我对开始解决我们的问题感到有些紧张，但终于开始着手解决这些问题让我觉得安心。会谈结束后，亚当和我简短地聊了聊，我们都挺满意第一次会谈的，也觉得和你一起工作很舒服。

咨询师：我很高兴听你这么说！我今天想进一步了解的一点是你们不断升级的冲突。我知道，你们对这个问题都感到担忧。你能告诉我一般是什么触发了你们的冲突吗？最严重的时候会到什么样的地步？

简：我不确定有没有一个特定的触发点。反正我们的争执是越来越多了，也越来越糟糕了。

咨询师：你能多说一点吗？你们的争执有多频繁呢？

简：感觉上几乎每天都有，至少一周几次吧。

咨询师：你能多说一说你们争执的"糟糕"程度吗？

简：我们现在会互相诋毁、谩骂，有的时候他还会把脸凑到我面前。
我们的争吵可以持续几小时，以下最后通牒结束！

咨询师：他打过或者是伤害过你吗？

简：没有，但是他打过墙。

咨询师：你有没有害怕过他的愤怒？你是否为此打过报警电话？

简：不，从来没有那样的事。我从来没有报过警。我不担心自己的
安全，但他的愤怒还是会叫人害怕。

咨询师：那你打过他吗？

简：（用羞怯的声音说）嗯，我打过他，但自从10年前我戒酒以来
就再也没打过了。

咨询师：他喝酒后，你们会不会更容易发生争执呢？

简：老实说，我们的争执好像跟喝不喝酒没有什么关系。

咨询师希望通过这段对话澄清几件事：首先，他想了解这段关系中是否
存在人身伤害或心理虐待。其次，如果有身体攻击，咨询师希望了解它来自
一方还是双方。虽然毋庸置疑，女性受到男性攻击而产生的风险更大，但是
从系统的视角来看，这个序列可能是由两方共同造成的。最后，鉴于酒精与
亲密伴侣暴力的高并发率，咨询师询问了酒精在争执中所扮演的角色。

在探索了亲密伴侣暴力这一话题之后，咨询师花了一些时间询问与问题
序列相关的一系列细节（冲突是如何不断升级的），然后回到了简在前面提到
的关于最后通牒的表述。

咨询师：你之前说过，你们有时候会吵到给对方发最后通牒。你是说争执让你质疑是否还想继续这段关系吗？

简：嗯，有这个成分吧。在那一刻，我们会说诸如"我受不了了"这样的话，但我们很快就会恢复。我们从不是认真的。

咨询师：这么说，你只在你们俩都因为争吵而沮丧的时候才会对这段感情动摇，是吗？

简：是的！

咨询师：好，这个信息很有帮助。我想换个角度，请你谈一谈你的过去。之前你填写的问卷表明，在你长大的过程中，在家里遇到过一些困难。你能跟我说说你的家庭吗？特别是你觉得能帮我了解你和亚当现在所面临的挑战的事情。（咨询师引入了将过去与现在联系起来的想法，以了解是否有一些代际序列会成为限制。）

简：哇！好吧，咱们有多少时间？简单地说，我家是一团糟。我父母从未爱过我，就因为我是女孩！他们想要一个男孩。从小，我爸爸会说："你一点都不好看！你很笨！你看着像个男孩。没人会想要你的！我真希望我生了个儿子！"（泪水顺着她的脸颊流下来。）除了情感上的虐待之外，我爸还经常乱摸我，可家里没人会承认！我试过和我妈说这事，她只会转移话题，告诉我爸爸有多好。我爸也从来没有承认过，直到现在，他都好像从来没做错过一样！（简停下来，喘了口气。）我很多年前做过心理咨询，在这方面做了很多工作。虽然说起来还是会流泪，不过我现在已经没事了。

咨询师：真抱歉啊，你要经历那些。

简：我妈从来没有保护过我。她怕我爸。他对我们所有人都有情感上和身体上的虐待。我很早就意识到我不能依靠任何人。

咨询师：听了你的背景故事，我真为你的韧劲而折服，那种韧劲让你一路走到了今天。我能再问你几个问题吗？

简：谢谢你。好，请说。

咨询师：你是否有过其他任何让你不舒服的性经历？（评估虐待或创伤史有助于了解依赖性、依恋损伤以及对权力和控制的敏感性等重要议题。）

简：上大学时，我的私生活挺混乱的，因为我的酗酒问题，我让自己身处不少危险的境地。我有一个男朋友侵犯过我，我向校警报了案，他们严肃地处理了这件事。

咨询师：我很高兴你采取了行动，我认为这很勇敢！

简：谢谢你。我想是吧。

咨询师：不客气！在我们结束之前，我想问一下你的咨询目标是什么。你希望取得什么成果，你会怎么判断我们的咨询是否成功？

简：我希望学到如何更好地处理分歧。我想减轻焦虑。我希望我们能对我们的关系有一个共同的愿景。

咨询师：这些都是很合理的目标。最后，我想问一下，有没有什么事是你觉得我应该了解但是我们还没有谈到的？（咨询师向来访者传达了一个信息，即咨询是一个共同协作的过程，她的声音和意见是重要的。）

简：没有，我们基本都说到了。

咨询师：好的，我接下来会跟亚当见面。然后，等我们一起咨询时，我会跟你们分享我的反馈意见，看看你们是怎么了，然后我们会一起制订下一步计划。

与亚当的个体会谈

咨询师：亚当，很高兴见到你！在开始之前，我想提醒你一下，无论我们今天谈论了什么，等我们回到三人一起的咨询时，我都希望可以自由地分享。

亚当：明白。

咨询师：首先，想问一下，你对我们第一次会谈有什么想法和感受？

亚当：尽管我还是有些担心被批判，但我觉得我可以向你敞开心扉。

咨询师：我很高兴听你这么说。如果你在任何时候觉得被批判了，我希望你可以告诉我，因为那绝不是我的本意。

亚当：好的。

咨询师：我今天想进一步了解的一点是你们都提到过的不断升级的冲突。你能告诉我一般是什么触发了你们的冲突吗？最严重的时候会到什么地步？

亚当：当我们争吵时，情况经常很快就升级到了最后通牒那一步。一个很大的诱因就是她的焦虑。有时候，她会特别焦虑并且反应过激，这让我很生气，从而对她指手画脚。我最大的恐惧是简没有办法控制她的焦虑，因为这意味着我没法相信她能在我身边给我支持，相反，我觉得自己必须一直在她身边支持她。我真的想让她好好地处理自己的焦虑，把这当作对我和我们的关系的一个承诺！

咨询师：你似乎在说她的焦虑对你来说就像一种负担，你不想承担的负担。对吗？

亚当：嗯，是这样的。

说完这些，亚当又分享了一个冲突升级的问题序列的例子。接着，咨询师问起了关于亲密伴侣暴力的话题，亚当的回答证实了简在这个话题上提供的信息。亚当继续进一步阐明他对他们冲突的看法，并强调简的焦虑有时会让他"不得不"感到焦虑并做出过激的反应。

咨询师：你提到自己之前因为焦虑而接受过认知行为治疗。你是否依然
　　　　觉得非常焦虑，还是你觉得你的焦虑已经是可控的了？

亚当：我仍然会感到焦虑，但是认知行为治疗让我能更好地应对。（亚
　　　当接着详细地描述了他与焦虑的斗争、咨询的性质以及他学到
　　　的应对技巧。）

咨询师：我很高兴听说这种疗法对你很有帮助。我想听你说一说你的原
　　　　生家庭，而且这似乎是你开始咨询的重要因素。你能形容一下
　　　　你父母的关系吗？

亚当：我父亲是家里的经济支柱，而我母亲是一个全职妈妈。我母亲
　　　总是必须成为大家关注的焦点，特别是在她喝酒的时候。我母
　　　亲总是喝得酩酊大醉。从很小的时候起，我就必须在她喝醉的
　　　时候安慰她、照顾她。（咨询师意识到为什么简的焦虑对于亚当
　　　来说是一个强有力的触发点了。）直到今天，我仍然很难与父母
　　　中的任何一方建立联系。我父亲用金钱作为控制手段，而我母
　　　亲非常善于操纵他人，所以我从不相信他们会一心为我好。

咨询师：这对你来说一定很难吧。我能感受到你在说这些的时候有一些
　　　　情绪在翻涌。

亚当：是的，这些依旧影响着我。

咨询师：我想问一个在我了解伴侣的时候通常都会问的常规问题，你是
　　　　否曾经遭受过性虐待，或者是否有过任何让你不舒服的性经
　　　　验？（咨询师对这个问题进行了正常化，并希望借此检验在第
　　　　一次会谈时形成的关于看色情片的假设。）

亚当：不，我没有遭受过性虐待，但我记得从8岁直到我十几岁的时
　　　候，我妈妈都会穿着敞开的睡袍四处走动。她也经常谈起性。
　　　这总是让我很不舒服！（咨询师开始联想到亚当较高的性冲动
　　　和他从小被过度性欲化之间的关系。）

咨询师：她不尊重你的界线和你的性意识。

亚当：没错。这就是为什么但凡谈到她或者要跟她聊天都会戳到我。

咨询师：我明白。这是一个非常困难和痛苦的话题，我们以后再回来说。我们可以继续讨论一些其他的问题吗？（亚当点点头，说"好的"。）让我们回到你们的关系以及让你们来咨询的原因上。我很想了解你的咨询目标。你怎么知道我们的咨询是有效的呢？

亚当：对于这个问题，我思考了很久，我有下面几个目标。第一，我希望我们能够更好地处理我们的冲突。第二，我想有一个安全的空间来谈论我的性方面的议题以及我们的未来，特别是涉及诸如筹备婚礼，还有要不要孩子之类的事情。第三，我希望简能更好地应对她的焦虑。如果你能在这些方面帮到我们，你简直就是救星！

咨询师：是这样啊，我会尽力而为的。我对怎样帮到你们已经有一些想法了。不过，在我们结束这次会谈之前，我想了解一下，有没有什么事是你觉得很重要但我们还没有谈到的，或者我没有问到的？

亚当：没了，我觉得我们已经说到很多话题了，我也很高兴能一吐为快。

咨询师：我很高兴听你这么说。接下来，我将与你们两个见面，跟你们分享我对你们的关系的理解。然后，我们将制订下一步的计划。

亚当：好极了。我期待听到你的见解。

识别问题序列和限制

在做伴侣咨询时，有一个很重要但时常让人觉得不堪重负的环节，那就是把搜集到的所有信息梳理清楚。整合系统治疗为这个挑战提供了一个有效的对策。简单地说，咨询师的目的是识别问题序列和让解法序列无法实现的限制。在亚当和简的案例中，主诉问题是由于无法讨论某些困难的话题而导致冲突的频率和强度增加。最直接的问题序列涉及他们冲突升级的模式。尽管这个问题序列看起来很简单，不过随着咨询师用到了各种假设元构架来初步考虑可能的限制因素，问题序列的复杂性很快就显现了。首先是发展元构架。咨询师注意到，他们的冲突通常围绕承诺和未来（婚姻和孩子）的议题展开。他假设这对伴侣在弄清楚人生的下一阶段该怎么走这方面有一些挑战。这与他们独立于原生家庭的程度不同有关。简基本独立于父母，而亚当在经济上还依赖着父亲，咨询师认为这可能是一个限制，使得亚当的归属感不能顺利地转向简。

因为有权力和决策方面的议题存在，咨询师还考虑了组织元构架。这对伴侣在做未来的决定时有很多挑战，而在他们之中，谁都不能带头解决问题。而且，从他们不断升级并且时常过激的争论中就可以看出，这对伴侣还在权力争夺中挣扎着。这也反映出他们的对话缺少灵活性。

文化和性别元构架在这个案例中尤其突出，因为双方都报告自己是双性恋，并将性别流动性视为他们关系中的一个重要元素。但是，咨询师了解到，简比亚当更加接受她的性身份认同，亚当则表现出更多的羞耻感。这种差异是许多冲突的根源，因为亚当已经很难自如地自我表达了，而他还必须有能力和简分享自己的心路历程。（亚当在自我表达上的困难也得到了来自调查问卷数据的支持，他在这个维度上的得分已经超出正常临界值一个标准差了。）但是，当他分享自己对男人的渴望时，还是激起了简的焦虑，因为她觉得亚当想要开放的关系。尽管简认为自己是双性恋者，但她希望与亚当保持一夫一妻制的关系。哪怕只是想到亚当有可能想和男人发生性关系，都让简无法接受，因此就触发了冲突升级的问题序列。

由于伴侣双方都提到了焦虑，咨询师还考虑了生物元构架。亚当说，自己长久以来都很容易感到焦虑。几年前，他因此接受了认知行为疗法的咨询，并从中受益。这个说法得到了调查问卷数据的支持。亚当的焦虑分数并没有超出正常范围。不过，简的调查问卷则显示她的焦虑分数已经超出正常范围、到达了临床水平。咨询师认为，这对伴侣（特别是简）对焦虑的易感性是限制他们对困难话题进行有效沟通的一个因素。简自己也承认，她缺少一些缓解焦虑的策略。

心智元构架是另一个重要的元构架。在他们完成的调查问卷中，有一个量表（也包括几个子量表）测查了每个人的原生家庭。在原生家庭的每个子量表上，亚当和简的数值都超出了正常范围，落在临床范围内 2 ～ 3 个标准差之间。咨询师推测，他们现在的感受和想法可能与在原生家庭中的早期经历有关。而且，由于童年创伤，他们的感受和想法可能是他们对早期家庭关系的僵化的内化。因此，咨询师认为，投射性认同（M2 假设），甚至是自我的脆弱性（M3 假设），都有可能既触发了问题序列，又限制了可行的解法序列的实行。

鉴于诸多假设元构架共同运作的复杂性，咨询师和来访者必须制订一个连贯统一的初步的咨询计划。乍看起来，这并不容易，因为无论先把注意力放在哪个单独的假设元构架上或者哪几个假设元构架的组合上，似乎都说得通。整合系统治疗的精髓图示则指导咨询师直接建立一个解法序列。此外，咨询从哪里开始也会受到成本效益指导原则和时序指导原则的影响。成本效益指导原则认为，咨询师和来访者应该先运用更直接、更便宜（就时间和金钱支出方面而言）和更简约的干预技术。当初步干预效果不佳时，再转向更不直接、更昂贵和更复杂的干预技术。简而言之，先走最短、最直接的路，再走更长、更不直接和更复杂的路。时序指导原则认为，咨询应该从关注当下的问题开始，并且仅在关注当下的策略无法改变问题序列时，才有必要转向过去。

在这些原则的指导下，咨询师决定使用计划元构架中的前三个：行动、意义 / 情感和生物行为，来落实解法序列。从行动元构架来看，咨询师认为，部分问题在于这对伴侣不知道如何中止不断升级的冲突。因此，他计划从识别、标记和中断问题序列开始。这类似于一个"看见，说出，改变"的概念。也就是说，咨询师计划帮助这对伴侣看清并理解这个行为序列。然后，咨询师将通过心理教育辅导他们如何中止不断升级的冲突，成功实现"暂停隔离"。他打算在会谈中与他们一起练习，也将这个练习作为一个"实验"，让他们在咨询之后尝试。此外，咨询师会在会谈中帮助这对伴侣谈论他们倾向于逃避的困难话题，作为行为暴露治疗。

意义 / 情感元构架和行动元构架是紧密相连的，因为如果他们能成功地进行"暂停隔离"，也说明他们能够调节自己的情感。因此，咨询师计划做一些关于适应不良的情绪的心理教育，并且教这对伴侣一些能够帮助他们成功进行"暂停隔离"的重要策略（比如，对自己情绪进行评分）。咨询师还准备帮他们识别适应不良的叙事，这些叙事会限制解法序列的实行。随着"暂停隔离"的建立，咨询师会致力于帮助这对伴侣更健康、更直接地表达真实的情感。他们会学习如何从表达继发情绪（例如，防御性的愤怒）转变为表达较柔和的原发情绪（例如，脆弱感和羞耻感）。鉴于这对伴侣都对被批判较为敏感，并且有喜欢批判对方的倾向，咨询师还要做不少工作来集中帮助他们接纳彼此。

最后，咨询师计划建议简找一位认知行为咨询师来帮助她应对焦虑。这个建议基于对简的焦虑的了解。她的焦虑既使她痛苦，又容易激发亚当的情绪，还限制了解法序列（对困难但重要的话题进行有意义的讨论）的实行。咨询师想要传达的信息是，伴侣双方都必须理解并接受他们给这段关系带来的焦虑，承担起管理情绪的责任，并在需要时寻求帮助，以免这些情绪限制他们与彼此联结的能力。在做了个案概念化和制订完计划之后，咨询师和这对伴侣一起见面了。他分享了反馈意见，并提出了如何进行咨询的计划。咨询师意识到，这个计划需要这对伴侣共同的支持。此外，在咨询过程中，通往解决方案的道路可能会伸向我们在最初的概念化中尚未涉及的方向。

反馈会谈

咨询师：你们最近都好吗？

亚当：想到马上要听到你的反馈了，我既兴奋又紧张。

简：我也是。

咨询师：我肯定会跟你们分享我的反馈，不过我想先问你们几个问题。首先，回顾我们的个体会谈，还有没有你们未提及的话题，或是想要扩充的内容？（通过这个问题，咨询师让来访者知道他们是一个相互协作的联盟，可以随意提及过往会谈的内容。）

简：我想不到还有什么了。

亚当：我也是。

咨询师：好的。我的第二个问题是，你们二位能否告诉我，在我们上次见面之后有没有什么新的变化？（咨询师知道，在三次会谈的过程中，可能会发生很多变化。因此，他要先了解下情况，以确保给出的反馈符合关系的现状。）

简：自从开始伴侣咨询，我们一直都以最好的状态面对彼此。可以说情况有所好转，因为我们没有再争吵过。

亚当：我同意，但我对这个状态的持续性没有什么信心。我觉得我们很容易退回到旧模式中。

咨询师：我很高兴听到情况有所改善！我也理解你并不完全相信这些进展。那么，让我就此展开说一说。对你们来说，很重要的一点是要知道咨询的改变不是一条直线。尽管最终目标是要去到比起点更好的地方，但这一路径不会是一条直线。有时候，你会觉得取得了很大的进步，而有时候，你又会觉得一下子回到了最初的样子。不过，尽管你有时会有那样的感觉，你也并不是在原地踏步。有了前面的进展，我们再回到正路上会更容易。可以理解吗？

亚当：嗯，我觉得你说得有道理。

简：我同意。不过，你可能需要提醒我们这一点。

咨询师：没问题。在我开始反馈之前，我希望你们知道面对我的反馈，伴侣们通常有三种反应。第一种反应是觉得我直击要害，我完全理解你们和你们关系中的问题。第二种反应是觉得我完全跑偏了。你可能会想我到底有没有听你说什么。第三种反应可能类似于"嗯，这挺有意思的。我以前没有这样想过。我需要点时间好好消化一下"。这三种反应都是正常的。（亚当和简都点头表示他们了解了。实际上，第二种反应很少见。但是，我们囊括了这种反应是为了向来访者展示他们可以反对或者质疑咨询师。把伴侣的反应正常化传达出了咨询师对反馈意见的开放性。）好，我想先说一说我看到的好的地方。第一点，也是最重要的一点，你们俩对问题的看法非常相似。许多伴侣来咨询的时候对他们所面临的问题有着不同的理解。如果我们没有办法在"问题到底是什么"这点上达成一致，就无法落实解决问题的方法。事实上，在你们填写的调查问卷里，你们对什么问题造成了严重的困扰以及什么是你们关系中积极的方面都有一致的看法。第二点，你们在婚前进行咨询是非常好的。很多伴侣把咨询看作离婚前的最后一根救命稻草。但是，由于多年来愤怒和怨恨的积累，这种补救往往已经无力回天，这种情况并不少见。第三点，你们都表现出了很高水平的承诺。咨询要能带来改变，就需要灵活性以及愿意做不同的尝试。如果需要你们为了让对方和双方的关系变得更好而宁愿给自己带来一些不便，高水平的承诺就是至关重要的。因此，从我的角度来看，你们的关系中有一些非常积极的地方，强烈预示着你们可以从咨询中获益。（从积极的角度入手在整合系统治疗中尤为重要，因为这个模型的出发点是发扬人们的优势力量，鼓励咨询师识别并利用来访者自身的优势力量来移除限制并解决或改善他们的问题。)

亚当：听你这么说，我觉得放心了不少。我们的争执一度让我非常痛苦，甚至对我们的关系都感到怀疑。

简：我也同意，因为我知道我的大脑倾向于聚焦和纠结在负面之事上。我必须提醒自己关注事情积极的一面。

咨询师：我们也要看到，在通常情况下，关系中的困扰有两个主要渠道。[咨询师引用了卡尼和布拉德伯里（Karney & Bradbury，2000）的研究。] 第一个渠道是来自外部的压力，比如失业、家庭成员过世或搬家等。第二个渠道是伴侣关系自身的特性，比如沟通不好或者无效的冲突解决方式。说到外部压力源，亚当，你父母最近提出了离婚，你妹妹刚怀孕又要结婚，而你们俩最近刚刚订婚。看到自己的父母多年的婚姻走到尽头，可能会让你很难对婚姻保有信心。你可能会觉得既困惑又苦恼。

亚当：你说得一点没错。父母的离婚让我从来没有像现在这样质疑婚姻。

咨询师：我明白。同时，我认为，我们需要看到你们的关系所处的发展阶段。因为在一段关系的不同阶段会有不同的压力源以及为进入下一阶段而需要达成的不同目标。你们俩刚刚订婚，这是一个让人满怀希望的、兴奋的时段。但是，你父母离婚又好像一盆冷水，把你们的希望和兴奋浇灭了。同时，你们不像那些已经结婚多年的伴侣，他们共同面对过不少挑战因而有了战胜困难的信心，而婚前伴侣还没有那样的经历，自然缺少能够战胜困难的信心。(在这个反馈中，咨询师使用了发展元构架来把来访者的恐惧正常化和情境化。这个元构架也可以帮助伴侣看到他们尚需达成的发展里程碑。)

简：我从来没太想过我们关系的发展阶段。不过，你说得很有道理。
（这为伴侣提供了更多的背景信息，并说到用这个发展性构架看
他们的关系似乎天衣无缝。他们的讨论非常生动，展示了这对
伴侣有能力使用这个概念推进他们对关系的理解。）

咨询师：说一说让你们来咨询的争吵吧。你们描述过冲突升级的过
程（问题序列）。我的理解是这样的，它主要源于你们在讨论困
难的话题，也就是突出了你们在关系中的不同的话题时，所产
生了焦虑和不安全感。这些不同点有可能威胁到你们的未来。
所以争执的升级可能出现在你们谈论金钱、性幻想或者双性恋
需要怎样的承诺时。其他的话题，比如财务状况和失业，也可
能引发争吵。这些话题是焦虑和恐惧的导火索，并迅速把情绪
升级为愤怒。事实上，我认为，你们给对方的最后通牒和威胁
都反映了你们的焦虑，而这些焦虑来自你们无法掌控局势的发
展或者无法影响对方的看法。你们怎么看？

亚当：嗯，很有道理。

简：（眼中噙着泪水。）我受焦虑困扰很久了，它让我喘不过气来。我
尝试通过获得更多的控制来应对我的焦虑，但那只会让我更加
愤怒。这是我想卸下的重担。

咨询师：我非常感谢你的坦诚。好消息是，我觉得我能帮到你。我在想，
你愿不愿意见一位咨询师来治疗你的焦虑。我想推荐认知行为
疗法，因为它是治疗焦虑症最有效的疗法。（为伴侣中的一方推
荐咨询师可能会有些棘手，因为伴侣咨询永远要维持平衡，特
别是在同盟关系上。因此，一般来说，IST 咨询师会试图最低
程度地分化系统。话虽如此，但是也有例外。比如，把伴侣中
的一方转介到以认知行为疗法治疗焦虑症之类的专门的咨询
中。当个体咨询作为伴侣咨询的辅助时，最好只聚焦于特定的

症状而不是关系层面。这样才能让关系议题在伴侣咨询中得到解决。)

简：嗯，非常感谢你的推荐。亚当接受过认知行为治疗，并从中受益。（亚当分享了他的咨询经历是如何帮到他的，并表达了他希望简也能得到同样的帮助。简非常感激，又问了几个关于咨询方法的问题。亚当回答了简的问题，然后把话头递给了咨询师，请他给出更详尽的信息。简表达了对费用的担心，亚当向她保证他们负担得起。咨询师同意在他们的保险可以报销的范围内寻找咨询师。这让简更加放心了。）

咨询师：好，那么我好好准备一下，下周为你找到一位咨询师。我建议，现在先教你们一些应对争吵的技巧。我希望能一步步地过一遍预防冲突升级的方法。我想等你们学会了这个技巧，再帮你们提高对进行困难话题的容忍度。你看，其实所有恋爱关系中的核心任务都是处理两个人的差异。简单地说，能够更好地处理差异的伴侣比较容易对关系有较高的满意度。而那些没有办法处理好差异的伴侣更容易有较低的满意度。因此，我希望帮助你们在面对差异时减少过激的反应，并且把注意力放在保持与彼此的联结上，特别是在讨论困难话题的时候。你们觉得怎么样？

亚当：这正是我想要的。我知道我们现在的沟通方式不对，但是我不知道还能怎么做。能够学习一些技巧的想法让我很受鼓舞。

简：是的，教我们如何处理差异，这样的计划让我看到了希望。

咨询师：我很高兴听你们这么说。事实上，简，你提到了咨询中另一个非常重要的点。我知道在你们的关系中这么早就有这么多激烈的争执是挺难的，但我希望咨询能帮你们培养一种自信，一种不管生活抛给你怎样的挑战，你都能稳稳接住的安全感。

简：我已经对我们的关系更有信心了。我认为你特别了解我们的问题和目标。

亚当：我同意，我迫不及待想要开始了。

咨询师：很好。那么，下次会谈就来好好学习使用处理冲突的工具。简，我会帮你介绍一个咨询师。

以四次会谈作为开始的一个潜在好处就是可以强化同盟关系。比如，像我们先前提到的，这对伴侣对于开始伴侣咨询有些摇摆不定，特别是亚当。在咨询师给出的调查问卷中，有一个同盟关系的量表，用来测量来访者对咨询师和咨询过程的感受，从 1 分到 7 分，分值越高越好。在第一次会谈时，亚当给了 4 分，简给了 5 分。到了第四次会谈时，亚当的分数提高到了 6.5 分，而简的分数达到了 7 分。同盟关系是整合系统治疗的核心。鉴于研究表明咨询师对同盟关系的评估往往并不准确，因此一个客观的测量标准就很有帮助了。

咨询早期到中期

在咨询早期，对于解法序列的演练以及对当下限制的移除是极其重要的关注点。咨询中期的焦点则取决于咨询进程，可能更多的是维持已经取得的进展，转向其他咨询目标，或者是探索过去的早期经历形成的限制。

咨询师：我想问一问，关于我们的反馈会谈，你们有没有任何想法或者交流？

亚当：我们离开咨询室的时候都充满希望，期待马上开始咨询。（简点了点头表示同意。）

咨询师：很好。在我们开始之前，简，我跟我的同事打好招呼了。她是一位非常受人尊敬的认知行为治疗咨询师。她一般有一个等候名单，但是她说如果你联系她，她会安排时间跟你见面。

简：谢谢。我一会儿就去联系这位咨询师。我会先尝试认知行为治疗；如果没有帮助，我可以考虑服药。

咨询师：好。我的工作惯例是，希望能和你的咨询师联络，确保我们能达成共识，协力给你提供最好的服务。如果要这么做，我就需要你签署一份授权书，允许我和你的咨询师联系。如果我跟你的咨询师联络了，我一定会让你知道。如果在我们的会谈中出现的内容让我觉得应该联系你的咨询师，我也会让你知道。你觉得怎么样？（IST 咨询师的工作的一部分就是和其他咨询服务提供者保持协作。这是保持系统视角的必要一环。不同的咨询服务提供者之间良好的协作关系能减少因为多个咨询师在同一个来访系统中工作而可能产生的医源性影响。）

简：当然。我倾向于认为你们可以随时交流。所以，有什么需要我签的，我都愿意。

咨询师：好的。

亚当：我有一个问题。你会跟那个认知行为治疗咨询师分享我的信息吗？

咨询师：好问题。我不会跟那个咨询师分享你的具体信息。我会说到简对你的行为的一些反应，但我不会和她分享关于你过去或现在生活的详细信息。

亚当：好的。其实就算你要分享我的那些信息，我也不在意。我就是觉得好奇，想问一问。

咨询师：没问题。这是一个很好的问题。那么让我们开始吧。你们关系中的一个主要问题是你们没有办法在冲突不升级的前提下讨论一些困难的话题。所以，我接下来要给你们介绍一个帮你们防止冲突升级的策略。请记住，这个策略不能帮你化解冲突，它只能让你们在讨论变得失控前及时暂停。（亚当和简都点了点头。）简而言之，我要教你们如何进行"暂停隔离"。成功地进行"暂停隔离"需要几个步骤，每个步骤都有做错的风险。我希望你们每个人都注意观察哪个步骤对你来说最难。（他们继续点头表示同意。）

咨询师仔细地解释了"暂停隔离"的步骤：（1）认识到需要"暂停隔离"时的生理信号（声音更大，语速更快，心跳加速）；（2）以尊重的方式请求"暂停隔离"（肯定这个话题的重要性，提出自己想要静一静的需求，承诺会回头继续这个话题）；（3）接纳对方对"暂停隔离"的需求；（4）进行有效的"暂停隔离"（做一些能让自己静下来的活动，然后反思自己在冲突升级过程中扮演的角色，以及要如何更积极地进行下面的讨论）；（5）要求"返场"（由提出"暂停隔离"的一方来提出"返场"的要求——"我已经准备好了，你也准备好了吧，我们可以继续这个话题"）。在回顾这些步骤的时候，咨询师给出了很多幽默的反例来说明"暂停隔离"不应该怎么做。这带来了很多欢笑，似乎也增强了他们的同盟关系。

简：我非常喜欢这些步骤。看起来能让我们慢下来。我们做过这些步骤中的一些，但从来没有从头到尾做完过。事实上，在我们发生争执的时候，我们通常正是因为没做完这些步骤才争吵下去的。我觉得这会对我们特别有帮助。对我来说，在"暂停隔离"时做一个让自己静下来的活动会特别难。我往往会翻来覆去地想一件事，就像你说的，这只会让我更加烦恼。

亚当：我觉得这个方法可行。我知道"暂停隔离"对我来说会很难。我习惯一鼓作气，坚持到底，所以在她请求"暂停隔离"的时候，我要学着接受，也要学会自己提出"暂停隔离"的请求。

很多时候，我可能不应该在已经生气的情况下还继续进行讨论。

咨询师：我很高兴你们都说出了自己觉得困难的地方。伴侣咨询要成功，一项基本原则就是拥有把镜子照向自己而不是照向对方的能力。也就是说，反省自己总比挑对方的毛病好。改变自己已经够难了，想要改变我们的伴侣几乎是不可能的。（他们同时点头表示赞同。）让我给出一个重要的指导方针。如果你认为你的伴侣正在气头上，你就说："我觉得你应该来一个'暂停隔离'。"这是绝对行不通的。（他们都"扑哧"笑了出来。）的确，有时候，我们的伴侣会比我们自己更早意识到我们的愤怒情绪。但是，正确的处理方法是通过观察你们之间的互动情况得出的。如果你看到你们的讨论在往不好的方向发展，你可以通过说下面的话来请求一个"暂停隔离"："我们的讨论在往不好的方向发展，我有点担心我的愤怒指数（对愤怒程度的评分）在升高。"这样既能保持真实，又不至于火上浇油。（他们都表示同意。）好，因为你们都是特别优秀的学生，我要给你们布置一个实验。（他们笑了。）我想要你们不断复习这些步骤，因为成功执行这些步骤的唯一方法是将它们烂熟于心。我不希望你们期待做得完美。如果你们要进行"暂停隔离"，大概率不会有完美的结果。因此，我在意的是你们的尝试，而不是结果完美与否。当你发现某一步做得不好的时候，我希望你们试着探索哪里出现了问题，下次可以如何改进。

在最初的评估会谈后的第一次会谈里，这一段实践了整合系统治疗中的教育指导原则。咨询师教了这对伴侣进行"暂停隔离"的原因及方法。这其中的假设是：这对伴侣之所以会僵持在冲突升级的问题序列中，是因为他们不知道别的可行方案。我们的希望是"暂停隔离"能够成为化解冲突升级的解法序列，成为促成更好地沟通的一块基石。

下一次会谈：实验的初次追踪

咨询师：这周怎么样？

　亚当：嗯，不怎么样。我们吵了好几次。我们尝试去做"暂停隔离"，但是就像你预言的那样，不怎么成功。

　　简：我同意。我们试了，它有一点点帮助，但是我们还是会继续争吵。

咨询师：虽然我很遗憾听说你们有过一些争执，而且在实施"暂停隔离"时也遇到了一定的困难，不过我还是很高兴听到你们尝试了这个技巧，这个技巧是需要不断练习的。要不你们说一说观察到的规律吧，也请详细地描述一次没能成功的尝试。（咨询师知道，在试图实施行为干预时，细节很重要。他希望帮助这对伴侣识别并移除限制，让解法序列得以实行。）

　亚当：最让我懊恼的是，我们是因为一些微不足道的事情开始争吵的。如果我们是因为重要的事情争吵还说得过去，可都是因为一些小事。我那天工作得特别辛苦，有一个项目的截止日期马上就要到了，可是我还有一个问题没办法解决。我回到家，就想发发牢骚，吃一顿好的，跟简好好相处。可当我回家时，发现简还没有做饭。她一天都在家，做个饭那么难吗？她突然数落了一番我的缺点，我一下子就炸了！我冲出了门，她说，别出去，我提醒她有必要给我"暂停隔离"的机会。我们又吵了一会儿，但是最终同意进行 1 小时的"暂停隔离"。

咨询师：简，你同意亚当对你们争吵的描述吗？

　　简：嗯。真是让人丧气！而且我们似乎总是在下班以后更容易争吵。

咨询师：那你们的争吵是如何平息的呢？（在整合系统治疗中，了解一个完整的序列非常重要，因此咨询师希望知道争执是如何结束的。）

简：亚当出去走了一会儿，就像他有时会做的那样。尽管他一个人晚上在外面走会让我有些紧张，不过我还是让他有时间静一静。等他回家以后，他跟我道了歉，我也接受了他的道歉。

咨询师：听起来，你们有一些进展呢。

亚当：我不应该因为晚饭这种小事冲她嚷嚷。

简：我也不应该那么防御，而应该承认是我没有完成我们之前商量好的协议，也就是因为我不用上班，所以我负责做饭。

咨询师：我很高兴你们都能看到自己在问题序列中扮演的角色。亚当，你下班回家的时候已经在一个紧绷的状态里了。看起来，你回家的时候可能是在 4 分或者 5 分的样子（在 10 分制的压力或沮丧程度上）。

亚当：嗯，是这样的。

咨询师："暂停隔离"这个策略的关键在于意识到你的分值，并且在它变糟之前就请求"暂停隔离"。我想让你们尤其注意一天当中的一些过渡时刻的分值。比如，下班和回家这段时间是伴侣容易发生争执的时候。所以，我还有一个实验。你回家的时候，在这个过渡时刻，我想要你们不仅仅是问候彼此这一天过得怎么样，也要给出你自己在 1—10 分的情绪量表上的分值。打个比方，你的沮丧指数是 7 分，那么你要告诉你的伴侣发生了什么。而你伴侣的目标不是评判 7 分准不准确，而是去理解让你这一天过得好或不好的因素是什么。简而言之，你的工作是做你伴侣的好学生。要做到这一点，你就只能怀着好奇而不是批判的态度来面对你的伴侣。这个方法的另一个好处是，如果你一到家就这么做了，当你的伴侣告诉你他现在状态不好时，你就可以对他网开一面了。你们觉得怎么样？（他们都表示同意，并觉得这个方法会有帮助。）

后续会谈：实行和维持解法序列

咨询师通过会谈中的反馈了解到"暂停隔离"的策略尚未完全成功。他确定了限制因素，并制订了更精细的解法序列来移除限制。在后续会谈中，咨询师重温了实行"暂停隔离"的步骤，通过反复迭代的假设、计划、对话和获取反馈的过程来确定并移除其他限制。过了一段时间，这对伴侣就能更成功地进行"暂停隔离"了，也能更体谅对方的压力。这些会谈也包含了一些实操练习，譬如，在咨询师的支持下对困难话题进行讨论，练习使用情绪调节技巧，甚至是在必要时在会谈中实行"暂停隔离"。几个月后，他们掌握了"暂停隔离"的技巧，并且能够更好地调节情绪。这些效果也得到了他们填写的调查问卷的印证。

IST 咨询师也和简的认知行为治疗咨询师有过几次对话。两个咨询师和这对伴侣都觉得简的焦虑减轻了。事实上，在调查问卷中，简的焦虑症状的得分落入了正常范围内。尽管这些进展都毋庸置疑，但是很显然，这对伴侣依然无法在家中进行有关原生家庭、婚姻、性、金钱和孩子等困难话题的讨论。他们已经能够很好地运用"暂停隔离"了，但当讨论涉及这些话题时，他们仍然会有强烈的反应，干扰到沟通。3 个月后，他们虽然在化解冲突方面有显著进展，但是在沟通方面还没有足够的改善。因此，根据整合系统治疗的失败驱动指导原则，咨询师此时认识到上层矩阵中关于沟通技巧和化解冲突的技术还不足以解决他们难以讨论一触即发的困难议题的问题。于是，咨询师计划探索来自原生家庭的限制。

咨询中期到晚期：应对历史性限制

在下一次会谈中，咨询师开启了关于咨询进展的话题。在和这对伴侣一起讨论过后，咨询师决定提出一个计划，来探索过去生活中可能对现在的沟通产生限制的因素。

> 咨询师：你们俩有了非常明显的进步，能够很好地阻止冲突升级，也不那么容易为了像家务分工这样鸡毛蒜皮的事而争吵了。但是，像原生家庭、性别身份认同和性关系这样的话题仍然每次都会触发非常激烈的争执。尽管你们已经可以使用"暂停隔离"了，并可以很快地从中恢复，但还是几乎每次都发生同样的状况。所以，在接下来的几次会谈中，我希望和你们谈一谈原生家庭以及你们小时候的经历，看看这些信息能不能更好地帮助我们了解是什么阻止了你们改变这个行为模式。在这么做的时候，我一般会在一次会谈中专注于一个人，希望另一个人可以好好地倾听，尝试理解对方。而在下一次会谈中，我会专注于另一个人的家庭背景。你们觉得怎么样？（在这段表述中，咨询师使用了人际情境指导原则，因为他相信让伴侣中的一方见证另一方关于原生家庭的会谈是有益且重要的，这能让来访者更好地把以前可能无法理解的伴侣行为放到一个情境中理解。事实上，这也能帮助来访者更完整地看待伴侣，全面地了解伴侣的脆弱部分源于哪里，也希望这能转化成对伴侣更多的理解和对其脆弱部分更有意识的回应。也就是说，在联合会谈中关注原生家庭，特别是包含创伤的历史，是有治愈潜质的。）
>
> 亚当：只要能帮助我们讨论这些困难话题，我没问题。
>
> 简：嗯，听起来让我有些紧张，但这应该正是我们需要的。我已经厌倦了总是被这些话题耗尽气力。
>
> 咨询师：好的。亚当，我希望下周从你开始。你们俩觉得可以吗？
>
> 亚当：可以。

简：当然没问题。

关于亚当的原生家庭的会谈

咨询师：今天是亚当的主场。（亚当和简都笑了。）准备好来探索亚当的成长背景中与关系相关的问题了吗？（他们都点了点头，表示准备好了。）简，我希望你可以认真倾听，并保持好奇。（咨询师接着描述了一个关系序列，包含了简的焦虑以及亚当对此的反应。咨询师也举了最近的一个例子来询问亚当和简对这个序列的想法和感受。在一段时间的讨论后，咨询师开始探索亚当对简的焦虑反应强烈的原因。）亚当，我听说，当简因为一些事情焦虑的时候，你也会坐立难安。事实上，那几乎让你无法忍受。你迫切地希望她能够自己处理好这个情况。

亚当：的确是这样的。当简因为她家里的事情而焦虑的时候，我会特别烦躁。每当她的家人给她打电话，她都几乎要惊恐发作了，我真的受不了！我开始担心她会一直这么焦虑，我们会一直为此困扰。

咨询师：让我暂时做一个邪恶的假设，假如事实就是如此，会怎么糟糕呢？每一对伴侣都有需要接受和处理的事情。如果这就是一个你需要处理一辈子的情况，为什么对你来说是那么糟糕呢？

亚当：（他长长地叹了口气，又沉默了好一阵。）我不知道为什么。

咨询师：我记得在个体会谈的时候，你说过，你妈妈非常依赖你爸爸。不管你爸爸怎么努力，都没有办法安慰你妈妈。

亚当：是的。

咨询师：不仅是你爸爸没有办法照顾你妈妈，最后这还变成了你的责任，特别是她喝醉或者生病的时候，这对你来说也不容易。

亚当：（突然静了下来，眼眶有些湿润。）是的，我很努力地试过让我妈开心。当我可以照顾好她的时候，我感觉棒极了，因为她只有在这个时候才会说她爱我。但是，我也痛恨自己必须是她的照顾者，而不能做我自己。（随着会谈的继续，咨询师询问了亚当和他妈妈的关系。亚当分享了一些具体的事件，也说到了他在这个家庭中的角色和对他来说的代价。咨询师非常善解人意地倾听着。他毫不犹豫地指出，一方面，亚当很善于运用自身的资源，并且在困境中找到应对方法，但另一方面，这样的应对方法在他和简的关系中可能并不总是适用的。）

咨询师：就好像你自己的身份和妈妈的照顾者这个身份完全融合了。

亚当：我从来就没有过自己的生活。

咨询师：我在想，当简因为她的焦虑而显得无助的时候，你是不是好像又回到了需要照顾妈妈的那个时刻？而且，当你试图安慰简，但她没有反应的时候，你似乎感觉特别难受。它甚至可能在潜意识层面把你带回到照顾妈妈的感觉中，让你回想起那有多么难。当你没有办法在简有情绪的时候照顾好她时，这是不是让你感到害怕、不知道她是否还爱你？因为在你小时候，你学到的是，只有成功地安慰了你爱的人，你才会被爱。（亚当的眼睛里蓄了更多的泪水，简也一样。）亚当，你现在有什么感受？

亚当：我不敢相信，我像对待妈妈一样在对待简！（他大哭了起来，简也哭着，坐到了他身边，轻轻地抱住了他。）简，我真的非常爱你，我不是故意对你发火，把你当作我妈妈的。

咨询师：比作为一个照顾者更难的是，不断努力成为照顾者但一直在失败。

亚当：简，实在对不起！

简：我也是。

咨询师：我很高兴你们俩在进行这样的对话。这是一段新的旅程的开始，是治愈的开始。

在这次会谈中，咨询师使用了原生家庭和心智元构架（特别是做出了一个关于 M2 水平中客体关系的假设）。会谈余下的时间用来更深入地讨论把亚当的早期经历和他现在与简的互动关系做连接的假设，并指出了他在和父母的自我分化过程中遇到的挑战。在整合系统治疗中，探究过去的目的在于移除解法序列的限制。因此，咨询师使用了客体关系来把过去原生家庭的经历和现在限制了问题解决的感受和想法连接起来。

关于简的原生家庭的会谈

咨询师：简，今天我想和你聊一聊你的背景。亚当，我想提醒你，希望你可以认真倾听并保持好奇的心态。你的目标是尝试和简产生联结，并保有同情心。

亚当：好的。

咨询师：简，我发现对你来说，特别容易触发你的一个点是亚当试着跟你分享他对双性恋身份的想法。我看到的是，你的反应就像是你完全不想听到这个话题。我知道，你有这样的反应并不是因为你对双性恋有任何不好的看法，而是因为你会下意识地认为他想要开放关系，而这对你来说意味着你们关系的结束。但是，亚当多次说过他并不想要开放关系，他只是想有机会说说他的"出柜"经历。

简：我知道，我知道……我知道他那么说过，但是我很难相信他。

咨询师：在你过去的经历中，有什么事件有助于解释这个现象吗？（咨询师在寻找机会去连接过去和现在。）

简：嗯，我的父母，特别是我爸爸，从来就不想要我。

咨询师：哦？怎么说？

简：我爸爸说，他希望我是一个男孩，我很丑，没有人会爱上我！（她开始哭泣。）所以，为什么亚当或者任何一个人会爱我？人们爱我的唯一原因就是为了和我发生性关系，所以我不过就是男人的性工具！这也是为什么我爸爸猥亵了我，因为我只会这个！

亚当：不是这样的！我爱你！（亚当向她伸出了手。）

咨询师：简，我在想，是不是在孩童时期接收的信息让你有时质疑自己值不值得被爱？

简：（轻声地回答，因为还在哭泣，只能勉强听到她的声音。）是的。（简在颤抖，亚当抱住了她。咨询师决定在接下来的几分钟里一句话也不说，因为有时候沉默是非常有力量的干预技术。）

咨询师：这很显然是一个重要且治愈的时刻。你们似乎在相同的处境里，尽管原因有所不同。你们都很难相信自己是值得被爱的，你们的互动因为过去没有被修复的创伤和悬而未决的原生家庭的经历而被恐惧支配着。这也是为什么你们对彼此的反应如此强烈。你们都在无意间触碰到了彼此心底最脆弱的地方。好消息是，我们可以下功夫改变这些行为模式。事实上，我相信你们之间的关系可以为疗愈提供土壤。你们觉得怎么样？（他们一边抱紧对方，一边说，这听起来让人觉得有希望。）

这次会谈继续探索了简在原生家庭中的经历，以及她对自己不值得被爱的恐惧似乎也让亚当对于能否帮她产生了无力感，进而也觉得自己不值得简的爱。咨询师引导亚当和简讨论了他们对于这个更深层模式的觉察将如何帮助他们改变在困难话题上的沟通。

巩固、收尾及结束

在使用下层矩阵中的干预技术时，咨询师需要足够的耐心和不断地重复。在接下来的一年中，咨询主要聚焦在帮助这对伴侣对彼此有不同的体验上。另外，这期间的工作也包括帮助他们看到他们关于对方的一些想法和感受是内化的自己和对方的反射，而这种内化是在早期家庭关系和童年经历中形成的。M2 水平的策略和干预技术来自客体关系和内在家庭系统疗法中的方法，它提供了能够持续将过去和现在的问题序列连接起来的领悟。

咨询的另一个工作中心是他们的性关系，包括处理他们对性的不同期待，因为亚当的性欲水平比简高。其中的一个主要挑战是亚当对同性的欲望从没有实践过，而他选择投入了一段一夫一妻制的关系。因此，有好几次会谈在帮助他哀悼和接受他的欲望只能存在于性幻想中。咨询师也帮助这对伴侣了解了性生活中在生理冲动之外的感受部分。由于他们能够成功地处理冲突，情感上有了更深层的联系，因而他们的性关系也有了改善。这个进展是循序渐进的，他们选择了婚礼的日期，也最终举办了婚礼。

不出所料，结婚会触发一些退化。这些退化包括依赖议题的复发，以及主要的问题序列的恶化。不过，他们成功地理解了出现这些反应的原因，降低了反应的激烈程度，又重新回到了他们正在建立的更加良性的互相依存的关系中。咨询也减少了说教和行为层面的干预，而更强调体验性。疗愈是一个循序渐进的过程，在这个过程中，我们把依恋损伤当作获得矫正性情绪体验的机会。咨询师用这对伴侣过去共渡难关的经历来提醒他们这段关系是安全的，他们遇到彼此是幸运的。这对伴侣开始以更加疗愈的方式回应彼此，他们的调查问卷也显示，各项数值都回到了正常值。

咨询的结束是从每周一次会谈，过渡到每两周一次，每个月一次，最后每两个月一次。在这个过程中，有一个信息一直是很明确的，那就是一旦出现了情况，他们可以随时联系咨询师。在接近 2 年的咨询后，这对伴侣和咨询师决定暂停咨询。咨询师和这对伴侣讨论了他们取得重要的进展、作为个体和伴侣的各种优势力量以及在未来可能遇到的挑战。他提出了一个观点，即伴侣咨询就像家庭医生一样。在人生长河中，他们总是可以在需要的时候寻求伴侣咨询和家庭治疗的帮助。不同的发展阶段和过渡时期总会带来新的挑战，所以，咨询师建议他们要毫不犹豫地联系他。咨询师强烈建议，在简怀孕的时候重新开始咨询，因为这对任何一对伴侣来说都是很有挑战性的过渡期。咨询师希望传递的信息是，他们能够依靠自己的能力好好生活（促进独立性），但是重新回归咨询也是正常的（把羞愧感和被放弃感降到最低）。在最后一次会谈中，伴侣双方都热泪盈眶，都对这段咨询经历心怀感恩。

第十一章

整合系统治疗在个体咨询中的应用

尽管在整合系统治疗中的个体咨询，或者更准确地说是个体情境下的工作，包含了已有咨询模型中的理念和策略，但它和大部分的个体咨询模式还是有所不同的，主要体现在四个方面。下面案例的第一部分就将展示整合系统治疗在个体咨询中的应用的独特之处。

整合系统治疗在个体咨询中的运用有何特别之处

来访者：你好！我叫吉勒莫·冈萨雷斯。你的联系方式是我的一个朋友告诉我的。他觉得你或许可以帮助我。

咨询师：吉勒莫，你在寻求什么样的帮助呢？

来访者：我不太清楚。我有很多的焦虑和恐惧。我想感觉好一些。

咨询师：这个情况持续多久了？

来访者：好久了，但是最近好像越来越糟了。

咨询师：你觉得为什么最近变糟了呢？

来访者：嗯，我6个月前结婚了。我的太太，露西，也担心我总是这么严肃紧张。

咨询师：是她强迫你来咨询的吗？还是你自己愿意的？

来访者：她还不知道我给你打了电话。是我想来解决自己的问题。

咨询师：你会考虑告诉她你给我打电话预约了一次咨询吗？

来访者：现在还不行。我还没有准备好告诉她。

咨询师：为什么呢？

来访者：我需要跟你说一些私事。我知道她一定会有很多问题。我现在还不想考虑那些问题。

咨询师：好。让我们看看能不能约个时间见面。周五早上 10 点怎么样？

来访者：没问题。你办公室的地址是？

个体永远是更大的系统中的一部分

如上面的片段所示，整合系统治疗和其他类型的个体咨询的第一个关键区别在于它有来访系统这个概念（见本书第二章）。在 IST 咨询师眼里，吉勒莫无疑是生物心理社会系统中的一部分。尽管吉勒莫是作为个体来访者寻求帮助的，但是咨询师还是特别关注他生活中的核心关系网，会格外注意他对自己焦虑加重的解释中有关人际关系的部分。咨询师问到他是不是因为妻子的要求才来咨询的，这样做为探究这段关系打开了一扇窗。当他解释他自愿来咨询时，就通过告诉咨询师他妻子甚至还不知道他在求助而开始定义他与妻子的关系。这让咨询师可以开始做出一些假设：关于吉勒莫及其妻子的关系，以及他在亲密关系和自主性上面临的问题。

其他人可以影响个体来访者的咨询体验

整合系统治疗有别于其他个体咨询的第二个地方在于它的人际情境指导原则。这个原则指出，在可能和适当的情况下，无论采用什么干预技术，都最好在人际关系（家庭或者伴侣关系）中进行干预，而不是对个体进行干预。通常，在个体咨询开始时，IST 咨询师会尽早探索来访者的直接系统中的相关人员参与咨询的可能性。他们参与咨询的目的不一定是把个体咨询变成伴侣咨询或者家庭治疗，而是让在来访者的直接系统中的其他成员可以一起帮助定义和了解主诉问题。IST 咨询师将相关人员纳入个体咨询，这样形成的对问题的理解往往比来访者自己提供的理解更全面。这也有助于与来访者生活中的重要他人建立同盟关系。在直接—间接系统界线方面，来访系统中的其他成员作为主诉来访者的客人，会受邀临时跨越界线并加入直接系统。而他们会不会留在直接系统中，成为"来访者"而不是"客人"，将取决于在这些共同会谈中呈现的信息。

咨询师问吉勒莫是否考虑告诉妻子他决定进行心理咨询的时候，是在测试一系列假设。首先，他想更好地了解吉勒莫说"她还不知道我给你打了电话"这句话背后的原因。是因为害怕吗？如果是，害怕什么呢？咨询师也在间接地给出一个关于咨询的干预建议——"你会考虑告诉她，你给我打电话预约了一次咨询吗？"吉勒莫的回答清晰而笃定——"现在还不行"。这个回答给出了一些希望，也许在未来，他会考虑告诉妻子他在进行心理咨询。

如果吉勒莫的回答是他会考虑告诉妻子，那么咨询师会在电话里和吉勒莫一起计划怎么和妻子说起这个话题。如果吉勒莫的回答是"这是一个好主意，我会告诉她的"，咨询师甚至可能跟他探索邀请他妻子一起做第一次咨询的可能性。换句话说，就算咨询最后主要关注吉勒莫的焦虑和恐惧，他妻子的参与，至少是不定期的参与，也能帮助咨询更好地进行，并扩大系统中的同盟关系。

与伴侣和家庭咨询一样，同盟关系是重中之重

第三个把整合系统治疗区别开的是整合治疗同盟关系。像之前说过的，这个同盟关系既包括吉勒莫和咨询师之间的同盟关系，也包括与来访系统中其他重要成员的同盟关系（比如，他的妻子），还包括吉勒莫在心理咨询中的参与和工作方面与妻子之间的同盟关系。在上面的片段中，咨询师决定不去质疑吉勒莫拒绝告诉妻子这件事，因为他和吉勒莫的同盟关系刚刚开始，还

处于较薄弱的状态。如果这时硬要吉勒莫告诉妻子，可能会让吉勒莫不想再进行咨询，从而阻碍他得到需要的帮助。这个片段说明了"同盟关系至上"的原则。建立和保持良好的同盟关系的优先级高于人际情境指导原则。

同时，吉勒莫说到想谈一些"私事"，以及他可能暂时不想考虑妻子的一些问题。这可能说明，他想告诉咨询师的事情也许会切实影响到他和妻子的关系。在咨询师更好地了解了吉勒莫到底想谈什么之前，还是应该谨慎地给予他所期望的隐私和保密。

比如，如果吉勒莫因为同性恋的身份而挣扎，或者他正因为婚外情而不确定自己是否愿意继续婚姻关系，那么破坏性更小也更有效的方法是，先帮助吉勒莫解决这些问题，再找机会把这些信息整合到他的婚姻中。

评估和干预从第一通电话开始并贯穿始终

定义整合系统治疗的个体咨询的最后一个方面是，评估（获取反馈和假设）和干预（计划和对话）作为贯穿咨询全程的两个并行过程是不可分割的。更具体地说，这个片段展示了咨询师是如何开始建立和评估关于主诉问题及限制之网的假设的（"这个情况持续多久了？"）。换句话说，这次电话交谈不仅是搜集一些事实信息，约定第一次会谈，它也是一次积极的干预。咨询师在决定谁将参与第一次会谈，以及谁会知道第一次会谈都有谁参与。

第一次电话是通过对方的回应来"试探水温"的机会，特别是对那些跟吉勒莫不一样的、以对伴侣的不满作为主要问题的致电者来说。在那种情况下，伴侣咨询可能更有意义。此外，如果一开始就只和一个人单独会面，可能会带偏咨询方向，并限制与没有参与会谈的伴侣发展同盟关系。同样地，如果父母因为想让孩子进行个体咨询而来电，那么在第一次会谈的时候让父母（还可能包括兄弟姐妹）一同参加也是有意义的。换句话说，第一通电话是一次至关重要的咨询互动，它为整个咨询奠定了基础，也提供了关于来访系统的宝贵信息。

处理吉勒莫在工作中的焦虑

在第一次和第二次会谈中，咨询师仔细地探索了吉勒莫当前的社会情境因素以及他对焦虑和恐惧感的顾虑（这是他最初的主诉问题）。吉勒莫说，他是第二代墨西哥裔美国人。他的父母在他们青少年时期移民到了美国。他的妈妈获得了美国公民的身份，但他的爸爸没有。他们在家说西班牙语。吉勒莫说，他的父母用墨西哥的价值观教育他们。吉勒莫从小就适应了美国文化，他在高中时经常和父母发生摩擦，因为他希望像美国的青少年一样拥有独立自主权。吉勒莫在高中时认识了露西。在露西上大学以后，他们一度失去了联系；直到在一次关于移民问题的集会中再次相遇，他们又重新开始约会了。3 年之后，他们结婚了，尽管露西的爸爸反对他们的结合。

咨询师通过保持尊重的态度、认真地倾听以及表示出对于咨询中所谈议题的关心而开始与吉勒莫建立同盟关系。吉勒莫说，在有冲突的情况下，他的焦虑水平往往是最高的。他最近成了联邦政府的一个机构的主管。在需要追究下属责任以及处理他们的各类要求、顾虑和投诉时，吉勒莫觉得他的焦虑剧增。吉勒莫说，这份工作对他来说很重要，他希望找到一个更好地化解自己焦虑的方法。咨询师和吉勒莫一起找出了问题序列。在第三次会谈里，他们同意学会自我平复和面对（而不是逃避）人际交往中的挑战，这是重要的解法序列。咨询师提供的干预技术包括放松练习、在工作场景中的角色扮演练习，以及准备面对不同难度等级的困难场景的现场暴露训练。从第三次到第六次会谈，吉勒莫在咨询中稳扎稳打，并且在减少焦虑方面开始取得了显著的成效。

发现另一个问题并将之序列化

在第七次会谈时，吉勒莫开始向咨询师诉说另一个问题。

咨询师：你这周过得怎么样，吉勒莫？

吉勒莫：我觉得我在进步。这周，我告诉我的下属，我希望他能准时提
　　　　交报告——基本上就像我们练习的那样。这么做并不容易，我
　　　　想他应该不太高兴，但是我很高兴。

咨询师：很好。我也认为你有了很大的进步。最近，你的焦虑怎么
　　　　样了？

吉勒莫：总体来说在好转，但是我因为要告诉你——呃，确切地说，因
　　　　为没有告诉你一件事而焦虑。因为我觉得太尴尬了，所以没告
　　　　诉你，不过，今天我还是想跟你说。

咨询师：我很高兴你有了足够的安全感让你觉得今天可以告诉我。是什
　　　　么事呢？

吉勒莫：我以前也进行过心理咨询，我以为情况好转了，但是等我停止
　　　　了咨询，情况又恶化了。

咨询师：这是什么时候的事呢？

吉勒莫：大概一年以前。

咨询师：跟我说一说那次咨询的经历吧。

吉勒莫：我非常喜欢我的咨询师。我觉得他能理解我。他帮我谈到了从
　　　　来没有跟任何人提起的童年时的痛苦经历。我开始理解我的恐
　　　　惧和羞耻感是从哪里来的，也开始不觉得那么孤单，那么像个
　　　　怪胎。

咨询师：为什么你觉得这些改变没有持续呢？

吉勒莫：我不知道。他搬家了，所以我们得停止咨询。也许我的咨询还
　　　　有未完结的功课。

咨询师：他离开的时候，你觉得自己准备好停止咨询了吗？

吉勒莫：并没有。我希望靠自己来面对一切，但我可能没有完全准备好。

咨询师：他的离开，还有你必须在还没有准备好的情况下停止咨询，这

一切让你有怎样的感受呢？

吉勒莫：我只是觉得这些必须发生，我什么也做不了。

咨询师：当有一件事你不想让它发生，但又什么也做不了的时候，你有什么感受呢？

吉勒莫：我不太清楚你到底想问什么。

咨询师：你知道，有时候，当我们觉得被自己开始信任和关心的人抛弃的时候，会觉得孤独、悲伤，甚至有些愤怒。

吉勒莫：我想，我觉得悲伤，但我也知道，我什么也做不了。

咨询师：我猜，你是不是又开始觉得无助和孤独了？

吉勒莫：是的，我什么也做不了，也没有人能让我倾诉了。

咨询师：我想，你大概也不希望你的妻子知道那次咨询吧，所以你也没有办法和她说起你的悲伤和孤独。

吉勒莫：是的。我们那时候还没有结婚，不过，你说得对，她并不知道我去咨询的事。

咨询师：吉勒莫，回顾过去，在你记忆中第一次有这种悲伤、无助和孤独的感觉是在什么时候？

吉勒莫：我还不想说。我没有准备好。

咨询师：你是说，你还不够了解我，或者不够信任我，所以你没有办法告诉我到底发生了什么吗？

吉勒莫：不是说我不信任你。你看起来挺懂的。就是我还没有准备好。对我来说，这东西挺难说起的。

咨询师：我是不是可以理解成你很难相信别人，跟别人吐露心声，在大部分时间里，你觉得孤独而悲伤？

吉勒莫：我想是吧。等人们开始了解我以后，我不确定他们还会不会一直喜欢我、接纳我。我必须非常小心。在关系中，我经常很退缩。

咨询师：那和你妻子呢？她自然是喜欢你、爱你的。

吉勒莫：但她并不真正了解我。

咨询师：她知道你和之前的咨询师说过的童年的痛苦往事吗？

吉勒莫：不，我绝不希望她知道那件事。

咨询师：因为你对所发生的事情感到羞耻，而她的反应可能会让你感到更加羞耻？

吉勒莫：我不确定我会再跟任何人说起那件事。

咨询师：你心中会不会有一部分觉得，是因为你告诉了咨询师这件事，所以他停止了跟你咨询？

吉勒莫：不知道。我只知道我把心窝子都掏给他了，而他就这样把我晾在一边，离开了我。

咨询师：这听起来让人非常心痛和悲伤。他在你是敞开、脆弱的状态时离开了。你还没来得及合上自己，完成这个治愈的过程，他就走了。

吉勒莫：是的。（他的眼里含着泪水。）但这不是他的错。

咨询师：我知道你觉得不管发生了什么，应该被责备的人都是你。对你来说，让你责备他人，或者因为他人的行为而感到愤怒，是特别困难的一件事。你会不会觉得他也该为他离开的方式负一些责任，你也可以对他的行为有一些情绪呢？（吉勒莫点点头。）我也这么觉得。你会不会担心如果你觉得足够安全、对我敞开心扉以后，我也会那样离开你？

吉勒莫：是的，我有这样的担心。

咨询师：我知道你有这样的担心是因为说起那些事情实在太难了，就像在卸一车炸药。

吉勒莫：对，对我来说非常难，非常危险。

咨询师：你知道，他们说人类一计划，上帝就发笑。不过，让我们把这个先放在一边。我想说的是，我并没有离开我的工作或者离开你的打算，我希望在你准备好了以后，我们可以一起卸这车炸药。我特别感谢你今天能够鼓起勇气和我说这些。

在上面的片段中，咨询师和吉勒莫在好几方面同时工作。首先，他们发现了另一个主诉问题：吉勒莫对感到羞耻和被抛弃的恐惧。他们也开始把这个问题序列化。吉勒莫想到了在他身上发生的事情，感到了包括羞耻在内的一系列情绪，他假设别人也会有同样的感受，所以把所有情绪都压在心底，最终变得孤立无援，带着无边无际的孤独、悲伤和痛苦活着。这个片段反映了吉勒莫主诉问题的发展。他从关注焦虑和恐惧开始转向谈论社交孤立、强烈的羞耻感和自责，以及对他人的不信任。咨询师了解到这些情绪可能限制了吉勒莫有更舒适的感受和更少的焦虑。吉勒莫也把一个明确的创伤和一个尚未被具体描述的创伤都放上了台面。那次明确的创伤指的是他失去了前一位咨询师，以及他随后感受到的愤怒、内疚和被羞辱的情绪。而尚未被描述的创伤指的是他童年的往事。咨询师开始假设，这可能是吉勒莫限制之网中最核心的部分。这两次创伤在这个片段中开始联系起来，但是因为咨询师得到了吉勒莫尚未准备好讨论过去创伤的反馈，于是决定先不去碰它。

这个片段中的人际过程也很有意义。吉勒莫说起他因为把自己暴露给上一个咨询师而感到尴尬，还有他的情况本来在好转，但后来因为被抛弃而恶化。对于吉勒莫提到的尴尬和羞愧的情绪，咨询师给予了支持和肯定。咨询师也小心地探索了吉勒莫生活中的这段创伤经历。咨询师还注意到吉勒莫没有告诉妻子他之前的咨询经历及其带来的痛苦和创伤，他也没有跟妻子分享过那段早期的创伤经历。尽管咨询师注意到了这点，但他并没有触碰关于吉勒莫和妻子的沟通问题以及吉勒莫早期创伤的具体内容。现在这个阶段的目标是和吉勒莫建立同盟关系，特别是同盟关系中的盟约部分（Bordin，1979；Horvath & Greenberg，1989；Pinsof & Catherall，1986）。咨询师的假设是，通过满怀慈悲心地探索最近这段更清晰的创伤经历，他和吉勒莫的盟约关系会加深，这会为接下来探索早期创伤以及吉勒莫最终与妻子分享那段创伤及其在咨询中的经历打下坚实的基础。

咨询师通过询问吉勒莫是否害怕在自己敞开心扉后被抛弃，来把吉勒莫对袒露心声和被抛弃的顾虑直接带入了咨询。换句话说，咨询师把他们的关系以及吉勒莫对于是否信任咨询师的矛盾心理，作为吉勒莫的问题反映在现实生活中的一个例子。他明确地表示："我知道你还不确定能否信任我，我希望我能和你直接解决这个问题。"换言之，他在试图给吉勒莫一种勇敢的、元沟通的语言，让他们能够一起讨论他们的关系。咨询师也告诉吉勒莫，如果他决定敞开地谈论自己的早期创伤和可怕的羞耻感，那么咨询师会在自己能控制的范围内竭尽所能地不抛弃他。

从行动层面的策略转向意义／情感元构架的策略

在计划矩阵方面，咨询师从使用行动计划元构架的策略解决焦虑问题，转换到使用意义／情感元构架的策略探索吉勒莫的上一次咨询经历及其对他的意义。在这个片段中，咨询师关注的创伤是相对近期的，即在上次咨询末期发生的事情。咨询师对于近期创伤的工作，为以后需要用下层矩阵策略对更久远的创伤进行工作，奠定了情感和关系的基础。

在第八、九、十次会谈中，咨询有了双重焦点：一是支持吉勒莫维持在工作方面取得的进展；二是通过以开放的态度对待吉勒莫的想法和感受，进行同调地回应，建立更深的治疗同盟关系。吉勒莫说，他因为在自己身上发生的事情而总是觉得自己和别人不一样。在过去生命中的大部分时间里，他都觉得悲伤、羞耻和孤独。咨询师假设，这是创伤经历在作祟，而在安全的关系中讲述这段经历，或许可以帮助吉勒莫减少痛苦和孤独感。这个阶段的咨询计划是建立安全感，为内容的浮现提供空间，以及让吉勒莫控制节奏。在下一次会谈中，咨询师继续使用这个计划。

让吉勒莫主导对创伤故事的讲述

咨询师：你最近怎么样？

吉勒莫：工作方面还行，但是我越来越有一种孤独感。现在，在这间咨询室以外，没有任何人理解我、了解我。

咨询师：这让你有怎样的感受呢？

吉勒莫：孤独，糟糕。

咨询师：我理解。在过去大部分的时间里，你都感受到了那种孤独感，但是你现在对它的觉察更强烈了，因为你跟自己的联结更深刻了。

吉勒莫：这让我感觉很不好。

咨询师：我知道这让你感觉不好，但是我很高兴你可以和我分享这些心情。至少，你开始觉得可以对我多一点信任，也能够更多地打开自己。

吉勒莫：我还不能完全信任你。

咨询师：是的，还没有足够的安全感和信任能让你告诉我小时候发生了什么。

吉勒莫：我最近一直在想这件事。我想要告诉你，但是我害怕你会觉得我很脏，或者很糟糕。

咨询师：吉勒莫，尽管我们现在还在彼此了解的阶段，但基于你在这间咨询室里看到的和感受到的，你觉得我有多大可能会认为你很脏，很糟糕？

吉勒莫：我想，可能性不大。

咨询师：但你还是觉得害怕，因为你相信了上一个咨询师，而他却把你剖开并晾在了"情绪手术台"上。

吉勒莫：对，但是如果我不能信任你，还能信任谁呢？

咨询师：是，我想，我现在是你生活中那群不值得信任的人中最好的那个。

吉勒莫：你比那还要好。

咨询师：但没好太多。（他们都笑了。）不过，我想我们可以做一些事情来减少那种被"开膛破肚"和被遗弃的感觉。

吉勒莫：比如说？

咨询师：我认为，我们应该计划一下探索你早期创伤的会谈。每次会谈有三个部分。首先，我们会寒暄一下，了解近况。接着，你跟我讲述你的创伤经历，你那时候的想法和情绪，能记得多少就说多少。最后，我们会复盘谈论过的内容，它的意义是什么，对你现在的生活的影响是什么。最后这个部分也会包含对下一次会谈的规划。你觉得怎么样？

吉勒莫：听起来不错。所以，每次"手术"以后，我们都会缝合一下？

咨询师：没错，而且在每次会谈中，我们只会深入你觉得舒适的位置。你领队，我跟随。

吉勒莫：我没问题。我们什么时候开始呢？

咨询师：等你什么时候准备好了，我们就可以开始。

吉勒莫：你觉得我应该现在开始吗？

咨询师：嗯，如果你觉得准备好了。如果你觉得我们进度太快了，你可以说不。我们可以等下次会谈再说。

吉勒莫：不，我们还是开始吧。

咨询师：好，那你来开始吧。

吉勒莫：我知道，你可能早有怀疑，我有一段被我的大哥帕克性侵的经历。

咨询师：我想多了解一下你和帕克，还有你们之间发生了什么。你可以告诉我那时候他多大、你多大吗？

吉勒莫：是从我 7 岁的时候开始的，大概 10 岁的时候结束。开始的时候，他应该 15 岁了；结束的时候，他 18 岁。那是他搬去加州的时间。

咨询师：跟我说一说你的大哥吧。他是怎样的人？

吉勒莫：帕克一直是一个愤怒的孩子。他和父亲的关系非常糟糕。父亲经常打他，我大哥被折磨得支离破碎。但是我很崇拜他。他是我的大哥，就像小爸爸一样。你也知道，我父亲总是不在家——他总是在工作，经常往返于墨西哥和美国，一走就是一个多月。他离开的时候会让帕克管家，就是从那个时候开始的。

咨询师：你的意思是？

吉勒莫：有时候，当我害怕的时候，我会跑到帕克床上和他一起睡。我们在一个房间里睡觉。我的另一个哥哥，罗纳尔多，那时候 11 岁。他有自己的房间，因为他睡觉的时候会说话、尖叫，吵醒身边的人。

咨询师：你妈妈那时候在吗？为什么你在害怕的时候不跑到她床上去呢？

吉勒莫：我妈妈那时候累坏了，她的心思都在照料我的双胞胎妹妹身上。她们是在我 5 岁的时候出生的。她们总是在妈妈床上，那里没有我的位置。

咨询师：所以在你害怕的时候，你会跑到帕克的床上去？

吉勒莫：是的。在上一段咨询中，我能想起并讲述那时发生了什么。我有一段记忆——我就直说了——是他握着我的手，放在他的生殖器上。他要我，你知道的，帮他手淫。我想，我那时候很震惊，也觉得很恶心。现在想起来他是怎么让我帮他清理现场的，我还是会觉得恶心。我要去拿手纸清理，而他只是翻过身去睡觉，一句话也没有。我记得这种情况发生了很多次。

咨询师：你那时有什么感觉？

吉勒莫：我觉得很困惑。我不知道精液是什么，也不知道男人会射精。我想我那时候还以为小孩子是上帝创造的，或者是被鹳叼来的。我有一种感觉，觉得我们在做一件不好的事，但我知道那会让哥哥觉得舒服。我想要讨好他，我想要他喜欢我。

咨询师：在那之后发生了什么呢？

吉勒莫：帕克几乎每天晚上都让我去他床上。他还要我给他口交。有时候，他会摸我的生殖器，但在大部分时间，他要我给他手淫，或者给他口交。

咨询师：对你来说，那段经历是怎样的呢？

吉勒莫：糟糕透顶——我恨极了，特别是口交。他会把我的头按住，让我很难呼吸。我觉得就像要窒息了一样。我记得有一次我还吐了。很多事情我记不清了。

咨询师：一到晚上，你应该很不想去睡觉吧。

吉勒莫：我会试着在帕克进屋之前上床睡觉，但他会把我叫醒。我甚至问过妈妈，我可不可以在罗纳尔多的房间里睡觉，但是他的房间太小了，就像一个壁橱那么大。

咨询师：你告诉妈妈为什么你想睡在罗纳尔多的房间里了吗？

吉勒莫：没有，我不敢告诉她。帕克说，那是我们之间的秘密，如果我跟任何人说了，他就会告诉别人我疯了，在撒谎。他还说，他会跟别人说我是一个"maricón"。

咨询师："maricón"是什么？

吉勒莫：是同性恋的意思，是一个比较龌龊、贬义的词。

咨询师：所以你觉得被困住了。你不能逃离，也不能告诉任何人，而帕克还在继续强迫你跟他发生性关系。

吉勒莫：他甚至还想尝试肛交，但我一直尖叫，因为太痛了，所以他停止了。

咨询师：这实在是太糟糕了，但是听起来，你也并不完全是软弱无力的。你的呕吐和尖叫对他的行为设置了一些限制。

吉勒莫：我想是吧。但是我到他床上的时候，开始觉得自己像一个机器人。就好像我根本不在那儿一样。

咨询师：你从这个经历中解离了。这是一种自我保护方式，就像你的呕吐和尖叫一样。

吉勒莫：是的，我之前的咨询师也说这个现象叫"解离"。但是，我从来没有想过这是一种自我保护方式。

咨询师：吉勒莫，你非常坦诚地跟我讲述了过去发生的事情。我想转换一下话题，谈一谈你在今天跟我这么开放、坦率地交流后的感觉。

吉勒莫：我觉得还行吧。和你说话的时候，我没有感受到太多的情绪。也许有一点厌恶和恶心的感觉。不过，我很高兴我能把过去发生的事情说出来。这次和你说完，我有一些不同的感觉。我现在有点昏昏沉沉的，但是我听进去你说的话了，也许我并不是完全无力反抗的受害者。我明白，我其实用自己的方式反抗过。我没有那么重的羞耻感了。

这个片段反映了咨询中的巨大进展。在吉勒莫说到了自己的孤独感后，作为反馈，咨询师开始询问吉勒莫是否准备好了信任他并告诉他过去发生了什么。咨询师甚至带入了一些幽默感（"我想，我现在是你生活中那群不值得信任的人中最好的那个"）。当吉勒莫准备开始讲述过往的时候，咨询师为了巩固他们的同盟关系并为给吉勒莫的早期创伤的处理提供一个框架，提出了讲述创伤的会谈有怎样的结构安排。这是为了让吉勒莫知道，不管从哪个角度来说，咨询框架都能够容纳他所袒露的心声。在开始这个过程之前，咨询师对吉勒莫说"你来开始吧"，从而明确地把吉勒莫放在了主导进程的位置上。

找到限制和优势力量

吉勒莫讲述他的故事，咨询师则通过提问来了解吉勒莫受到的性侵发生的家庭背景。因为文化的原因，一些墨西哥家庭对同性恋有歧视，所以吉勒莫觉得他没有办法和父母说这件事。因此，他一直默默地忍受着一切。此外，吉勒莫也内化并泛化了不能谈论困难之事的信念，因而在生活中备感羞耻和孤立无援。

整合系统治疗中的优势指导原则鼓励咨询师看到并利用来访者自身的优势力量。在这个过程中，非常重要的一点是，咨询师看到了在受害过程中，吉勒莫本身的坚强果敢和主观能动性。他说，吉勒莫的呕吐和尖叫阻止了某些侵犯行为，而吉勒莫觉得自己像机器人的感受是一种从虐待中解离的自我保护机制。换句话说，咨询师含蓄地向吉勒莫表达了，尽管他遭受了大哥的可怕折磨，但他并不是完全无力反抗的受害者。吉勒莫利用了自己可以使用的资源来尽量减少自己要遭受的侵害及其对自己的伤害。咨询师通过展开这一叙事线索为后续工作奠定了基础，即让吉勒莫更多地体验到自己是有力量的，是能够采取行动的，即便面对不可避免的侵害也不会那么手足无措。

在吉勒莫袒露心声的最后，咨询师从他那里获取了反馈。吉勒莫很明确地接收了咨询师对主观能动性的强调，表示这减轻了他对往事的羞耻感。随着会谈进入尾声，咨询师与吉勒莫更深入地谈论了他的羞耻感，以及他如何觉得自己被哥哥的侵犯"毁"了。他觉得自己被那些往事"玷污"了，再也回不到正常的样子了，特别是在与性有关的方面。他也觉得自己没有办法把这些往事告诉任何人，这让他觉得孤独且格格不入。

吉勒莫取消了下周的会谈，但确定再下周会来。在下一次会谈中（第十二次），咨询师问起了关于取消会谈的事情，并指出这是吉勒莫第一次取消会谈，而且是在他说起了被性侵的经历之后。吉勒莫并没有马上看到其中的联系，但在进行了讨论后，他同意，也许从某种层面上说，他想从咨询中缓一缓。这次会谈中接下来的工作让吉勒莫痛哭了一顿，悼念他在童年时失去的一切。在第十三次会谈中，咨询工作继续聚焦于吉勒莫受到性侵的经历、他当时的反应（这显示出了吉勒莫自身的优势力量）、他因此受到的影响，以及他是如何在这种情况下依然做到在很多方面奋发图强的。

下面要看到的是第十四次会谈，咨询师在与吉勒莫的工作中运用了内在表征计划元构架。

改变内化了的问题序列

咨询师：吉勒莫，我们这段时间一直在说你和帕克之间发生的事情，以及它是怎么让你跟自己的家庭和整个世界都断开了联系的。你没有办法和任何人说起这件事，但它实实在在地影响和改变了你。到目前为止，你只跟你的上一个咨询师说过这件事，现在，你又告诉了我。我想和你谈一谈，你觉得如果跟你的妻子露西说你现在正在进行心理咨询，还有帕克对你的性侵，会让你有什么样的感觉呢？

吉勒莫：啊，我知道我们迟早要聊到这里。我会有什么感觉？我会觉得害怕。我担心她会觉得我是有缺陷的——不够好的——她可能会觉得我是个基佬（maricón），并且想跟我离婚。

咨询师：所以，你觉得她会像你自己心中对你进行严厉批评的那部分一样看待你——你知道，就是接受了帕克用来恐吓你的那个羞耻的部分——就是她会认为你是脏的、无可救药的，是一个同性恋，以致她没有办法继续和你做夫妻。

吉勒莫：对，差不多就是这样。帕克给我灌输了一堆乱七八糟的东西，就是想要我闭嘴，让我因为羞耻而不能跟任何人说起他对我做的事。

咨询师：所以，你觉得你所害怕的情况在露西身上发生的可能性有多
　　　　大？她是一个非常严厉的、喜欢批评人的人吗？她认为性侵受
　　　　害者是有缺陷的并且永远带着污点吗？她讨厌并且排斥同性
　　　　恋吗？

吉勒莫：不，她不是那样的。我们和一对女同性恋伴侣是好朋友。露西
　　　　非常支持她们的关系。她是一个非常有同情心、非常善于接纳
　　　　他人的人。

咨询师：听到你对她的描述，我越来越觉得你娶对了人。我非常希望和
　　　　她见面。那么根据你对她的了解，她因为听到你说起我们的咨
　　　　询以及你被性侵的经历而有负面反应的可能性有多大？

吉勒莫：这个可能性非常小。我也非常确定我娶对了人。但是，我还是
　　　　很害怕。

咨询师：我知道。我认为，我们需要多谈一谈你觉得自己脏、不如别人、
　　　　好像脸上永远被刺上了"受害者"三个字的那部分。

吉勒莫：我知道，这听起来很不对劲，但有时候，我的确就是这么感受、
　　　　这么想的。

咨询师：（站起来，走到墙边，拿起一把椅子，放在他和吉勒莫的椅子中
　　　　间，形成了一个三角形。）吉勒莫，我希望你能想象一下你心中
　　　　在严厉批评的那部分正坐在这把椅子上。等你脑海中有一个形
　　　　象的时候，就告诉我。

吉勒莫：（一边不停地扭动，一边看着那把空椅子。）我看到了，是一个
　　　　人，年纪比我大，像是我爸爸和哥哥的混合体。

咨询师：他看起来多少岁？

吉勒莫：大概 40 岁。

咨询师：当他看向你的时候，脸上的表情是怎样的？

吉勒莫：他甚至不会正眼看我。他在看旁边。

咨询师：他有名字吗？或者，你可以给他起个名字吗？

吉勒莫：他的名字是弗朗西斯科。帕克是弗朗西斯科的昵称。那是爸爸和哥哥的大名。

咨询师：他们的名字是一样的？

吉勒莫：是的。

咨询师：吉勒莫，我想做一个尝试。等你觉得准备好了，我想让你坐在那边的椅子上，想象你是那个男人，你是弗朗西斯科。

吉勒莫：（在自己的位置上向那把空椅子看了30秒后，站起来，坐在了那把椅子上。）好的。

咨询师：现在，我希望你看着那面墙，告诉吉勒莫，你不想看他，因为看到他就让你觉得恶心。后面的你可以自己随便发挥。

吉勒莫：（看着他空出的椅子。）你让我厌恶。我根本没办法看你。这都是你的错，你让我觉得恶心。

咨询师：告诉他，你是怎么看待参与那种行为的人的。

吉勒莫：（对着空椅子说）你就是个基佬，是个同性恋，是个娘娘腔，我该给你穿个裙子。你甚至都不能捍卫自己。

咨询师：吉勒莫，等你觉得准备好了，我想要你回到自己的座位上，看着弗朗西斯科。

吉勒莫：（慢慢站起来，回到了他的座位上。）

咨询师：弗朗西斯科在看你吗？

吉勒莫：没有。

咨询师：让他看着你。

吉勒莫：看着我。（提高了他的音调。）看着我。（几乎在叫喊。）看着我，浑蛋。

咨询师：告诉他，你对他刚刚说的话有什么感受。告诉他你的心声。

吉勒莫：你错了。你才是有毛病的那个。你病了，还特别害怕。你专挑那些比你弱小、没有办法捍卫自己的人欺负。你是一个霸凌者。我恨你。（他一边叫喊，一边开始哭泣。）

咨询师：没事，一边哭，一边继续和他说。

吉勒莫：你没有保护我。你占了我的便宜。你破坏了法律，但你破坏不了我。

咨询师：跟他说，他是怎么破坏不了你的，你是怎么完整的。

吉勒莫：我还是完整的。我有妻子，我们还会有一个家庭。我会是比你更好的男人和父亲。你教会了我不应该成为那样的人。我永远不会成为你们中的任何一个。我知道怎么去爱。

咨询师：再说一次。

吉勒莫：我知道怎么去爱。我能够保护我的妻子，我也会保护并爱我的孩子们。他们不会带着害怕和悲伤长大。（他们都安静地坐着。吉勒莫擦了擦眼泪，但还继续看着那把空椅子。他缓缓地把头转向咨询师。）哇哦。

咨询师：是啊，哇哦。

在这一段开始的时候，咨询师提起吉勒莫需要告诉妻子露西，自己正在接受心理咨询以及曾经被性侵。咨询师通过主要在行动计划元构架和意义／情感计划元构架中的工作，向吉勒莫对妻子反应的灾难化预期提出了挑战。吉勒莫也承认，妻子做出负面反应的可能性很小。在咨询师帮助吉勒莫检查他的灾难化恐惧的现实性时，他还肯定了露西在吉勒莫生活中扮演的角色和她的价值，以及吉勒莫择偶的智慧。咨询师也把吉勒莫的灾难化预期定义成与他心中和帕克相关的那部分有关，也与帕克用以让他沉默的恐惧和威胁有关。这么一来，咨询师就把吉勒莫心中在威胁他的那部分和其他的人格分化开了，咨询师通过这个行为婉转地指出，"这些关于你的想法和感受并不是你的全部，它们只是你诸多部分中的一部分。"咨询师向下层矩阵移动，以应对这个在 M2 水平上的假设。

咨询师在内在表征计划元构架中引入"空椅子"的技术（LS Greenberg，1979；Perls，1968；R. Schwartz，2013），从而进行干预，让吉勒莫想象一下他们刚刚定义的部分正坐在椅子上。作为进一步的内部分化策略，咨询师要求吉勒莫给自己的这一部分命名。吉勒莫说它叫弗朗西斯科，这正是他父亲和性侵他的哥哥的大名。然后，咨询师进行了一次双椅互动，其中，吉勒莫认同并演绎了他的弗朗西斯科的部分，然后回到吉勒莫的部分，去挑战了弗朗西斯科部分所表现的对他的负面看法。咨询师邀请吉勒莫来掌控这场双椅互动，让吉勒莫叫弗朗西斯科直视他、看着他。咨询师接着为吉勒莫对帕克和弗朗西斯科部分的愤怒浇了一把油，吉勒莫愤怒的火苗就这样被点燃了。从本质上讲，咨询师先把吉勒莫的几个关键部分分化出来，然后使用"此时此地"的策略（如激发直接互动，引起／增强情绪）开始转变吉勒莫对童年期的自己的内在表征。所有这些工作都是为了帮助吉勒莫减轻焦虑、恐惧、被动和退缩的感觉。咨询师借助双椅法帮助吉勒莫改变了他当下脑海中的内在的认知和情感序列。

在这次会谈之后，有几次会谈都在详细阐述吉勒莫的弗朗西斯科部分是如何主导他的思想和行为方式的。吉勒莫反馈，他在人际交往中感到更加自信了，更少觉得恐慌了。他的自我感觉也更好了。这让咨询师向上层矩阵移动，重新探索吉勒莫告诉妻子真相的行动计划。咨询师的假设是，吉勒莫在上一次的心理咨询中的获益无法持续的原因之一是唯一知道真相的人（他的咨询师）离开了他。吉勒莫没有告诉其他人。咨询师假设，如果吉勒莫可以告诉妻子，就能够把他新出现的现实更永久地融入自己的生活。面对痛苦的现实时，他就不再会那么孤单了。咨询师心中的问题是，吉勒莫是在咨询室中还是在咨询室外对妻子坦诚一切更好。在下一次（第十八次）会谈中，他们对此进行了探讨。

帮助吉勒莫与其家人一起施行解法序列

吉勒莫：我最近觉得好多了。我几乎觉得已经不需要咨询了。

咨询师：这太好了。我很高兴你现在觉得好多了。你在咨询中一直非常努力，取得了很棒的进展。对我来说，我感觉就好像你从壳里钻了出来，拨开了迷雾。

吉勒莫：嗯，不过对于帕克对我所做的、我父亲对帕克所做的以及我父母没有保护好我，我感到非常愤怒。迷雾的包裹让我免受这些情绪的困扰。迷雾和机器人都是我的朋友。

咨询师：是的。现在，你可以更加清晰、诚实地看待一切。你也开始慢慢去感受，不再是机器人了。

吉勒莫：我想，这比无法感受到愤怒或悲伤，只是一个疯狂的、焦虑的机器人要好。

咨询师：是的。不过，我想回到你刚刚说的，觉得自己不再需要咨询的感受。我想和你讨论我的一个理论和可能的计划，听听你的想法。

吉勒莫：请说。

咨询师：我想你在上一段咨询中取得的进展之所以没能持续下去，除了因为你的咨询师搬走了、你不能继续咨询以外，还有一个原因，可能是你从来没有和生活中的任何人分享过你的心声。这不是说我们咨询师除外，而是有太多在咨询室里发生的事情都留在了咨询室里，特别是在个体咨询中。我认为，你需要告诉露西这一切。

吉勒莫：你说得对。我也觉得自己准备好了。我想她能够静下来倾听我，而不是拿起电话找离婚律师。

咨询师：我同意你的想法。我的下一个问题是，你会在什么地方，如何

　　跟露西说呢？特别是，你想和我一起在咨询室里说，还是自己
　　在家里说？很显然，第一个选项需要你告诉她你在见我，也愿
　　意请她作为客人参与几次会谈。

吉勒莫：你觉得我应该怎么做呢？

咨询师：唔，从私人角度说，我希望你能邀请她到这里来，因为我也想
　　　　见见她。不过，就算是从你的咨询师的角度，我还是会推荐这
　　　　个选项，因为我认为我可以帮你们两个都往前一步，从而让你
　　　　们能面对这些新信息会带来的一切。

吉勒莫：我喜欢这个选项，邀请她一起来咨询。如果我在家里说，我有
　　　　些担心万一情况失控该怎么办。我认为，你能帮助露西理解我、
　　　　理解我被性侵的经历以及我可能因为被情绪淹没而忘记的联结。

咨询师：如果我们邀请她来，我也想和你彩排一下她来以后你想对她说
　　　　的话。我倾向于尽量少地代表你去跟她沟通。让她通过你的声
　　　　音听到你的心声是非常重要的。我会在一旁协助，但你是主角。

吉勒莫：好，我们什么时候开始呢？

咨询师：我认为，我们还需要一次会谈来思考和计划与露西的会谈要怎
　　　　么进行。首先，我们至少需要和露西会谈两次。其次，我认为，
　　　　你应该在我们下次会谈后马上去邀请她。邀请和正式会谈之间
　　　　如果隔得太久，会让你们两人都比较焦虑。

吉勒莫：我要告诉她什么呢？

咨询师：你觉得你应该告诉她什么？

吉勒莫：唔，首先，我要告诉她，我正在进行心理咨询，然后和她简单
　　　　地说一说你。接下来，我需要邀请她来参加下一次会谈。我该
　　　　怎么说邀请她的原因呢？

咨询师：你觉得你应该怎么跟她说？

吉勒莫：因为我的咨询师想见见你，看你是不是有毛病。

咨询师：（笑）我建议你不要这么说。

吉勒莫：我想我会告诉她，我有一些事情想和她说，而你和我都认为我最好在咨询室里和她说这些事。不过，她可能会害怕我是不是要跟她离婚之类的。

咨询师：我想你需要告诉她足够多的信息，让她不必担心你要说的是离婚之类的事，但是你不需要跟她说关于性侵的任何详细信息。因为你要是打开了那扇门，就很难关上了。你也不要欺骗她，让她觉得受到了背叛，或者被算计了。

吉勒莫：也许我应该告诉她，我正在慢慢了解自己，我想跟她分享我的感悟，但是在我们一起去咨询会谈前，我不想细说。我还可以告诉她，你和我都相信，我跟她说这些会让我们的婚姻更加牢固。我想，这能让她放心。

咨询师：这是很棒的计划。

这次会谈从吉勒莫认可他的进步以及逐渐感受到的力量和自主性开始。咨询师肯定了他的这些感受，不过随后向吉勒莫提出了自己的看法，这些看法是关于他为什么无法维持在上一段咨询中取得的改变，以及为什么他们应该做一些不同的尝试。根据优势指导原则，咨询师将吉勒莫视为咨询中的协同探查者和共同决策者。他邀请吉勒莫一起参与对理论的构建，并搜集吉勒莫的反馈。他不想抑制或削弱吉勒莫最近获得的力量感和自主权，不过，他也相信，不邀请露西一起参与咨询会是一个错误。吉勒莫同意咨询师的看法，随后他们开始为邀请露西做准备。

在刚开始做准备时，咨询师就为这一阶段的工作（或一系列会谈）做了一个铺垫。露西会作为吉勒莫的客人，而不是咨询师的受邀者来加入会谈（进入咨询的直接系统）。这个部分将持续至少两次会谈，这能给所有人提供足够的时间来处理吉勒莫公开信息后的影响和意义。最重要的是，咨询师向吉勒莫明确表示，他会是联合会谈的"主角"。他要亲自和露西说自己的事情，而不是由咨询师转述。通过这一系列明确说明，咨询师相当于已经开始了为吉勒莫赋能的过程。吉勒莫要自己做这项工作，并从中受益。咨询师会在一旁协助，这将是吉勒莫的主场。咨询师不断将吉勒莫关于邀请的问题重新抛给吉勒莫回答。他遵循了整合系统治疗中做一个"足够好的咨询师"，让来访者自己做尽可能多的工作的方针（Pinsof，1995；Winnicott，1962）。毫无意外地，吉勒莫细致周全地思考并描述了他需要与露西解决的一些挑战和问题。咨询师肯定了他的思路和计划。

与露西的第一次会谈

吉勒莫：露西，这是_____，我的咨询师。

咨询师：露西，很高兴见到你。快进来吧，请坐。（他们都坐下了。）

露西：我有些紧张，不过我想这是正常的。

咨询师：当然。这是你第一次见咨询师吗？

露西：不是的。在认识吉勒莫之前，我进行过一段时间的个体咨询。

咨询师：那段经历还好吗？

露西：是的。那段经历帮助我克服了对承诺的恐惧，为吉勒莫和我找到彼此并且步入婚姻殿堂铺平了道路。

咨询师：我很想知道你对今天会发生什么有何期待？

露西：嗯，我知道吉勒莫想跟我说一些关于他的过去的事情。

咨询师：是的。我想说明一下，我今天的角色是帮你们两个人跟彼此沟通，而不是跟我沟通，或者由我来引导对话。这一点清楚吗？（露西点点头。）另外，除了今天的会谈外，我还希望我们三个人下周能至少再见一次。可以吗？（露西点点头。）不过，在我们开始之前，你有没有什么问题想问我？什么都可以。

露西：吉勒莫上周跟我提起了你，我暂时没有什么问题。我很高兴他找到了你，而且你在帮助他。

咨询师：好。吉勒莫，就从这里开始吧？

吉勒莫：露西，谢谢你今天过来。我想促成这次会谈想了很久了，我很高兴终于实现了。我需要告诉你我小时候发生过的一些事情。从我7岁到10岁，我受到了帕克在情绪方面和性方面的虐待。你知道我跟他住过一个房间，小时候，在害怕时，我会爬到他的床上。我7岁那年，他开始强迫我跟他做一些事情。

露西：噢，天啊。他强迫你做什么了？

吉勒莫：手淫、口交之类的。

露西：噢，吉勒莫。我真为你感到难过。这持续了多久？

吉勒莫：大概3年，直到他搬去了加州。

露西：这简直让我想吐。我恨不得杀了他。

吉勒莫：我知道。我自己也有这样的感觉，特别是开始说起这件事以后。我恨他。

露西：你跟别人说过吗？你的父母？

吉勒莫：没有，帕克说，如果我这么做了，他会说我疯了，这都是我编造的，我是一个小同性恋。

露西：他把你死死地困住了，这样他就可以虐待你，而你却什么也不能说。他真是个浑蛋！你跟他说起过这事吗？直接地去面对他的所作所为。

吉勒莫：没有，他搬去加州以后，我就一句话也没跟他说过了。现在，在家庭聚会上，我基本上都躲着他。在今天以前，我只跟之前对你提过的咨询师说过这件事。（向咨询师点头示意。）

露西：下次见到他时，我不知道能不能保持冷静。我想啐他一脸口水，再踢他那儿。

吉勒莫：我们可以以后再说我们想对帕克做什么。我想知道，在我跟你说了这些之后，你现在对我有什么感觉？

露西：我觉得我要是能保护你就好了。我知道这听起来很无厘头，因为我不能回到过去，你也不是我的孩子。但这就是我的感觉。

吉勒莫：你会因为这些往事觉得我不好吗？是有缺陷的、有污点的吗？（他眼含热泪。）

露西：不，你只是一个受害者。他比你大那么多，又强壮那么多，你能做什么呢？你没有缺陷，也没有污点。你是特别棒的爱人，我喜欢和你在一起的感觉。

吉勒莫：（眼中蓄了更多泪水）谢谢你。你能在我的生命中出现，我实在是太幸运了。（露西走到吉勒莫面前，跪在他的椅子前，用手臂环抱着他。他仍在流泪。三个人安静地坐着。）我感到释然，第一次觉得安全。

咨询师：露西，你现在感觉怎么样？（她站起来，亲吻了吉勒莫的额头，然后回到了自己的座位。）

露西：我很震惊，但又觉得在情理之中。我之前怀疑过可能有这样的事在帕克身上发生过。我对帕克从没有好感，但是我现在对他只有愤怒。同时，我也对他的父亲感到愤怒，我知道他父亲在身体上虐待过帕克。我也为他的母亲没能好好保护他而愤怒。他们本该好好保护他的。

咨询师：他们的确应该那么做。我知道你刚得知这些信息，但我想知道，这有没有改变你对吉勒莫的看法以及你对他的感觉？

吉勒莫：（看着露西）他在替我问这些问题，因为他认为我不能相信你之前说的话。不过，我想，我也希望能再听一次你的答案。

露西：了解过去发生的事情可以帮助我理解你身上巨大的孤独感和拘束感。它也让我更加理解你为什么总是跟别人保持距离。你一直害怕如果他们知道真相会怎么看你。但是，我其实非常高兴你终于足够信任我了，愿意和我分享。我很荣幸听到你的故事。我想，我认识的内向的你可能并不是真正的你。也许，还有一个外向的你在等待时机出现，就好像你在冲破你哥哥把你锁进的那个壳。我能在一旁支持、见证你的重生，这多美妙啊。

吉勒莫：谢谢你，露西。你的话对我意义非凡。

咨询师：吉勒莫，我现在更明白你择偶的智慧了。露西，你比吉勒莫跟我形容的还要好。你今天的反应给我留下了深刻的印象，让我非常感动。能和像你们这样的夫妻一起工作，真是太荣幸了。

吉勒莫：谢谢。

这次会谈在这段对话之后很快就结束了，他们计划在下周再进行一次会谈作为随访。从吉勒莫进入对话的状态和在会谈中的主导性可以看出吉勒莫和咨询师之前做的准备工作的效果。吉勒莫能够把对话从帕克身上转移到探求露西对他袒露心声的反应上，也展示了他娴熟的领导力。另外，吉勒莫打断露西，告诉她，咨询师的提问是为了让他得到所需的答案，以驳斥自己对露西反应的灾难化预期，这一行为也体现了吉勒莫慢慢展现出来的领导力。在序列方面，这次会谈标志着解法序列的成功实行，即吉勒莫勇敢地向露西坦诚自己的那些艰难而可耻的过往，而露西满怀爱意、同情和对他的肯定去倾听。同样，从更普遍的意义上说，这次会谈清晰地展示了吉勒莫主导人际互动的解法序列，并展示了他萌生的领导力。

咨询师和吉勒莫关于和露西进行第二次会谈（下一次会谈）的计划是讨论在现在这个人生阶段，该如何处理和帕克的关系。他们的计划是把第一次联合会谈完全集中在吉勒莫袒露心声上，而在下一次会谈中讨论帕克。这也是吉勒莫在与露西的第一次会谈上有意偏离关于帕克的话题的原因之一。

支持吉勒莫打破与哥哥之间的沉默的计划

咨询师：在上周的会谈中，吉勒莫说了自己的往事，我想知道现在你们
之间的关系如何？当然，我也对你们每个人的感受非常感兴趣。

露西：吉勒莫和我更深入地谈了那个话题。他更详细地描述了发生的
事情，以及他是如何反抗和取得一些胜利的。吉勒莫也说到，
他对帕克的感情不仅仅是恨。从某种意义上说，帕克是家里唯
一陪伴他的人。吉勒莫也看到了他爸爸是怎么虐待帕克的。

吉勒莫：尽管我对他有很多愤怒，我也知道他是一个迷途之人。他利用
我去获得了他觉得自己可能没有办法从同龄人身上获得的一些
东西。我一直在想，他可能迫切地希望得到一些安慰和爱，但
他不知道从何入手。

咨询师：吉勒莫，我被你正在经历的转变深深打动了。很显然，你在表
达对帕克的同情心，试图从他的角度看这个世界——在那个时
候，你是唯一能够给予他安慰和爱的人。

吉勒莫：是的，不过我仍然对他感到愤怒。我很生气，他对我的性侵让
我的生活多年来都笼罩在乌云下。我不觉得那么羞耻了，但感
到了更多的悲伤。

咨询师：因为被性侵的关系，你的生活被羞耻感以及那可怕的格格不入
和孤独感所禁锢。你因此错过了许多。你没有办法全身心地拥
抱生活，因为你有一个部分被分裂出去了，孤独而隐蔽。这很
悲伤。（吉勒莫眼含泪水，露西把椅子移到了他身边，和他并肩
坐着。）

吉勒莫：不过，我现在走出来了，我感觉自己更活在当下，更投入。因
此，我也在想，我该如何处理和帕克的关系。

咨询师：你有什么想法吗？

吉勒莫：我在想，我应该和他谈一谈我们之间发生的事。从10岁到现在，

23 年过去了，我们从来没有说起过。我觉得和他开诚布公地谈一谈会是这个秘密的终结，也会是我的羞耻感的终结。

咨询师：露西，你是怎么想的呢？

露西：我的心情挺复杂的。一方面，因为他对吉勒莫的所作所为让我有杀了他的心。另一方面，我也理解他也是被虐待的，是一个迷了路的孩子。我不知道我能不能接受和他共处一室。

吉勒莫：你不需要和他一起待着。我会自己去。

咨询师：吉勒莫，你想怎么做这件事呢？

吉勒莫：我不知道。有一部分的我想去萨克拉门托，直接找他面谈。但我有些害怕会一发不可收拾。不过，他比从前要稳定很多。他结婚了，有两个孩子。他负责管理一个汽车修理店，收入也不错。

咨询师：如果不去萨克拉门托，还有什么别的方法吗？

吉勒莫：你是说，我应该邀请他到这里来？

咨询师：这是一个可能性。

吉勒莫：我觉得我想自己做这件事。我会和你一起计划该怎么做，但是我不认为我需要你在一旁。

咨询师：那露西呢，你希望她在你身边吗？

吉勒莫：我不确定。露西，你刚刚说你不能接受和他共处一室。我觉得，你可能不想出现在那个场景里。

露西：如果你希望我在你身边，我愿意。

咨询师：我有一个建议。我可以想象一个场景，你们两人都去萨克拉门托。吉勒莫，你先和帕克见面，把你想对他说的话告诉他。等你讲完以后，或者第二天，也许露西可以加入。我认为，让露西和帕克之间也有一些沟通是很重要的，要不然，你可能会在和帕克的关系上领先她太多。如果你和帕克有了一次深度的沟通，他承认自己的所作所为并向你道歉，那么因为这个经历，你对他的感觉会转变。而露西对帕克的感觉可能不会改变。我担心这会分裂你们，因为露西会始终怀着愤怒情绪，而你对帕克已经释怀了。

露西：有道理。我不希望你对帕克已经感觉亲近自在了，而我还在这里被愤怒所困扰。也许，我应该一开始就在场。

吉勒莫：如果你一开始就在场，你可以参与所发生的一切。我不知道如果你在，他会不会更拘束，不那么容易坦诚相待。不过，如果他知道我已经事先和你说明了所发生的事，而你需要参与这一切，应该就不会有什么问题。

咨询师：吉勒莫，你何不给他写一封信呢？告诉他你在进行心理咨询，在回顾他去加州前你们之间发生的事情。你决定邀请露西加入你的咨询会谈，因为你从来没有跟她说起过去发生了什么。现在，你们都知道了事情的真相，你们都希望去萨克拉门托和他见面，谈一谈过去发生的事。如果你愿意，你可以给他来这里的选项，你们可以在咨询室里和我一起进行这次沟通。也许这个选项会让他更有安全感。

吉勒莫：我认为这是一个好主意。我可以通过他的回应来判断他对整个事情的态度。他可能对过往完全抵赖。不过，我不太相信他会这么做。

咨询师：露西，你怎么看？

露西：我认为我们的计划有谱了。

吉勒莫夫妇在吉勒莫袒露心声后的处理方式给咨询师留下了深刻的印象。这对夫妻报告，在第一次联合会谈后，吉勒莫分享了更多关于性侵的信息。露西了解了他在被性侵期间是如何反抗并保持自己的自主意识的。吉勒莫开始对哥哥出现同情心让露西感到惊讶。咨询师肯定并强调了吉勒莫从愤怒到悲伤的转变。露西在不干扰他的情绪表达的情况下，安慰了吉勒莫。过了一会儿，吉勒莫开始自发主动地想要处理与帕克的关系。作为他自我赋能过程的一部分，吉勒莫想象了与帕克（在咨询室之外）进行了一次单独的面质。这个想象反映了这样的事实，即吉勒莫已经觉得自己足够强大，可以独自面对哥哥了。他的自尊心和自我效能感都在提升。

当露西和吉勒莫讨论是否应该跟他一起去时，咨询师描述了他想到的场景，即吉勒莫先一个人去，然后露西再和吉勒莫一起去找帕克。咨询师的逻辑基于这样的假设：如果吉勒莫一个人去，那么露西就可能被留在与帕克的情感三角关系上，这可能会导致吉勒莫和露西之间产生情感的分裂或失衡，也就是吉勒莫已经感到更亲密了，而露西仍然感到疏远和愤怒。露西接过话头，主动说："也许我应该和他一起去。"咨询师随后建议吉勒莫给帕克写信，说明他想见面进行交流。吉勒莫喜欢这个建议，并进一步阐述了他可以通过这种方式更好地了解帕克的反应，这将有助于他为即将发生的一切做准备。他们都同意这个计划。

有趣的是，作为他被赋能的一部分，吉勒莫相当于学习了整合系统治疗的蓝图。在做出他需要知道帕克对这些事的态度的假设后，吉勒莫把他的信当作基于这一假设而做出的计划的对话。吉勒莫对整合系统治疗的思维方式的内化正体现了我们的目标——帮助来访者将咨询师内化并将之整合到他们的集体自我或思想中。来访系统学会了以一种新的方式进行工作，来促进更缜密的试验和试错学习——这也是整合系统治疗的核心过程。

在第二次联合会谈后，吉勒莫起草了一封给帕克的信。他跟露西和咨询师分享了这封信。他们三个人一起打磨了这封信，直到它说出了吉勒莫想说的所有话。吉勒莫发送了邮件后，帕克马上回复了。帕克说，他收到这封信后松了口气，他多年来一直期待着这样做。他还说，他和妻子正在进行伴侣咨询，他痛苦的童年经历，包括他和吉勒莫的关系，一直是咨询会谈的话题。

他很高兴吉勒莫和露西会去萨克拉门托见他，甚至提议他的妻子胡安娜也加入他们的谈话。

吉勒莫和露西一起参加了下次会谈，并为与帕克和胡安娜的会面做了计划。他们预演了不同的场景。咨询师建议他们跟帕克夫妇沟通，说他们这次来也许会不止一次地进行对话。咨询师认为，这能保证他们有足够的时间和空间来谈论需要谈论的内容。咨询师还对他们进行了辅导，建议他们在第一次沟通开始时先进行一些讨论，明确胡安娜和露西应该主要作为兄弟俩对话的见证者，但在那之后会有机会加入对话。咨询师提醒，妻子们要小心，不要抢着为自己的丈夫说话，这两个男人必须亲自做他们要做的工作，这至关重要。换句话说，咨询师既在提出兄弟之间的解法序列，又在保护这个解法序列，也就是他们需要直接面对彼此。

在下一次会谈中，这对夫妻报告，帕克发了一封电子邮件，取消了他们的会面。他表示，现在还不是见面的最佳时机，并且他有被强迫的感觉。吉勒莫和露西跟咨询师表达了他们的失望，但表示他们对咨询的进展很满意，并希望有一天能与帕克进行有意义的沟通。他们觉得自己已经为那一天做好了准备。

咨询师和吉勒莫另外进行了三次个体会谈，巩固了咨询成果，并直接谈论了终止咨询对于吉勒莫的意义。吉勒莫说，与第一段咨询相比，他觉得自己对结束更有准备了。而且他觉得他可以对露西敞开心扉，说起任何让他感到焦虑或羞愧的事情。在最后一次会谈（第二十六次）中，咨询师祝贺了吉勒莫在咨询中表现出的勇气和取得的成就，并明确表示欢迎吉勒莫在未来需要时回来进行一次或更多次会谈。吉勒莫表示感谢，并同意在需要时保持联系。

大约一年后，吉勒莫打电话为他和露西预约了一次会谈。他说，他父亲心脏病发作了，几乎致命，他和露西在去萨克拉门托拜访时，与帕克和胡安娜进行了交谈。

跟进与巩固

咨询师：我很高兴你的父亲现在情况有所好转。看起来，你还有一些别
的消息想与我分享？

吉勒莫：是的。我们跟帕克和胡安娜谈过了，而且进展得比我想象的还
要好。从某种意义上说，我觉得我把哥哥找回来了。在萨克拉
门托的第一天晚上，我们在他们家见面，孩子们都上床睡觉了，
我们聊了两个多小时。帕克和我绝对是那次谈话的主角。我先
开始的，他一直在认真地倾听。他在听的时候流下了眼泪，胡
安娜看上去非常痛苦。帕克说，在他听到我的故事之前，他已
经隔绝了很多关于往事的记忆，但是当我告诉他我的记忆时，
他没有丝毫否认。他说自己当时很迷茫，做了一些疯狂和可怕
的事情，比如虐待我。他向我道歉，并且说听我讲我的故事几
乎是他一生中最痛苦的事情之一。我觉得他的道歉很真诚。我
想哭，但没有。胡安娜说，她为我和我所经历的一切感到难过。
她说，她的孩子现在分别是 5 岁和 7 岁，如果他们俩有人经历
了类似的事情，她简直会崩溃。她说，她恨我父亲对帕克的所
作所为，也恨那些事竟然导致了帕克对我的虐待。

露西：我觉得他们的回应非常真诚。他们都因为吉勒莫的话感到伤心
和沮丧。帕克说，他甚至不知道自己当时是多么的孤独和迷茫。
那驱使他去做了那样变态的事情。然后，他问吉勒莫，现在他
能做些什么来弥补。吉勒莫说，他唯一想要的，也正是帕克和
胡安娜正在做的，就是倾听并听进去。

吉勒莫：第二天，我们又见了一次。帕克再次说，他为自己对我所做的
一切感到抱歉，很感激我与他取得联系并打破了我们之间的沉
默。他希望在未来成为那个过去他应该成为的哥哥。我告诉他

> 大可不必，他只需要在现在做我的哥哥。我说，他昨天和今天
> 对我的回应就像一个真正的哥哥，我十分感激。

咨询师：吉勒莫，你从那儿回来后，感觉如何？

吉勒莫：我感觉压在胸口的一块大石头终于卸下了。露西了解了我的真
相。我直面了我哥哥，在某种意义上，接纳了他。而他，向我
道了歉，也接纳了我。我非常感谢你帮助我面对我的过往，并
支持我把这些分享给那些需要听到的人，也就是露西和我哥哥。
Muchiasima gracias y un abrazo para ti.[①]（吉勒莫站起来拥抱了
咨询师。他们都眼含泪水。露西也跟着站了起来，双手环住了
他们。）

在这次会谈中，吉勒莫和露西巩固了他们与帕克夫妇沟通的体验和收
获。吉勒莫面对了他的施虐者，而且尤为难得的是，他的施虐者也承担了责
任，并向他道了歉。尽管他们有性侵的过去，但他们还是能够像兄弟一般继
续相处。和吉勒莫一样，露西也跟帕克和胡安娜感到亲近了。因为参与了这
次沟通，露西和吉勒莫有着相同的体验，这让她能够和吉勒莫一起走向宽恕
和原谅。

这个案例展现了 IST 咨询师是如何既集中而共情地聚焦在个体来访者身
上，又保持着对来访者所处的更大的系统的觉察和关注。通过这种双重的关
注，咨询师帮助吉勒莫解决了自己在工作中的焦虑问题，也对他的创伤和羞
耻感进行了修复和疗愈，并在疗愈的过程中增进了他与妻子的关系，也重新
与哥哥建立了一份影响深远的情谊。

---

① 西班牙语，意为"非常感谢你，让我给你一个拥抱"。——译者注

第十二章

整合系统治疗中的终身学习：
起始、实操、督导和持续成长

整合系统治疗的全面性让它几乎适用于所有问题和来访系统，同时，这也注定了它是复杂的。它需要引入并整合许多概念、各种个案概念化的因素以及广泛的干预策略。当然，它也相应地提供了这些概念、因素和策略。它是一个开放的系统，蓝图中的每个部分都可以容纳大量的、现有的以及新兴的知识和实践。由此产生的理论复杂性让整合系统治疗成了一个永远无法被完全掌握的方法，因为要学的东西总是很多。从这个意义上说，它鼓励我们从受训初期，到发展出重要的胜任力，到承担起督导师的职责，再到职业生涯的后期，在各个阶段都不断地学习并反思。

除了鼓励持续的发展，整合系统治疗还为持续的发展提供了基础和结构。在蓝图中的**假设**部分，我们使用了一系列构架（假设元构架）来帮助描述复杂的、在多层次间运作的来访系统，尤其是在优势力量和限制这两个方面。**计划**部分则把实行解法序列和移除限制的策略用一系列构架（计划元构架）归纳起来。这些策略会根据整合系统治疗的指导原则和不断迭代的假设来配合使用。**对话**部分包含大量有关语言选择和沟通技巧的知识。这些知识被用于建立同盟关系、了解来访系统并实行干预技术。最后，**反馈**部分包含了能够指导咨询进行的一系列信息（来访者的回应、咨询师的反应以及实证数据）。这四大类信息（假设、计划、对话和反馈）及其在蓝图中的位置都在图 12.1 "满载的"蓝图中有所展示。这个"满载的"蓝图带着开放式的、整合的图式，在容纳和组织有关咨询如何进行的信息方面，它的能力几乎是无限的。

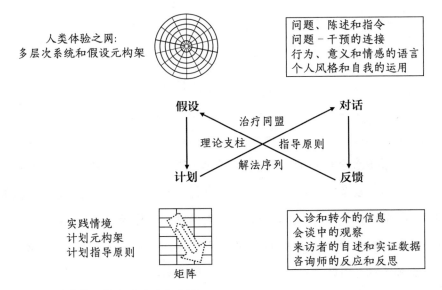

图 12.1 "满载的"整合系统治疗蓝图

From "Integrative Problem-Centered Metaframeworks Therapy Ⅱ: Planning, Conversing, and Reading Feedback," by W. M. Pinsof, D. C. Breunlin, W. P. Russell, and J. L. Lebow, 2011, *Family Process*, 50, p. 334. Copyright 2011 by John Wiley & Sons, Inc. Adapted with permission.

奥尔林斯基和伦内斯坦德（Orlinsky & Rønnestad，2005）对心理咨询师个人发展的研究结果佐证了拥有整合的视角在促进终身职业发展中的价值。在对全球范围内的 4000 多位咨询师的调查中发现，"涉猎广泛的、整合折中的从业者是'成长最快'的咨询师，他们比大多数其他咨询师更有可能进步"（p.120）。他们的一个共性是"增长快而消耗少"（p.118）。研究认为，这"可能反映了咨询师的理论广度与喜欢在实践中不停实验之间的联系"（p.120）。

我们认为，整合系统治疗的理论广度及其治疗蓝图和失败驱动指导原则的确能鼓励咨询师系统性地实验新的概念、策略和技术。

意识到学习机会：案例

让我们通过一名处于职业发展早期的新手咨询师与一个家庭工作的例子，看她是如何意识到学习的机会的。咨询工作的重点是处理一位 15 岁男孩在学习方面的困难和沉迷电子游戏的问题。这个家庭里有一对第二代墨西哥裔异性恋夫妇（卡洛斯和玛丽安娜）以及他们的儿子（华金）。妈妈（玛丽安娜）拥有学士学位。爸爸（卡洛斯）在从事实验室技术员的工作，他高中毕业，并在电力公司担任了多年的抄表员，但由于在工作时间喝酒，他被开除了。在进行家庭治疗的 10 个月前，他已经完成了一个针对酒精依赖的重症门诊治疗项目，随后恢复了工作。他承诺努力戒酒，并开始与妻子和儿子一起去教堂。在接受家庭治疗时，他也会每周参加几次匿名戒酒会的活动。华金正处在高一的最后一个月，他在学业上遇到了很大的挑战。

在第一次会谈中，咨询师在欢迎全家并界定了他们的主诉问题后，理出了家庭作业和电子游戏的相关行为序列，并发现父母都未安排或监督儿子做作业。卡洛斯在必要的时候曾管教过儿子的学习，但在他不再酗酒后，就不再插手了。尽管玛丽安娜非常重视儿子的教育，但因为工作（包括上下班通勤的时间很长）以及一些身体原因，她常常在晚上感到疲倦不已，无法关注儿子的课业或学习习惯。在如何处理电子游戏问题方面，父母也没有统一的意见。玛丽安娜希望在儿子提高学习成绩之前禁止他打游戏。而卡洛斯说，在他接受酗酒治疗之前，他有时对儿子的要求很高，也过于严厉。他认为，电子游戏会让人上瘾，而华金需要在他自己准备好的时候接纳和应对这件事。玛丽安娜担心，如果儿子继续这样下去，他的余生只能以失败告终。

咨询师最初的假设是，如果父母可以更多地引导并参与管理儿子的学业和玩游戏的情况，将对他有益。咨询师给出了这个提议，并解释说父母可以通过提供更多的结构安排（作业时间安排以及对玩游戏时长的限制）来帮助他培养学习习惯。父亲表示了担心，指出匿名戒酒会中的十二个步骤之一就是要求他不要试图控制自己无能为力的事情，例如他人的行为。他说，他之所以能保持戒酒是因为他接受了自己对这些事情无能为力。他认为，儿子在学习方面可能不得不"触底"才会反弹。所以，他并没有像以前那样严厉地管教华金，尽管他承认自己还是会时不时地说教一下。咨询师认识到并且尊重了匿名戒酒会给卡洛斯带来的深刻变化，但她同时感到，在处理华金沉迷游戏的问题上，卡洛斯对十二步骤的应用变成了束缚和阻碍。

基于咨询师对儿童和青少年发展的知识，以及对有利于发展的家庭组织模式的知识，咨询师认为，一些更结构化的指导可以使华金受益，这有助于帮他养成自己管理时间和学业的习惯。不过，这个解法序列似乎还没有进展。咨询师说，父亲接纳一切的态度对他来说显然是很重要的，所以她会进一步思考其他可行的解决方案。全家人也同意再想一想。

咨询师有许多需要思考的地方。一方面，父亲戒酒以及重视接纳都是在华金上高中前才开始的。咨询师需要考虑到发展元构架。同样需要考虑的是，卡洛斯对接纳的严格遵守是否也在心智元构架中起着某种作用，比如，有助于管理他的情绪失调。而更迫切的是，在本次咨询结束后和下次咨询开始前，整合系统治疗的文化元构架在不停地提醒咨询师："我需要更多地了解匿名戒酒会的文化。"咨询师认为，自己对这些话题还没有足够的了解，不过她对于这种不了解的感觉驾轻就熟，因为在整合系统治疗中，每个案例都是一个学习的机会。蓝图不仅鼓励咨询师整合新的信息并尝试将之纳入治疗性对话，同时也为此提供了框架。于是，咨询师阅读了一些关于匿名戒酒会的资料，也跟一个参与匿名戒酒会的朋友进行了深入的交谈。这些信息为咨询师随后的咨询提供了帮助。

在下一次会谈中，咨询师总结了第一次会谈里界定的困境，全家人进行了进一步讨论。玛丽安娜说，她为卡洛斯能戒酒感到高兴，并指出自从戒了酒，他变得更加注重精神信仰，也更加平和。她说，她尊重卡洛斯的精神信仰。她表示自己的信仰也很重要，但在儿子的学业问题上，她并不觉得"触底反弹"的方法是适合的。卡洛斯进一步阐述了他的精神信仰，咨询师也承认了信仰在他生命中的重要性。

随后，咨询师与卡洛斯进行了一次对话。这个对话主要基于她在两次会谈之间学习到的新知识，特别是宁静祷文——匿名戒酒会文化的核心。宁静祷文提供了一个重要的思路，即"用宁静之心去接纳我无法改变的事情，用勇气之心去改变我可以改变的事情，用智慧之心去区分二者"。咨询师和卡洛斯在这一点上建立了联结，他们都同意儿子的成就和玩游戏的兴趣都是在父母掌控之外的事。咨询师分享到，她认为，卡洛斯和玛丽安娜一定会竭尽全力帮助儿子成长为一个有责任、有担当的成年人。他们都表示同意。咨询师问，如果他们认为给儿子更多结构化的安排对他的发展有利，那么他们会不会这样做，当然他们要接受不为结果承担责任，因为那是他们无法控制的。谈话继续下去，所有人都同意为华金的成长创造条件，包括为他的生活提供结构化的安排，这是他们可以做的，而且不会因为需要控制那些掌控之外的事而影响到他们的精神信仰。咨询师想知道卡洛斯是否愿意和他的助帮人从匿名戒酒会和戒酒的角度讨论这个问题。卡洛斯同意了。在下次会谈中，卡洛斯报告，他的助帮人认为，只要卡洛斯没有因此变得过度控制或反应过激，这个计划就没有任何问题。随后，父母跟华金合作，计划了做作业的时间，同时也安排了少量的电子游戏时间作为对完成作业的奖励。玛丽安娜觉得松了一口气。华金也同意了这个计划。

咨询师十分重视不断学习的过程，也很欣赏元构架提供的理论广度。她了解了匿名戒酒会中的精神信仰理念，并与这家人进行了探讨，然后尝试在对话中融合了三个假设元构架（精神信仰、发展和组织），从而为改变家庭成员在学业成就和电子游戏方面的互动找到了一个共同的出发点。咨询师知道，这个个案可能还会面临其他的曲折和限制因素，以及需要解决的同盟问题，但无论如何，能够与这家人建立良好的工作关系，并找到一个看起来合理且可能有效的解法序列，依然是一件让人非常高兴的事。与此同时，她也获得了一些能在其他个案中运用的新信息。在整合系统治疗中，收集新信息以及学习新概念和技能都是一个持续的过程。我们对咨询师的期待是他们可以不断地寻求新的知识，然后通过蓝图提供的支持框架将之融入咨询。

除了作为一种整合疗法，整合系统治疗还是一种系统疗法，因为它会在多层次的背景中对案例进行概念化，并根据不同情况进行伴侣、家庭或者个体会谈。即使在一个个案中，咨询师也可能在不同的治疗情境（个人、伴侣和家庭）下工作。卡洛斯一家的情况就是如此。咨询师大部分时间与整个家庭会面，但是在咨询过程中，也与父母单独见过两次，并和儿子单独见过两次。这样做的结果是，IST 咨询师积累了在不同情境（形式）中工作的经验。有证据表明，这样的工作方式对咨询师的职业发展有积极的影响。而这种工作方式是整合系统治疗中系统性的临床决策的自然结果。奥尔林斯基和伦内斯坦德（Orlinsky & Rønnestad，2005）发现，将个体、伴侣和家庭治疗结合在一起的咨询师"最常认为其工作是有效的实践（58%），而只有极少数会认为，这是令人困扰的实践（7%）"，并且"跨越多种治疗方式的案例经验所带来的广度和深度"（p.95）是预测其工作的治愈能力的最强因素。这个结果明显优于仅进行个体咨询或仅进行个体和团体咨询的咨询师，尽管后者的结果也可能受到实践环境的影响（团体咨询在机构化的设置中更常见）。

总而言之，整合系统治疗的关注点之广与其复杂性、系统性和整合性的本质及其对各个成分的组织，都为终身学习和专业发展提供了支持。然而，学习和发展的动力来自个体从业者本身。伦内斯坦德和斯科夫霍特（Rønnestad & Skovholt，2003）的主要发现之一是"积极投入学习会推动职业发展"（p.30）。因此，每个咨询师都要为自己的发展负责，而这在很大程度上取决于他们能否在长时间内保持对学习的投入。对于某个特定的咨询师而言，整合系统治疗是不是最好的激发他投入学习和自我提升的动力的地方，是一个非常值得深思的问题。

适合用整合系统治疗的咨询师

尽管我们认为整合系统治疗有能力处理几乎所有问题，并且为从业者提供了终身学习的有效平台，但我们显然还是不觉得整合系统治疗应该成为所有咨询师的首选。相反，我们认同的想法是，治疗模型的核心假设和操作要求必须符合咨询师的世界观。西蒙（Simon，2003）进一步提出了这样的论点，即咨询最好是咨询师对于人类境况的观点的表达。当治疗模型与咨询师的理念系统同频共振时，咨询师与来访者之间就会有更加真实的相遇。西蒙（Simon，2006）提出通过强调咨询师的自我修养来协调家庭治疗中的共同因素法和特定模型法这两种思路。他假设，"当咨询师使用经过实证检验且和自己的世界观相匹配的治疗模型时，治疗效果是最好的"（p.343）。尽管据我们所知，这一假设尚未得到证实，但是咨询师和治疗方法的匹配度及其在使用时的舒适性和投入度都能增强共同因素法中的某些要素的影响，并让某特定疗法的运用更加有效，这个观点看起来是有道理的。此外，咨询师要长期坚持使用某治疗模型并对职业感到满意，也需要较高的匹配度。

这就提出了一个问题："整合系统治疗适合什么样的咨询师呢？"整合系统治疗的理论支柱（见本书第二章）和治疗的指导原则（第二章，并在附录中进行了总结）都提供了哲学层面和实践层面的方向，并阐明了匹配性问题。我们鼓励读者系统地阅读这些部分，并思考这些与自己世界观的相符程度。此外，这里重点介绍几个在匹配度中最重要的元素。这些元素中的任何一个都会影响匹配度。如果有咨询师占了好几个元素，就说明该咨询师和整合系统治疗的匹配度非常高。

第一，整合系统治疗是为致力于系统治疗的咨询师而设计的。在多层次生物心理社会系统的情境下看待人类问题的家庭治疗师、社会工作者、心理学家和咨询师都非常适合用整合系统治疗，特别是如果有兴趣在恰当的时候邀请来访者的家人参与对个体的咨询时。此外，对来访系统内呈现的模式（序列）很感兴趣也是匹配度的一个指标，因为整合系统治疗着重关注行动、意义和情感的序列。

第二，整合系统治疗更适合非常相信个体及其家庭中存在内在优势力量和资源的咨询师。整合系统治疗以问题为中心，会系统地识别系统中限制解决方案的因素（有时候，也包括那些影响极其深远的限制因素），但也始终不会忽视来访者的能力和良好的意图。从某种意义上说，这种认识堪称一种信仰。咨询师对人性的信念为咨询中的合作取向提供了基础。

第三，喜欢做事有重点、有计划性的咨询师可能觉得整合系统治疗跟自己更匹配，尤其是如果可以接受以直接地解决问题为核心来开始咨询，但又愿意在必要时考虑更复杂的个案概念化。

第四，整合系统治疗适合重视自主决策和即兴发挥的咨询师。整合系统治疗强调每个治疗系统的独特性（独特的来访系统和独特的咨询师）。在整合系统治疗的步骤和决策框架下，咨询师和来访者会一起决定如何建立关系，并参与解决问题。这个方法是经过计划并且有重点的，但它是通过一种让咨询师在整合知识、概念和技术方面运用自己的判断和创造力（与来访者的反馈相结合）的方式来实现的。这与针对特定问题的特定干预技术（通常是有手册的程式化疗法）恰好相反。尽管整合系统治疗纳入了循证治疗和程式化疗法中的一些元素，并有可能在某一阶段的会谈中忠实地使用那些方法，但它仍然致力于根据来访系统特定的问题序列和限制因素来选取策略和设计干预技术（而不是简单地将疗法与问题类型匹配）。IST 咨询师不会陷入对程式的僵化的要求，也不会漫无目的地随波逐流。相反，他们更享受在由整合系统治疗的精髓提供的框架中即兴发挥的自由，并在这个过程中使用蓝图和指导原则来引导自己的决策。

关于匹配度的第五点涉及实践的广度。整合系统治疗对于术业有专攻的咨询师（比如，专注于解决伴侣之间的性问题）自然是有用的，不过它对于需要跟许多不同主诉问题工作和／或这些问题需要在多种情境（不同的治疗情境：家庭、伴侣和个人）中解决的咨询师来说，也是格外有帮助的。

学习和成长的渠道

整合系统治疗通过提供一个框架来组织和容纳新的信息、概念、策略、干预、领悟和技术，从而为咨询师的终身职业生涯发展提供了一个工具。另有三个学习和成长的渠道：（1）心理咨询实践中的各种活动；（2）社会中产生的多种知识来源；（3）充实且经过审视的生活体验。

咨询师通过心理咨询实践中的专业活动来学习和成长，这些专业活动包括临床实践、临床督导、案例研讨、与同事的合作、工作坊、课程和专业阅读。通过这些活动获得的知识被纳入了整合系统治疗蓝图的框架。为了让咨询过程也成为学习的渠道，咨询师必须愿意拜来访者为师，让他们呈现自己生活中的困境。每个个案都是咨询师和来访者共同学习的旅程。临床工作中遇到的挑战为咨询师提供了从咨询过程中学习的机会，也帮助咨询师看到拓展知识和技能的需求。

临床实践中的另一个学习渠道是转介和协同保健。与教师、医生、律师、社区机构和其他咨询师的联系可以帮助咨询师通过基于不同训练和经验的其他从业者的观点来更好地了解来访系统的生态。例如，在与一对已婚的异性恋夫妇工作时，咨询师怀疑丈夫可能患有成人多动障碍。咨询师将丈夫转介给精神科医生进行评估，并开始协同工作。在确诊了成人多动障碍后，对此有专门的研究的精神科医生介绍了当伴侣中有一方有这种障碍时较常见的关系模式。与精神科医生的对话帮助咨询师更好地理解了妻子的烦恼、丈夫的羞耻感以及导致这些情绪的互动过程。咨询师受到启发，并对该主题进行了进一步研究。在几周内，咨询师对多动障碍及其对伴侣的影响有了更多的了解。这为帮助这对伴侣（以及其他伴侣）应对他们所面临的挑战做了更好的准备。

在社会大舞台上，呈现着人类经验中与咨询相关的诸多方面。咨询师一边体验周遭世界，一边学习和成长。无论是观察伴侣在公园里吵架，还是观察母亲在超市里恳求孩子的景象，咨询师都可以从来访者那里听到问题序列，并对此有更详尽的理解。新闻报道、时事、电影、电视、互联网、小说、传记、艺术、音乐、科学和体育中对社会的表达、分析和解释，也都帮我们提高了倾听来访者和了解人类境况的能力。听到让人悲伤的音乐或看到一部描述丧亲家庭的电影，都可能让我们更深切地体会到来访者的哀悼之情。小说中描述的关系模式可以帮助咨询师了解家庭中正在发生的事情。阅读有关减肥和增重模式的科学研究则能让咨询师更好地了解来访者在身材方面遇到的挑战。

学习和成长的另一个重要渠道是加以审视地生活，这包括对自我的反思和对我们所处的所有关系系统的反思。个人的挑战、开心的事、关系模式、健康习惯、生命周期的过渡、创伤经历以及丧失都有助于发展咨询师的自我修养，即对自己的认识。在这个类别中，也包括了咨询师接受心理咨询的个人体验。

生活为我们提供了无数学习和成长的机会。例如，随着咨询师自己成为父母，他们也更能理解年轻父母所面临的喜悦、担忧和恐惧。此外，生活是平等的：来访者和咨询师都会在生活中体验生而为人要面临的主题和挑战。咨询师和来访者的角色互补，从而感到有差别，但生活总是能一直提醒着咨询师那些生而为人的共同经历。

如果让咨询师以这种方式进行终身学习，就必须在日常生活和实践中培养好奇心和反思的习惯。这些因素不但是个人以及专业的支持系统，还可以防止职业停滞不前，降低不满情绪，并帮助咨询师在发展的各个阶段都进行最大限度地学习。

整合系统治疗中的发展阶段和维度

虽然整合系统治疗可以作为终身学习的有效工具，但如何使用它，还是取决于咨询师自身所处的发展阶段。整合系统治疗的使用会受到发展议题的影响，尤其是诸如对专业角色和职责的舒适程度、能力和自主水平以及专业自我和个体自我的一致性等因素。

在对 100 位咨询师进行横向和纵向的定性研究的基础上，伦内斯坦德和斯科夫霍特（Rønnestad & Skovholt，2003）提出了一个模型。这个模型包括专业发展的六个阶段：（1）朴素助人者，（2）初学者，（3）进阶学员，（4）新手从业者，（5）经验丰富的从业者，（6）资深从业者。在讨论 IST 咨询师的发展时，我们借鉴了这项研究，但把这个划分方式整合成了与整合系统治疗最相关的四个阶段：起始、实践、督导和持续成长。

起始

鉴于整合系统治疗的全面性和复杂性，要学习它，就需要咨询师承诺投入精力去认真地学习并在督导下进行临床实践。就像前面讨论过的，这一承诺反过来也需要咨询师对系统、整合的治疗方法感兴趣，以及和整合系统治疗有良好的匹配度。学习任何一种新疗法时，我们都会面临这样的挑战，即在现有的认知图式之内或周围为新的概念和构架寻找空间。这个挑战将如何发展会受到一系列因素影响，包括咨询师的经验水平。在职业生涯中，越早、越深入地学习整合系统治疗，就能越容易使用它，并把它作为专业发展的构架。从业时间越长，就越难采用一套新的组织原则去指导实践。

基本上，咨询师学习整合系统治疗的情况不外乎以下两种：一种是在提供整合系统治疗培训的研究生项目里学习；另一种是在有了一段时间的从业经历并且学习了其他视角之后，要把这些调整到整合系统治疗中。无论是哪种情况，学习整合系统治疗都会是很有挑战性又收获颇丰的。

在研究生阶段学习整合系统治疗

我们培训整合系统治疗咨询师的大部分经验都来自美国西北大学的婚姻家庭治疗硕士学位项目。在入学之前，学生们可能已经通过大学学习及／或自己的咨询体验接触过心理咨询。

他们还可能充当过朋友和家人的"朴素助人者"（Rønnestad & Skovholt，2003，p.10）。他们对帮助他人的过程有自己的见解，但是这些见解通常不是特别明确。他们选择进入这个项目学习，也知道整合系统治疗将是培训的基石。对新知识的开放态度同时受到了他们所处的发展阶段的相关因素的支持（Rønnestad & Skovholt，2003，2013）。在这个阶段里，他们会动力十足地学习如何做咨询，并且会特别依赖一些外部因素，包括他们的教师、督导师以及相关的阅读材料。除了少数例外，大部分学生都能很快地学习和内化整合系统治疗的方法，并在毕业前获得实践整合系统治疗的基本能力。

在受训初期，研究生阶段的学生通常对承担咨询师角色和职责感到焦虑（这也是完全可以理解的）。他们不仅必须第一次与真正的来访者坐下来一起工作，还要学习一种复杂的咨询方法（整合系统治疗）。有几种策略可以促进初学者的学习：第一，在教授整合系统治疗的总体观点的同时，提供有关如何做咨询的基础实操培训；第二，帮助学生在会谈中"做简化"（界定问题、建立同盟、理清序列、向来访者提供支持和鼓励），在督导中讨论解法序列、限制和计划；第三，教学生一些具体的干预技术，这样他们就可以开始在会谈中使用这些策略来帮助来访者解决问题了。在培训初期，我们鼓励学生对内化和使用整合系统治疗的过程保持耐心，并在个案概念化上依赖督导的指引。

随着培训的进行，学生们开始逐渐内化整合系统治疗的精髓图示和蓝图。他们逐步展示了自己解读反馈、随机应变、识别解法序列和限制的能力。他们不再那么焦虑和拘谨了，而是开始体会到与来访者之间更紧密的联系和更高效的工作。他们正在进入进阶学员阶段。我们发现，处在这个时间点的学生总是会受益于这样的提醒：他们想学的东西是无止境的，并且不一定能实现。我们鼓励他们接受持续学习的刺激和挑战，并接纳他们现在和未来一直都会是"半成品"。

伦内斯坦德和斯科夫霍特（Rønnestad & Skovholt，2013）描述了进阶学员需要完成的五项发展任务。所有培训咨询师的项目都会通过授课和在督导下的临床实践来完成前两项任务：第一，学习知识概念；第二，获得实践能力。我们的项目基于整合系统治疗，已毕业的学生给我们的评价显示，这是完成这两项任务的绝佳工具。其他三项任务会帮助学生掌握并应对心理咨询的巨大复杂性。整合系统治疗的培训尤为擅长这些任务，因为其整合构架（精髓、指导原则和蓝图）可以帮助学生欣赏并应对这种复杂性。第三项任务是在选择特定的理论和技术的同时，"对元层次的信息和理论"保持开放的态度（Rønnestad & Skovholt，2013，p.71）。假设和计划元构架提供的大量信息以及蓝图的决策过程正是完成此任务的工具。第四项任务是改变心理咨询及咨询师"不切实际的且完美主义的形象"（p.71）。失败驱动指导原则和同盟优先指导原则可以帮助学生获得这一视角。第五项任务是应对因为看到心理咨询的复杂性而产生的困惑。创建整合系统治疗的部分原因就是为了应对此项任务。随着学生们对整合系统治疗的学习，他们会了解到该如何容忍并减少咨询过程的困惑。

我们鼓励学生将这些发展任务视为伴随他们职业生涯的持续成长的机会。为了继续成长并且保持站在行业的前沿，咨询师必须整合新的知识以及认识到工作中的复杂性。我们鼓励他们把整合系统治疗作为"二次学习"的工具，即学习如何学习的工具（Bateson，1972；Breunlin，2016）。项目的毕业生会认识到，他们站在令人振奋的职业的起点上，他们所处理的每一个新个案以及每一次把该领域的新发现纳入整合系统治疗中的机会，都会让他们的职业生涯更加充实。

鉴于治疗同盟在整合系统治疗中的核心地位，我们的项目还强调咨询师的自我修养（Aponte & Kissil，2016；Baldwin，2013）。通过课程、临床实践、督导以及自己接受心理咨询的体验，学生们会加深对自己的了解，并在咨询过程中成为更加同调的人的工具。更强的自我觉察力能使他们更好地处理对来访者的情感反应、发挥咨询师的优势以及看到并修复同盟关系中的裂痕。因为有了在整合系统治疗的实践中打下的坚实基础，以及在咨询师的自我修养上的显著提升，学生们从这个项目毕业之后就做好了在工作中不断反思的准备。这种反思对于咨询师毕生的专业发展都至关重要（Rønnestad & Skovholt，2003，2013）。

经验丰富的咨询师学习整合系统治疗

经验丰富的咨询师会因为各种不同的咨询视角而走入整合系统治疗。第一类就包括喜欢从多种视角中提取概念和干预技术的咨询师。他们一直在进行折中的实践，但没有清晰的组织原则。这类咨询师可能会对整合系统治疗感兴趣，因为他们意识到，整合系统治疗的整合方案比他们跟着直觉找到的方案更加周全和精确。整合系统治疗使他们在咨询时所做的决定更加清晰。第二类是主要在某一特定理论模型内实践的咨询师。他们发现，他们的方法仅对某些来访者或某些主诉问题有效。他们希望丰富对咨询的理解，以便在更大范围的来访者中更有效。从本质上讲，他们已经认识到需要采取更整合的疗法了（Breunlin，Rampage & Eovaldi，1995）。第三类是致力于为特定问题或人群服务而且只使用某种循证治疗的专家。对于这类咨询师，整合系统治疗可以帮助他们在自己的实践中看到咨询全局。虽然他们并未完全实践整合系统治疗，但他们可以把它作为工具，来识别何时必须在治疗计划中纳入其他的治疗资源。例如，使用认知行为疗法处理儿童焦虑症的咨询师可能会使用整合系统治疗来假设父母的婚姻问题会加剧这种焦虑，并转介父母去做伴侣咨询。

经验丰富的咨询师要完全采用整合系统治疗，可能会面临一些挑战，因为他们需要重新思考自己的某些假设和做法。但如果有强烈的兴趣、良好的匹配度以及在整合系统治疗的督导和案例研讨方面的支持，他们也可以轻松地学习整合系统治疗，并把自己先前的知识、技能和个人风格融入其中。一旦开始了这个旅程，他们也将进入实践、督导和持续成长的轨迹，不过由于先前的临床培训和经验，他们在整合系统治疗的临床专业度和作为督导师的成熟度方面都可能有更快的发展。

由于整合系统治疗有许多独立存在的概念（例如，序列、限制、多层次的系统和治疗情境）和组成部分（例如，精髓图示、蓝图、人类体验之网和矩阵），因此对于只想采纳跟自己现有风格的做法较相符的部分的咨询师是很有吸引力的。与全面采纳整合系统治疗相比，这种方式更容易实现，也不需要大量的学习和督导。在这种情况下，整合系统治疗的概念或者组成部分被纳入了咨询师现有的对咨询的认知图式。

实践

本小节讨论了 IST 咨询师从第一份工作到获得大量专业经验和能力的发展。对于学习整合系统治疗的经验丰富的咨询师来说，虽然阅读针对新手咨询师的讨论也可以从语言类建议上获益，不过阅读针对经验丰富的咨询师的讨论还是会更有收获。

新手咨询师在整合系统治疗中面临的发展性问题

从第一份工作开始，咨询师便进入新手从业者阶段。这个阶段据说会持续 2 ~ 5 年（Rønnestad & Skovholt，2003，2013）。这个阶段所涉及的因素通常有：如何以更加自主的方式进行实践，如何把研究生时的培训和实际工作相协调，寻找导师，改善工作的边界，以及把增加对自己的内在资源的依赖作为发展的焦点。尽管这是一个充满挑战的时期，但许多咨询师都会开始对自己的职业角色感到更放松，并越来越多地看到他们可以如何在工作中表达自己的独特个性。

　　整合系统治疗提供的构架包罗万象，足以在绝大多数工作环境中运用。不过，整合系统治疗的新手咨询师尚未学到与特定人群、特定问题、在特定情况下工作所需的全部知识，他们更像是全科医生。因此，他们非常有动力去学习新的概念、干预技术和技能。他们的任务是将新学的内容（包括督导师和同事所使用的咨询策略）融入整合系统治疗的构架。对新知识保持开放的态度，并以整合系统治疗提供的构架组织学习，既可以提高咨询师的能力，又可以进一步加深在操作层面对整合系统治疗的理解。持续地接受整合系统治疗的督导能支持咨询师的最佳发展，并确保咨询师继续稳稳地扎根在整合系统治疗中。

　　工作环境对整合系统治疗的支持越多（或至少对整合的、系统性的疗法有所支持），整合系统治疗的地基就打得越牢。在不太支持整合的、系统性的疗法（强调个体咨询或特定的治疗模型）的工作环境中，新手咨询师对于应用整合系统治疗的承诺可能会受到挑战。一个常见的挑战是与来自不同专业或理论方向的同事一起工作。尽管对于有的咨询师来说，这会让他们对整合系统治疗的承诺减弱，但也有咨询师依然坚守整合系统治疗，并且往往会发现自己可以给工作环境中的其他从业者带来显著的影响。

　　整合系统治疗的复杂性让刚入行的咨询师难以用简单的语言充分地描述这个方法。对于这一点，我们有两个主要是在语言方面的建议。第一个建议是准备一段对整合系统治疗的简要概述，以便向同事介绍它。这段概述有300字左右即可。例如：

　　　　我接受了整合系统治疗的培训。这是一个系统性的疗法，因为它会在关系和生物心理社会背景下审视家庭、伴侣和个体所面临的问题。它通过改变人们的行为方式和互动方式来解决问题。整合系统治疗是整合的，因为它把各种关于妨碍问题解决的因素的理论都组织起来，并可以从各种治疗模型中选取适合解决特定个案中的具体因素的干预技术。在整合系统治疗中，在可能的情况下，最好从直接的、行动导向的、能解决问题的策略入手，也可以借用来自经验性的、认知的、叙事的、神经生物学的和心理动力学等多种多样疗法中的策略和干预技术，处理多种多样的限制因素。整合系统治疗采取合作的方法进行咨询，主张看到来访者的优势力量，并特别注重与来访者在解决问题时的同盟关系。

对于整合系统治疗来说，没有唯一正确的"电梯游说[①]"，但是我们鼓励咨询师自己创造一个并熟记于心。这个"电梯游说"可以为不同的受众量身定制。随着时间的推移，它很有可能不断发展，并变得更加口语化。它会引人提问，这也是进一步解释这个疗法的机会。

由于非整合系统治疗的咨询师并不会用到某些整合系统治疗的术语，因此第二个建议是避免使用诸如元构架和蓝图之类的词，直到或除非另一方对它们有所了解。问题序列、解法序列和限制的概念相对容易解释，不过在没有详细讲解的情况下，可以分别把它们称为互动模式、解决方案和使来访者无法解决问题的因素。其他术语，诸如优势力量、治疗同盟以及假设元构架中的一些名称（如发展因素、精神信仰议题、家庭组织、性别议题）是其他咨询师也比较熟悉的。从矩阵中选择的干预技术也都是常用的说法。

我们鼓励新手 IST 咨询师从同盟理论的角度考虑与同事的关系，并在与他们的讨论中引入带有系统思维的个案概念化。有一位刚毕业并致力于整合系统治疗的家庭治疗师在一家精神专科医院的住院部工作。她的同事来自各种背景，包括社会工作、咨询和临床心理学。她的职责包括与患者的家人一起将患者转移回家，帮助个体来访者处理心理创伤和情绪调节，带领治疗团

---

① 英文 "elevator pitch"，即在同乘电梯的短暂时间里完成的介绍。——译者注

体及认知行为治疗和辩证行为治疗的技能团体。她所在的工作单位偏行为治疗取向，大多数咨询师都专门从事认知行为治疗。因此，这个工作环境对于IST 咨询师来说无异于"异国他乡"。她的同事们不会系统性地思考，更倾向于用治疗方法匹配具体的问题（而不是与问题序列相匹配），并且跟她也没有一致的核心假设（整合系统治疗的理论支柱和指导原则）。不过，这位咨询师与她的导师分享说，尽管面临这些挑战，她还是能感到同事们欣赏她个案概念化的能力。她用自己的"电梯游说"来解释自己的做法，但并没有尝试推销它。她与同事们建立了合作的同盟关系，并就具体案例分享了她的想法。她指出，尽管同事们倾向于将病理归因于患者及其家庭，但当她谈到来访者及其家庭的优势力量时，同事们也都有积极的反馈。她发现，她可以在工作中游刃有余地应用整合和系统的治疗，而且她的视角对同事也产生了重大影响。

经验丰富的咨询师在整合系统治疗中面临的发展性问题

随着时间的推移，咨询师的能力和信心都在逐步提升，于是就迈入了伦内斯坦德和斯科夫霍特（Rønnestad & Skovholt，2003，2013）所说的经验丰富的从业者阶段。这个阶段的发展任务包括：在保持专业上的成长的同时避免停滞和 / 或职业倦怠，整合个人和职业的自我，以及找到或创建与职业自我高度一致的工作角色和环境。这一阶段的专业成长是由对个人和专业经验的反思来驱动的。经验丰富的咨询师在学习上可以更多地关注内在而不是外在，尽管来自外部的新信息会不断丰富他们的知识库。

对于处在这个发展阶段的 IST 咨询师来说，随着他们可以更游刃有余地运用精髓图示的任务、指导原则和蓝图，临床工作变得更像一种直觉——只要按部就班地去做就好了。比如，他们在寻找解法序列时不会去想"我咨询中的下一步是要寻找解法序列"。他们做假设时也不必思考"那么我的假设是什么呢？"。经验丰富的 IST 咨询师认为，这种直觉的产生源于内化了整合系统治疗的概念和过程，并与咨询师自我修养的发展融为一体。这位咨询师接着说：

> 咨询时，我会处在一种物我两忘的心流之中，全然地沉浸于当下。我觉得我的工作是有锚点的。我想，这样的锚点可能基于我潜意识中的推理或直觉，而这些是我在积累了许多整合系统治疗的经验之后自然出现的。这感觉像是从不断的实践中生发出来的智慧。我认为，新手咨询师通常不会有这种根基坚实的、有锚点的感觉，所以他们会感到焦虑。我通常会在两次会谈之间进行有意识的推理，也就是当我有机会对我的工作进行反思或者当我能够消化和整理会谈中所有的反馈时，我再把这份觉察带入下一次会谈。（S. Goldstein，私下沟通，2016 年 3 月 14 日）

这个发展阶段的挑战在于平衡直觉与有意识的反思、谨慎的假设以及对学习新知识的追求。另一位觉得自己的工作偏直觉化的、经验丰富的 IST 咨询师说，在她感到工作卡住或不确定时，会更有意识地用到整合系统治疗的思考：

> 当我需要仔细斟酌的时候，我就必须有意识地思考接下来为什么要走这一步以及应该怎么做。这可以发生在会谈中，也可以发生在会谈外（无论是在与同行的案例研讨中，还是独自反思时）。对我来说，在这种时候，整合系统治疗的训练会以更加有意识的方式体现。比如，我会问自己："我应该从间接来访系统中邀请谁来参与会谈？""是什么限制了这个人？""我应该如何处理这个限制？"另外，在我尝试向来访者解释我的想法时，我也会更加有意识地进行思考。当我去解释时，我必须用语言描述我对改变以及在系统中限

制改变的力量的假设和想法。(J. Kinsman，私下沟通，2016 年 3 月
14 日)

另一位咨询师，也是本书的作者之一，这样说：

> 我的确认为我对于整合系统治疗的运用变得越来越直觉化了。
> 这并不是说我的工作越来越多地基于不假思索的本能和直觉，而是
> 本能的确在发挥作用，并且本能也会受到整合系统治疗的影响。比
> 如，我会自然而然地注意到来访者的优势力量，因为我所学的已经
> 变成了一种深层的直觉。我会这么做，并不是因为有意识的理性思
> 维在告诉我要去寻找优势力量。我不会有意识地考虑整合系统治疗
> 的指导原则，而只是从问题和问题序列入手，在可行的情况下寻找
> 一个行动上的干预技术，并时刻保持对同盟关系的关注。不过，在
> 有的会谈中，我也会更有意识地进行假设或者计划。某些特定的反
> 馈可能会让我在思考时非常谨慎。我感激这种更加缜密的思考模
> 式，也知道我需要用它来确保服务的质量，并去识别我需要继续学
> 习和成长的领域。(W. P. Russell，私下沟通，2016 年 4 月 16 日)

在这个阶段，IST 咨询师会用灵活且高度个性化的方式使用他们已经熟
悉的概念和干预技术。他们发展出了自己的工作方式。尽管他们忠实于整合
系统治疗，不过在使用它的构架时，也不会那么机械化，而是更加灵活。与
其说他们在使用整合系统治疗，不如说他们与这个疗法合二为一。他们精通
治疗性对话，善于读取来访者的反馈，并擅长迷途知返。可以将这些治疗性
对话比作爵士乐。爵士乐是结构化的（旋律和节奏），也是即兴创作的。爵士
乐手会围绕着基本结构进行即兴演奏，一边演奏，一边创造新的音乐。此外，
乐手之间不断地互相回应，希望他们的声音作为一个整体会优于各个部分的

总和。这样的音乐，不管在哪里产生，都是独一无二的。无论出现了多么奇妙的化学反应，都永远不会以完全相同的方式再次发生。每组音乐就像每节咨询会谈一样，都提供了一个机会，去共同创造崭新而有价值的体验。

经验丰富的咨询师会继续把新的概念和干预技术融入整合系统治疗。例如，在参加了认知行为疗法的培训后，他们会提炼出想法和干预技术，并将之纳入自己的工作。尽管来自外部的学习不断持续，不过经验丰富的咨询师还是会愈发偏重于通过向内的探索来丰富他们的专业知识（Rønnestad & Skovholt，2003，2013）。无论是在干预的过程方面（假设、计划、对话和读取反馈），还是在对自己的运用方面，他们都可以依靠自己的经验和一套成熟的反思方式。不过，我们依然建议从业者无论经验水平如何，都定期进行与同行的案例研讨或接受督导，以检验自己的临床观点并获得其他从业者的支持。个人反思和临床咨询相结合可以预防或减轻特罗德–马蒂松等人（Trotter-Mathison et al.，2011）所提出的"**意义倦怠**"和"**关爱倦怠**"。"**意义倦怠**"是因为工作中的挑战感逐渐减少，觉得没有帮到来访者，或者跟选择咨询师作为职业的初心失去联结而产生的（p.152）；而"**关爱倦怠**"是因为跟来访者不断地重复建立依恋，工作，然后结束这一过程，以及身陷同情疲劳（Figley，1995，2002）和替代性创伤（McCann & Pearlman，1990）的危机而产生的（p.154）。

督导

经过多年的实践以后，咨询师通常会成为临床督导师。尽管在发展中走到这一步是很典型的，但也不是所有咨询师都会这么做。成为督导师，对于咨询师来说有多重好处。督导师有助于行业的发展，也是咨询师回馈行业的一种方式。同时，督导师反思咨询过程的能力可以提高和拓展，从而进一步激发其专业成长。最后，督导的视角也可以帮助督导师或者咨询师提升自我修养。以下关于督导的简要讨论提及了成为整合系统治疗的督导师的相关事宜。

系统和整合性督导的优势

里加齐奥－迪吉利奥（Rigazio-DiGilio，2014）认为，整合性的督导方式"能够更扎实全面地了解受督者和来访者的发展和适应状况"（p.252）。整合性的督导师具备多重视角以及决定何时使用不同视角的方法，从而可以根据参与者的特定需求、文化和背景量身定制督导方式。在整合系统治疗中，元构架为督导师提供了在督导过程中用于理解和干预的多重视角。

第二章介绍的关于整合性和系统性治疗方法的论点同样适用于整合和系统性的督导方法。特别是，整合系统治疗的多层次系统（本体论支柱）和系统中的递归（因果关系支柱）的概念，对于理解督导过程很有帮助。督导系统在概念上也是一个多层次系统，包括来访者、咨询师和督导师（有时还包括督导师的导师），以及所有这些层次之间的关系。这意味着督导师需要负责考虑来访者的需求、咨询师的学习目标，以及自己作为督导师的职能和发展。整合系统治疗的督导需要关注咨询师与督导师之间的关系，以及咨询师与来访系统之间的关系。

何时成为督导师

与心理咨询中所有的疗法一样，成为整合系统治疗的督导师意味着需要对受督者的临床工作和发展负责。计划做督导的咨询师必须了解督导师的角色和职责，掌握各种督导方法，认识到督导中各种关系层面的问题，并且理解督导中的伦理相关议题。此外，由于督导师负责确保受督者提供的咨询符合专业标准，因此咨询师成为督导师的前提是需要在咨询的胜任力、信心和自主能力上都达到中等以上的水准。IST 咨询师如果可以对自己在整合系统治疗上的实践有持续而有力的反思过程，并且有兴趣成为督导师，那么在毕业后临床实践的第三年或许就可以准备好受训成为督导师了。这里的重点是"开始受训"。整合系统治疗秉承着婚姻家庭治疗领域的传统，也致力于为培养出更多的督导师贡献力量。

　　督导准备的充分程度也取决于受督者的经验水平。督导师和受督者都需要觉得督导师有足够的知识储备和经验让受督者受益。我们在婚姻家庭治疗研究生项目中的经验表明，培养和任用整合系统治疗职业初期的督导师是可行的。在年复一年的结业访谈中，临近毕业的学生们都对督导十分满意，并把它看作研究生阶段最宝贵的财富之一。得到了如此高评价的督导师们都是谁呢？他们中的大多数人都是从我们的项目毕业的、具有 2 年以上临床经验的毕业生（2 年也大约是毕业生能够获得独立执业的执照的时间）。我们将经验最丰富的督导师和经验最少的督导师得到的反馈进行比较，结果说明，尽管经验很受重视，但只要督导师能胜任并能获得学生的尊重，那么学生最终的学习效果是类似的。

　　这里说到的督导经历的大背景是，我们的项目通过了婚姻家庭治疗教育认证委员会（Commission on Accreditation for Marriage and Family Therapy Education，CAMFTE）的认证。婚姻家庭治疗教育认证委员会规定，凡经认证的项目必须使用经美国婚姻家庭治疗协会（American Association for Marriage and Family Therapy，AAMFT）批准的督导师或经批准的督导师候选人（正在接受精心培训的准督导师）。美国婚姻家庭治疗协会（AAMFT，2014）提供了包含督导的学习目标和督导胜任力的系统化模型。与学习成为咨询师的过程相仿，学习成为督导师也需要参加课程、讨论、督导实践和督导指导（对督导的督导）。这个过程通常需要 2 ～ 3 年完成。

整合系统治疗的概念在督导中的应用

　　整合系统治疗的督导所涉及的不仅是指导受督者实践整合系统治疗，还包括使用整合系统治疗的方法理解督导过程，并支持咨询师获得核心胜任力。在这里，我们没有对整合系统治疗的督导进行详尽阐述，而是提出了一些整合系统治疗的督导师必须学会在督导过程中运用的概念。

同盟

布瑞琳（Breunlin，2016）阐明了同盟理论［包括任务、目标和盟约（Bordin，1979；Pinsof & Catherall，1986）］如何统一了看似完全不同的培训目标，并可作为"培训核心"（p.524）。同盟中的目标和任务维度为督导提供了方向性的指导，受督者可以由此学习如何实施计划元构架。同时，督导通过咨询师的自我修养方面的工作来处理盟约方面的问题，包括咨询师对来访者的情感反应及相应的应对策略。

除了来访者和受督者的同盟关系，督导还会重点关注督导师与受督者之间的同盟关系。受督者是否觉得被尊重？觉得在情感上有安全感？并且觉得受到了充分的挑战？督导师和受督者对督导任务和目标的看法是否一致？例如，如果督导师不愿给训练初期的受督者提出具体建议，受督者可能会因此变得更加焦虑而对督导产生懊恼的情绪。又或者，如果受督者总是不能提供咨询录像，那么受督者和督导师可能在该项督导任务上尚未达成一致，即在督导中要通过观看咨询录像来学习。这些分歧必须得到纠正，才能发展出更好的同盟关系，实现训练目标。

整合系统治疗的精髓

精髓图示提供了一个有效的督导工具。它可以用来引导受督者觉察他们在咨询中正在处理精髓图示中的哪项任务。这让咨询会谈或者会谈中的某个时刻的目标变得更加明晰。督导师还可以把精髓图示用作解决问题的指南，去处理在咨询或督导过程中出现的任何问题。从培训的角度来看，受督者在督导中获得的胜任力，究其根本无非就是如何成为更好的咨询师的解法序列。如果受督者难以实行解法序列（掌握胜任力），那么督导师和受督者要去识别限制，并寻找移除限制的方法。例如，如果受督者不愿介入家庭成员之间的冲突序列，那么我们可以针对这个问题制订一个具体计划（解法序列），同时在角色扮演中练习并在咨询中实行这个计划，最后在咨询现场或咨询录像中回顾这个计划。如果解法序列不能被实行，督导师会询问是什么妨碍了咨询师的行动？这个问题有助于在一个或多个假设元构架中识别限制。

蓝图

蓝图中的决策过程也可以应用于督导过程。督导师和受督者一起合作检验关于以下问题的假设：督导系统是如何运作的，哪些因素可能限制了它的运作，哪些优势力量可以用来处理这些限制并实行解法序列（包括督导师的胜任力）。整合系统治疗的假设元构架（组织、发展、文化、心智、性别、生物和精神信仰）代表了督导系统中可能存在的限制类别。在之前提到的受督者在干预冲突时遇到困难的例子中，督导师会问："是什么让你无法进行干预？"或者"在你想到要进行干预时，有什么感觉？"如果受督者认为恐惧是一种限制，那么督导师和受督者可以制订一个计划来应对或减少这种恐惧，让受督者有效地处理个案并获得处理冲突的胜任力。如果受督者报告，在自己的文化背景和原生家庭中，公开冲突和表达愤怒是不受鼓励的，那么这个问题也必须得到解决。

整合系统治疗的指导原则

整合系统治疗的督导师会在督导过程中运用整合系统治疗的指导原则。他们会考虑到系统各个层面的优势力量，并在考虑更复杂的、间接的解决方案之前，先通过直接的、此时此地的、简单的解决方案指导咨询和受督者的发展。此外，是否改变针对来访系统或者受督者的计划会受到失败驱动指导原则和对同盟关系的考量的影响。

督导师会用整合系统治疗的指导原则指导受督者的发展，去尊重受督者的优势力量，并相信所有的临床胜任力都可以通过直接的教练来获得（优势指导原则），除非受督者自己证明并非如此。此外，在督导的干预中，行动策略不仅会作为建立胜任力的初始手段（成本效益指导原则和时序指导原则），还是识别建立该胜任力时遇到的限制的一个步骤。在受督者不愿干预来访者之间的冲突的例子中，督导师很可能会从鼓励受督者直接施展临床胜任力开始（序列转换指导原则和成本效益指导原则）："去试着直接停止他们之间的互动，重新引导这个过程。"如果这种以行动为导向的"去做吧"的方法不能帮助受督者建立临床胜任力，那么对限制的探索会引出移除限制或用不同的方式对待这些限制的计划，好让胜任力得以发展。

尽管整合系统治疗的督导师强烈鼓励所有新手咨询师接受心理咨询（来获得作为来访者的体验、处理作为咨询师的压力以及提高自我觉察力），不过，建议咨询师在心理咨询中讨论在临床实践中遇到的相关限制，则是一个不那么直接的、更加复杂的处理方式。因此，督导师不会因为某个特定的限制而推荐心理咨询（成本效益指导原则和时序指导原则），除非确定直接的培养胜任力的方法和移除情绪及信念方面限制的方法都不能有效地帮助受督者建立胜任力（失败驱动指导原则）。在必要时，这样的做法为那些没有根据常规建议接受心理咨询的受督者提供了更实际、更有说服力的论据，鼓励他们接受心理咨询。

成为督导师对专业发展的影响

成为督导师意味着咨询师已经获得了相当丰富的经验和专业知识。尽管督导师这样的身份地位很诱人，不过我们发现咨询师选择成为督导师的主要原因还是因为热爱。培养新一代咨询师给他们带来了意义感和满足感，为行业做出了贡献，也促进了督导师的个人和专业发展。

通过这样的"回馈"，督导师也反思了自己在专业中的信念、实践和对自身的运用。督导过程帮助督导师从多个新角度看待自己的实践和职业。第一，为了对受督者有所帮助，督导师必须明确自己对工作的看法。这为督导师提供了一个机会来重新审视自己可能已经习以为常或变成直觉的做法。第二，督导师因为可以通过受督者的视角看他们的工作和世界，从而拓宽了自己的世界观。第三，整合系统治疗督导中对于多层次系统的关注提升了督导师对复杂系统进行概念化的能力。第四，督导过程也培养了反思的习惯。研究证明，这种习惯可以促进我们在各个经验阶段上的专业发展（Rønnestad & Skovholt，2003，2013）。

持续成长

我们可以把整合系统治疗比作人体的骨骼。它为咨询的进行和咨询师的职业发展提供了一个框架结构。骨骼为身体提供了支撑，也为运动提供了框架。它承受着重量，定义并实现着多种多样的动作，承载着器官系统，也为心脏和大脑提供栖身之所和保护。

随着咨询师变得越来越有经验（整合系统治疗的理念和实践已经深入骨髓），他们不再关注怎么移动或者在哪里移动关节，而是自然而然地运动。他们的运动方式与整合系统治疗的骨架所允许的方式一致，但同时也受到他们个人喜好和风格影响。此外，"咨询的心跳和血流，尽管不由该模型限定，但最终也会成为模型（骨骼）的一部分，并由咨询师的自我修养驱动"（S. Goldstein，私下沟通，2016 年 3 月 14 日）。整合系统治疗整理了与咨询实践有关的知识体系和干预策略，并提供了如何使用它们的结构和指导原则。工作中最核心的部分，包括同理心、情绪智力、人际关系胜任力和对自身的运用，都是咨询师自我修养的一部分。每一位从业者都会带来"心脏"，并把它整合到整合系统治疗的框架中。

IST 咨询师的发展有三个焦点：（1）在实践中保持以整合系统治疗的整合性、系统性和有实证依据的特性作为基础；（2）继续获取并整合新的知识和技能；（3）继续提升咨询师的自我修养。随着经验的积累，这些焦点会变得越来越整合而一致。不过，我们的学习和专业发展是持续终身的，正如我们永远无法完全掌握整合系统治疗一样。总会有新的概念、知识和技能可以被整合，咨询师的自我修养也总会有新的发展。即使进入咨询师职业生涯的后期，我们也在面对一个不断进步的、持续的且永无止境的尝试掌握整合系统治疗的过程。

伦内斯坦德和斯科夫霍特（Rønnestad & Skovholt，2003，2013）定义的最后一个发展阶段是资深从业者阶段。他们发现，达到这个阶段所需要的实践年限的中位数在 20 ~ 25 年。资深临床工作者通常有一定的社会地位，能力强，并对工作感到满意。由于预期寿命的增长，资深临床工作者可能会在这个阶段工作 20 年甚至更长时间。伦内斯坦德和斯科夫霍特找到了这类临床工作者可能面临的发展风险，包括智性冷漠（intellectual apathy）、对"新"疗法的排斥和批判怀疑，以及对日常工作感到无聊。整合系统治疗的理论广度、全面性以及对新思想和干预技术的开放性为抵御这些风险提供了一定的保护。不过，我们也认为，定期参与同行案例研讨、督导、给予同行指导或者教授课程或工作坊，是最有可能长期持续地让资深临床工作者不故步自封、玩世不恭或麻木冷漠的方法。因为这些活动让咨询师对他们的临床工作进行反思，并与其他咨询师建立联结。

在这个发展阶段，资深咨询师极有可能失去了一些重要的人和事，还有其他影响深远的生活经历。他们历经了生命周期的大部分阶段，并面对了与之相关的种种逆境。同时，他们也面临着可能会到来的失去。这些经历，以及从经历中获取的知识，都有可能加深他们对生活困境的理解，并提高他们进行有效咨询的能力。尽管这些智慧的获得与整合系统治疗或者任何治疗模型都不甚相关，更多地来自个人对生活的适应以及对这些经历持续的反思和自省，不过整合系统治疗还是欢迎这些发展，并为整合这些发展提供了空间。

整合系统治疗的未来

鉴于整合系统治疗的组织、关注的广度、整合性本质以及给发展个人风格和偏好留下的空间，它是持续的专业发展和终身学习的理想构架。最后，我们想提及的是整合系统治疗逐渐展现的生命周期。随着心理咨询和相关科学领域的不断进步，整合系统治疗也将继续发展。整合系统治疗会把新的发现纳入人类体验之网，把新的干预技术归入矩阵。关于沟通、关系和治疗同盟的新研究将被放入对话和反馈的部分。此外，整合系统治疗的结构可能会像过去这些年来一样被不断修改，以增强它适应新兴知识和实践的能力。例如，在限制之网最初的概念化中（Breunlin，Schwartz & Mac Kune-Karrer，1992，1997），我们是想把生物作为系统的一个层次（当然，它依旧是），但是随着神经生物学的发展及其在理解心身联系（D. Siegel，2007）和人际关系（Fishbane，2007；D.Siegel，1999）中的运用，对疾病和家庭关系的研究（Rolland，1994a，1994b，2003），以及生物心理社会的遗传模型（Rolland & Williams，2005）的出现，我们最终将生物定为一个元构架。这能帮助我们更好地对生理限制提出假设。我们创立整合系统治疗，并希望它能经久不衰，当然这并不是出于作为心理咨询实践的权威，而是出于希望它随着领域的发展而不断发展，同时可以持续地支持实践者的自我发展和专业成长。

整合系统治疗的指导原则

1. 以问题为中心指导原则	所有的干预都应该在某种形式上与来访系统的主诉问题或困扰相关联。
2. 优势指导原则	除非有证据推翻这一点，否则我们总是会假设来访系统仅需要咨询师很少的直接介入，就可以凭借他们自身的优势力量和资源来移除限制并实行解法序列。
3. 评估干预不可分指导原则	评估和干预是两个密不可分且齐头并进的过程，它们贯穿咨询的整个进程，并且使得促进问题解决的假设和治疗计划都得以不断淬炼。
4. 序列转换指导原则	咨询师的首要任务就是辅助将关键的问题序列替换成备选的、更具适应性的解法序列，而这些解法序列可以缓解或减轻问题。
5. 实证依据指导原则	为了将效果和效率都最大化，心理咨询实践必须持续不断地以实证和科学数据为依据。
6. 教育指导原则	咨询是一个教育的过程，在这个过程中，咨询师以来访者可以整合的速度尽快地给出自己的技能、知识和专长。
7. 成本效益指导原则	咨询要从更廉价、更直接、更简明的干预开始，如果需要，再移向花费更多、更间接、更复杂的干预。

续表

8. 人际情境指导原则	只要是可能的并且恰当的，无论是什么性质的干预，在人际情境中做干预总是好过在个体情境中。
9. 时序指导原则	咨询开始时的焦点通常在此时此地，当咨询中有更复杂、更久远的限制出现时，咨询就会发展成聚焦在过去的。
10. 失败驱动指导原则	当现有的干预不足以改变限制，以使主诉问题的解法序列得以实行时，治疗性的转变就在此出现了。
11. 同盟优先指导原则	发展、维持并修复治疗同盟比实践准则（计划矩阵的箭头）更重要，除非这样做会从根本上损害咨询的效用和 / 或完整性。

From "Integrative Problem-Centered Metaframeworks Therapy Ⅰ: Core Concepts and Hypothesizing," by D. C. Breunlin, W. Pinsof, W. P. Russell, and J. Lebow, 2011, *Family Process*, *50*, p. 301. Copyright 2011 by Wiley. Reprinted with permission.

/ 参考文献 /

Adams, J., & Boscolo, L. (2003). Milan systemic therapy. In L. L. Hecker & J. L. Wetchler (Eds.), *An introduction to marriage and family therapy* (pp. 123–148). New York, NY: Haworth Press.

American Association for Marriage and Family Therapy. (2014). *Approved supervision designation: Standards handbook.*

American Cancer Society. (2009). *Cancer facts and figures 2009.*

Anderson, C. M., Hogarty, G., Bayer, T., & Needleman, R. (1984). Expressed emotion and social networks of parents of schizophrenic patients. *The British Journal of Psychiatry, 144*, 247–255.

Aponte, H. J. (2009). The stress of poverty and the comfort of spirituality. In F. Walsh (Ed.), *Spiritual resources in family therapy* (2nd ed., pp. 125–140). New York, NY: Guilford Press.

Aponte, H. J., & Kissil, K. (Eds.). (2016). *The person of the therapist training model: Mastering the use of self.* New York, NY: Routledge.

Baer, R. A. (2003). Mindfulness training as a clinical intervention: A conceptual and empirical review. *Clinical Psychology: Science and Practice, 10*, 125–143.

Baker, K. A. (1999). The importance of cultural sensitivity and therapist self-awareness when working with mandatory clients. *Family Process, 38*, 55–67.

Baldwin, M. (Ed.). (2013). *The use of self in therapy* (3rd ed.). New York, NY: Routledge.

Bandura, A. (1969). *Principles of behavior modification.* New York, NY: Holt, Rinehart and Winston.

Bandura, A. (1989). Human agency in social cognitive theory. *American Psychologist, 44*, 1175–1184.

Bandura, A. (1991). Social cognitive theory of self-regulation. *Organizational Behavior and Human Decision Processes, 50*, 248–287.

Barlow, D. H. (2008). *Clinical handbook of psychological disorders: A step-by-step treatment manual* (4th ed.). New York, NY: Guilford Press.

Barlow, D. H., Craske, M. G., Cerny, J. A., & Klosko, J. S. (1989). Behavioral treatment of panic disorder. *Behavior Therapy, 20*, 261–282.

Barlow, D. H., Raffa, S. D., & Cohen, E. M. (2002). Psychosocial treatments for panic disorders, phobias, and generalized anxiety disorder. In P. E. Nathan & J. M. Gorman (Eds.), *A guide to treatments that work* (2nd ed., pp. 301–335). London, England: Oxford University Press.

Barsky, A. E. (2010). Assumed privilege: A double-edged sword. In S. K. Anderson & V. A. Middleton (Eds.), *Explorations in diversity: Examining privilege and oppression in a multicultural society* (pp. 139–148). Boston, MA: Cengage Learning.

Bateson, G. (1972). *Steps to an ecology of mind: Collected essays in anthropology, psychiatry, evolution, and epistemology.* Northvale, NJ: Jason Aronson.

Baucom, D. H., Epstein, N. B., LaTaillade, J. J., & Kirby, J. S. (2002). Cognitive–behavioral couple therapy. In A. S. Gurman & N. S. Jacobson (Eds.), *Clinical handbook of couple therapy* (3rd ed., pp. 31–72). New York, NY: Guilford Press.

Baucom, D. H., Epstein, N., & Norman, B. (1990). *Cognitive–behavioral marital therapy.* Levittown, PA: Brunner/Mazel.

Beck, J. S. (2011). *Cognitive behavior therapy: Basics and beyond* (2nd ed.). New York, NY: Guilford Press.

Berg, I. K. (1994). *Family-based services: A solution-focused approach.* New York, NY: Norton.

Beutler, L. E., Consoli, A. J., & Lane, G. (2005). Systematic treatment selection and prescriptive psychotherapy. In J. C. Norcross & M. R. Goldfried (Eds.), *Handbook of psychotherapy integration* (pp. 121–143). London, England: Oxford University Press.

Birdwhistell, R. (1962). An approach to communication. *Family Process, 1,* 194–201.

Blume, L. B., & Blume, T. W. (2003). Toward a dialectical model of family gender discourse: Body, identity, and sexuality. *Journal of Marriage and Family, 65,* 785–794.

Blumenthal, J. A., Babyak, M. A., Doraiswamy, P. M., Watkins, L., Hoffman, B. M., Barbour, K. A., . . . Sherwood, A. (2007). Exercise and pharmacotherapy in the treatment of major depressive disorder. *Psychosomatic Medicine, 69,* 587–596.

Bordin, E. S. (1979). The generalizability of the psychoanalytic concept of the working alliance. *Psychotherapy: Theory, Research & Practice, 16,* 252–260.

Boszormenyi-Nagy, I., & Krasner, B. (1986). *Between give and take.* New York, NY: Brunner.

Boszormenyi-Nagy, I., & Spark, G. M. (1973). *Invisible loyalties: Reciprocity in intergenerational family therapy.* New York, NY: Harper & Row.

Bowen, M. (1974). Toward the differentiation of self in one's family of origin. In F. Andres & J. Lorio (Eds.), *Georgetown family symposium* (Vol. 1, pp. 222–242). Washington, DC: Georgetown University Medical Center.

Bowen, M. (1978). *Family therapy in clinical practice.* Northvale, NJ: Jason Aronson.

Bowen, M. (2004). Family reaction to death. In F. Walsh & M. McGoldrick (Eds.), *Living beyond loss: Death in the family* (2nd ed., pp. 85–98). New York, NY: Norton.

Boyd-Franklin, N. (2012). *Reaching out in family therapy: Home-based, school, and community interventions.* New York, NY: Guilford Press.

Breunlin, D. C. (1979). Non-verbal communication in family therapy. In S. Walrond-Skinner (Ed.), *Family and marital psychotherapy: A critical approach* (pp. 106–131). London, England: Routledge and Kegan Paul.

Breunlin, D. C. (1988). Oscillation theory and family development. In C. J. Falicov (Ed.), *Family transitions: Continuity and change over the life cycle* (pp. 133–158). New York, NY: Guilford Press.

Breunlin, D. C. (1989). Clinical implications of oscillation theory: Family development and the process of change. In C. Ramsey (Ed.), *The science of family medicine* (pp. 135–149). New York, NY: Guilford Press.

Breunlin, D. C. (1999). Toward a theory of constraints. *Journal of Marital and Family Therapy, 25,* 365–382.

Breunlin, D. C. (2016). Advancing training and supervision of family therapy. In T. L. Sexton & J. L. Lebow (Eds.), *Handbook of family therapy* (pp. 517–529). New York, NY: Routledge.

Breunlin, D. C., & Jacobsen, E. (2014). Putting the "family" back into family therapy. *Family Process, 53,* 462–475.

Breunlin, D. C., Pinsof, W., Russell, W. P., & Lebow, J. (2011). Integrative problem-centered metaframeworks therapy Ⅰ: Core concepts and hypothesizing. *Family Process, 50,* 293–313.

Breunlin, D. C., Rampage, C., & Eovaldi, M. L. (1995). Family therapy supervision: Toward an integrative perspective. In R. H. Mikesell, D.-D. Lusterman, & S. H. McDaniel (Eds.), *Integrating family therapy: Handbook of family psychology and systems theory* (pp. 547–560). Washington, DC: American Psychological Association.

Breunlin, D. C., & Schwartz, R. C. (1986). Sequences: Toward a common denominator of family therapy. *Family Process, 25,* 67–87.

Breunlin, D. C., Schwartz, R. C., & Mac Kune-Karrer, B. (1992). *Metaframeworks: Transcending the models of family therapy.* San Francisco, CA: Jossey-Bass.

Breunlin, D. C., Schwartz, R. C., & Mac Kune-Karrer, B. (1997). *Metaframeworks: Transcending the models of family therapy* (Rev. ed.). San Francisco, CA: Jossey-Bass.

Brody, S. (2010). The relative health benefits of different sexual activities. *Journal of Sexual Medicine, 7,* 1336–1361.

Bronfenbrenner, U. (2005). *Making human beings human: Bioecological perspectives on human development.* Thousand Oaks, CA: Sage.

Chambers, A. L. (2012). A systemically infused, integrative model for conceptualizing couples' problems: The four session evaluation. *Couple and Family Psychology: Research and Practice, 1,* 31–47.

Chambers, A. L., & Kravitz, A. M. (2011). Understanding the disproportionately low marriage rate among African Americans: An amalgam of sociological and psychological constraints. *Family Relations, 60,* 648–660.

Chambers, A. L., & Lebow, J. (2008). Common and unique factors in assessing African American couples. In L. L. Abate (Ed.), *Toward a science of clinical psychology: Laboratory evaluations and interventions* (pp. 263–281). New York, NY: Nova Science.

Christensen, A., Doss, B. D., & Jacobson, N. S. (2014). *Reconcilable differences: Rebuild your relationship by rediscovering the partner you love—without losing yourself* (2nd ed.). New York, NY: Guilford Press.

Christensen, A., Jacobson, N. S., & Babcock, J. C. (1995). *Integrative behavioral couple therapy.* New York, NY: Guilford Press.

Claiborn, C. D., & Goodyear, R. K. (2005). Feedback in psychotherapy. *Journal of Clinical Psychology, 61,* 209–217.

Claiborn, C. D., Goodyear, R. K., & Horner, P. A. (2001). Feedback. *Psychotherapy: Theory, Research, & Practice, 38*, 401–405.

Clarkin, J. F., Hurt, S. W., & Mattis, S. (1994). Psychological and neuropsychological assessment. In R. E. Hales, S. C. Yudofsky, & J. A. Talbott (Eds.), *The American psychiatric press textbook of psychiatry* (2nd ed., pp. 247–276). Washington, DC: American Psychiatric Association.

Cole, E. R. (2009). Intersectionality and research in psychology. *American Psychologist, 64*, 170–180.

Coontz, S. (2005). *Marriage, a history: How love conquered marriage.* New York, NY: Penguin Books.

Craske, M. G. (1999). *Anxiety disorders: Psychological approaches to theory and treatment.* New York, NY: Basic Books.

Curlin, F. A., Lawrence, R. E., Odell, S., Chin, M. H., Lantos, J. D., Koenig, H. G., & Meador, K. G. (2007). Religion, spirituality, and medicine: Psychiatrists' and other physicians' differing observations, interpretations, and clinical approaches. *The American Journal of Psychiatry, 164*, 1825–1831.

Decuyper, M., De Bolle, M., & De Fruyt, F. (2012). Personality similarity, perceptual accuracy, and relationship satisfaction in dating and married couples. *Personal Relationships, 19*, 128–145.

De Jong, P., & Berg, I. K. (2001). Co-constructing cooperation with mandated clients. *Social Work, 46*, 361–374.

Dell, P. F. (1984). The first international conference on epistemology, psychotherapy and psychopathology: Charge to the conference. *Journal of Strategic & Systemic Therapies, 3*, 43–49.

Dell, P. F. (1986). In defense of "lineal causality." *Family Process, 25*, 513–521.

de Shazer, S. (1985). *Keys to solutions in brief therapy.* New York, NY: Norton.

de Shazer, S., Berg, I. K., Lipchik, E., Nunnally, E., Molnar, A., Gingerich, W., & Weiner-Davis, M. (1986). Brief therapy: Focused solution development. *Family Process, 25*, 207–221.

Doherty, W. J. (2009). Morality and spirituality in therapy. In F. Walsh (Ed.), *Spiritual resources in family therapy* (2nd ed., pp. 215–228). New York, NY: Guilford Press.

Drum, D. J., Brownson, C., Burton Denmark, A., & Smith, S. E. (2009). New data on the nature of suicidal crises in college students: Shifting the paradigm. *Professional Psychology: Research and Practice, 40*, 213–222.

Edwards, T. M., & Patterson, J. E. (2006). Supervising family therapy trainees in primary care medical settings: Context matters. *Journal of Marital and Family Therapy, 32*, 33–43.

Ekman, P. (2003). *Emotions revealed.* New York, NY: Henry Holt.

Faiver, C. M., Ingersoll, R. E., O'Brien, E., & McNally, C. (2001). *Explorations in counseling and spirituality: Philosophical, practical, and personal reflections.* Pacific Grove, CA: Brooks Cole.

Fiese, B. H. (2006). *Family routines and rituals.* New Haven, CT: Yale University Press.

Fiese, B. H., Foley, K. P., & Spagnola, M. (2006). Routine and ritual elements in family mealtimes: Contexts for child well-being and family identity. *New Directions for Child and Adolescent Development, 2006*(111), 67–89.

Fiese, B. H., Tomcho, T. J., Douglas, M., Josephs, K., Poltrack, S., & Baker, T. (2002). A review of 50 years of research on naturally occurring family routines and rituals: Cause for celebration? *Journal of Family Psychology, 16*, 381–390.

Figley, C. R. (1995). Compassion fatigue: Toward a new understanding of the costs of caring. In B. H. Stamm (Ed.), *Secondary traumatic stress: Self-care issues for clinicians, researchers and educators* (pp. 3–28). Baltimore, MD: Sidran Press.

Figley, C. R. (2002). Compassion fatigue: Psychotherapists' chronic lack of self care. *Journal of Clinical Psychology, 58*, 1433–1441.

Fishbane, M. D. (2007). Wired to connect: Neuroscience, relationships, and therapy. *Family Process, 46*, 395–412.

Fishbane, M. D. (2013). *Loving with the brain in mind: Neurobiology and couple therapy.* New York, NY: Norton.

Fraenkel, P. (2009). The therapeutic palette: A guide to choice points in integrative couple therapy. *Clinical Social Work Journal, 37*, 234–247.

Framo, J. L. (1976). Family of origin as a therapeutic resource for adults in marital and family therapy: You can and should go home again. *Family Process, 15*, 193–210.

Framo, J. L. (1992). *Family-of-origin therapy: An intergenerational approach.* Hove, England: Psychology Press.

Freedman, J., & Combs, G. (1996). *Narrative therapy.* New York, NY: Norton.

Freud, S. (1920). *A general introduction to psychoanalysis*.

Freud, S. (1994). The ego and the id: Part Ⅲ. The ego and the super-ego (ego ideal). In R. V. Frankiel (Ed.), *Essential papers on object loss* (pp. 52–58). New York: New York University Press.

Freud, S. (2003). *Psychopathology of everyday life*. Mineola, NY: Dover.

Friedlander, M. L., Escudero, V., Heatherington, L., & Diamond, G. M. (2011). Alliance in couple and family therapy. *Psychotherapy, 48*, 25–33.

Gallup. (2016). *Religion*.

Goldfried, M. R. (1982). *Converging themes in psychotherapy: Trends in psychodynamic, humanistic, and behavioral practice*. New York, NY: Springer.

Goldner, V. (1985). Feminism and family therapy. *Family Process, 24*, 31–47.

Goldner, V. (1988). Generation and gender: Normative and covert hierarchies. *Family Process, 27*, 17–31.

Goldner, V., Penn, P., Sheinberg, M., & Walker, G. (1990). Love and violence: Gender paradoxes in volatile attachments. *Family Process, 29*, 343–364.

Goldsmith, J. (2012). *Rupture–repair events in couple therapy: An exploration of the prevalence of sudden drops in couple therapy alliance, and their impact on therapy progress* (Doctoral dissertation).

Goodrich, T. J. (1991). *Women and power: Perspectives for family therapy*. New York, NY: Norton.

Goodrich, T. J., Rampage, C., Ellman, B., & Halstead, K. (1988). *Feminist family therapy: A casebook*. New York, NY: Norton.

Gopnik, A., & Seiver, E. (2009). Reading minds: How infants come to understand others. *Zero to Three, 30*, 28–32.

Gorske, T. T., & Smith, S. R. (2009). *Collaborative therapeutic neuropsychological assessment*. New York, NY: Springer.

Gottlieb, L. (2011, July/August). How to land your kid in therapy. *The Atlantic*.

Gottman, J. M. (1993). The roles of conflict engagement, escalation, and avoidance in marital interaction: A longitudinal view of five types of couples. *Journal of Consulting and Clinical Psychology, 61*, 6–15.

Gottman, J. M. (2001). Meta-emotion, children's emotional intelligence, and buffering children from marital conflict. In C. D. Ryff & B. H. Singer (Eds.), *Emotion, social relationships, and health series in affective science* (pp. 23–40).

Gottman, J. M., & Levenson, R. W. (2002). A two-factor model for predicting when a couple will divorce: Exploratory analyses using 14-year longitudinal data. *Family Process, 41*, 83–96.

Gottman, J. M., & Notarius, C. I. (2000). Decade review: Observing marital interaction. *Journal of Marriage and the Family, 62*, 927–947.

Greenberg, J., & Mitchell, S. (1983). *Object relations in psychoanalytic theory*. Cambridge, MA: Harvard University Press.

Greenberg, L. S. (1979). Resolving splits: Use of the two-chair technique. *Psychotherapy: Theory, Research and Practice, 76*, 316–324.

Greenberg, L. S. (2011). *Emotion-focused therapy*. Washington, DC: American Psychological Association.

Greenberg, L. S., & Iwakabe, S. (2011). Emotion-focused therapy and shame. In R. L. Dearing & J. P. Tangney (Eds.), *Shame in the therapy hour* (pp. 69–90).

Griffith, M. E. (1995). Opening therapy to conversations with a personal God. In K. Weingarten (Ed.), *Cultural resistance: Challenging beliefs about men, women, and therapy* (pp. 123–139).

Griffith, M. E. (1999). Opening therapy to conversations with a personal God. In F. Walsh (Ed.), *Spiritual resources in family therapy* (pp. 209–222). New York, NY: Guilford Press.

Gross, J. J., & Thompson, R. A. (2007). Emotion regulation: Conceptual foundations. In J. J. Gross (Ed.), *Handbook of emotion regulation* (pp. 3–24). New York, NY: Guilford Press.

Guntrip, A. S., & Rudnytsky, P. L. (2013). *The psychoanalytic vocation: Rank, Winnicott, and the legacy of Freud*. London, England: Routledge.

Guntrip, H. (1969). *Schizoid phenomena, object relations and the self*. New York, NY: Norton.

Gurman, A. S. (1983). Family therapy research and the "new epistemology." *Journal of Marital and Family Therapy, 9*, 227–234.

Gurman, A. S. (2008). Integrative couple therapy: A depth-behavioral approach. In A. S. Gurman (Ed.), *Clinical handbook of couple therapy* (4th ed., pp. 383–423). New York, NY: Guilford Press.

Haaga, D. A., McCrady, B., & Lebow, J. (2006). Integrative principles for treating substance use disorders. *Journal of Clinical Psychology, 62,* 675–684.

Haley, J. (1976). *Problem-solving therapy.* San Francisco, CA: Jossey-Bass.

Haley, J. (1987). *Problem-solving therapy* (2nd ed.). San Francisco, CA: Jossey-Bass.

Haley, J., & Erickson, M. H. (1973). *Uncommon therapy.* New York, NY: Norton.

Hamill, S., & Goldberg, B. (1997). Between adolescents and aging grandparents: Midlife concerns of adults in the "sandwich generation." *Journal of Adult Development, 4,* 135–147.

Hayes, S. C., Strosahl, K., & Wilson, K. G. (1999). *Acceptance and commitment therapy: An experiential approach to behavior change.* New York, NY: Guilford Press.

Heru, A. M. (2014). Working with families in medical settings. *Journal of Child and Family Studies, 23,* 764–765.

Hodge, D. R. (2001). Spiritual assessment: A review of major qualitative methods and a new framework for assessing spirituality. *Social Work, 46,* 203–214.

Holtzheimer, P. E., III, Snowden, M., & Roy-Byrne, P. P. (2010). Psychopharmacological treatments for patients with neuropsychiatric disorders. In S. C. Yudofsky & R. E. Hales (Eds.), *Essentials of neuropsychiatry and behavioral neurosciences* (2nd ed., pp. 495–530). Arlington, VA: American Psychiatric Publishing.

Hooley, J. M. (2007). Expressed emotion and relapse of psychopathology. *Annual Review of Clinical Psychology, 3,* 329–352.

Hopko, D. R., Robertson, S. M. C., & Lejuez, C. W. (2006). Behavioral activation for anxiety disorders. *The Behavior Analyst Today, 7,* 212–232.

Horner, M. J., Ries, L. A., Krapcho, M., Neyman, N., Aminou, R., Howlader, N., . . . Edwards, B. K. (2009). *Surveillance, Epidemiology, and End Results Program: SEER cancer statistics review, 1975–2006.*

Horvath, A. O., & Bedi, R. P. (Eds.). (2002). The therapeutic alliance. In J. C. Norcross (Ed.), *Psychotherapy relationships that work: Therapist relational contributions to effective psychotherapy* (pp. 37–69). New York, NY: Oxford University Press.

Horvath, A. O., & Greenberg, L. (1989). Development and validation of the working alliance inventory. *Journal of Counseling Psychology, 36,* 223–233.

Imber-Black, E., Roberts, J., & Whiting, R. A. (Eds.). (1988). *Rituals in families and family therapy.* New York, NY: Norton.

Jacobson, N. S., & Margolin, G. (1979). *Marital therapy: Strategies based on social learning and behavior exchange principles.* Larchmont, NY: Brunner/Mazel.

Jacobson, N. S., Martell, C. R., & Dimidjian, S. (2001). Behavioral activation for depression: Returning to contextual roots. *Clinical Psychology: Science and Practice, 8,* 255–270.

Jannini, E. A., Fisher, W. A., Bitzer, J., & McMahon, C. G. (2009). Is sex just fun? How sexual activity improves health. *Journal of Sexual Medicine, 6,* 2640–2648.

Johnson, S. M. (2002). *Emotionally focused couple therapy with trauma survivors: Strengthening attachment bonds.* New York, NY: Guilford Press.

Johnson, S. M. (2015). Emotionally focused couple therapy. In A. S. Gurman, J. L. Lebow, & D. K. Snyder (Eds.), *Clinical handbook of couple therapy* (5th ed., pp. 97–128). New York, NY: Guilford Press.

Kabat-Zinn, J. (2003). Mindfulness-based interventions in context: Past, present, and future. *Clinical Psychology: Science and Practice, 10,* 144–156.

Karney, B. R., & Bradbury, T. N. (2000). Attributions in marriage: State or trait? A growth curve analysis. *Journal of Personality and Social Psychology, 78,* 295–309.

Kazantzis, N., & L'Abate, L. (Eds.). (2007). *Handbook of homework assignments in psychotherapy: Research, practice, prevention.*

Kazdin, A. E. (2011). Evidence-based treatment research: Advances, limitations, and next steps. *American Psychologist, 66,* 685–698.

Keeney, B. P. (1982). What is an epistemology of family therapy? *Family Process, 21,* 153–168.

Kernberg, O. F. (1976). *Object relations theory and clinical psychoanalysis.* New York, NY: Jason Aronson.

Kerr, M. E., & Bowen, M. (1988). *Family evaluation: An approach based on Bowen theory.* New York, NY: Norton.

Kilpatrick, A. C., & Holland, T. P. (2005). *Working with families: An integrative model by level of need* (4th ed.). Boston, MA: Allyn & Bacon.

Knobloch-Fedders, L. M., Pinsof, W. M., & Mann, B. J. (2007). Therapeutic alliance and treatment progress in couple psychotherapy. *Journal of Marital and Family Therapy, 33,* 245–257.

Kohut, H. (1968). The psychoanalytic treatment of narcissistic personality disorders: Outline of a systematic approach. *The Psychoanalytic Study of the Child, 23,* 86–113.

Kohut, H. (1971). *The analysis of the self.* New York, NY: International Universities Press.

Kohut, H. (1977). *The restoration of the self.* New York, NY: International Universities Press.

Kohut, H. (1984). *How does analysis cure?*

Kramer, C. H. (1980). *Becoming a family therapist: Developing and integrated approach to working with families.* New York, NY: Human Sciences Press.

Langer, E. J. (1992). Matters of mind: Mindfulness/mindlessness in perspective. *Consciousness and Cognition, 1,* 289–305.

Lebow, J. L. (1995). Open-ended therapy: Termination in marital and family therapy. In R. H. Mikesell, D.-D. Lusterman, & S. H. McDaniel (Eds.), *Integrating family therapy: Handbook of family psychology and systems theory* (pp. 73–86).

Lebow, J. L. (2014). *Couple and family therapy: An integrative map of the territory.*

Lebow, J., & Newcomb Rekart, K. (2007). Integrative family therapy for high-conflict divorce with disputes over child custody and visitation. *Family Process, 46,* 79–91.

Lebow, J. L., & Sexton, T. L. (2015). The evolution of family and couple therapy. In T. L. Sexton & J. L. Lebow (Eds.), *Handbook of family therapy* (pp. 1–9). New York, NY: Routledge.

Levenson, H. (2010). *Brief dynamic therapy.* Washington, DC: American Psychological Association.

Lincourt, P., Kuettel, T. J., & Bombardier, C. H. (2002). Motivational interviewing in a group setting with mandated clients: A pilot study. *Addictive Behaviors, 27,* 381–391.

Linehan, M. M., Heard, H. L., & Armstrong, H. E. (1993). Naturalistic follow-up of a behavioral treatment for chronically parasuicidal borderline patients. *Archives of General Psychiatry, 50,* 971–974.

Luborsky, L., & Barrett, M. S. (2006). The history and empirical status of key psychoanalytic concepts. *Annual Review of Clinical Psychology, 2,* 1–19.

Lucksted, A., McFarlane, W., Downing, D., & Dixon, L. (2012). Recent developments in family psychoeducation as an evidence-based practice. *Journal of Marital and Family Therapy, 38,* 101–121.

Madanes, C. (1981). *Strategic family therapy.* San Francisco, CA: Jossey-Bass.

Malpas, J. (2011). Between pink and blue: A multi-dimensional family approach to gender nonconforming children and their families. *Family Process, 50,* 453–470.

Mark, T. L., Levit, K. R., & Buck, J. A. (2009). Datapoints: Psychotropic drug prescriptions by medical specialty. *Psychiatric Services, 60,* 1167.

Maturana, H. R., & Varela, F. J. (1980). *Autopoiesis and cognition: The realization of the living.*

McAdams, D. P. (2001). *The person: An integrated introduction to personality psychology* (3rd ed.). Fort Worth, TX: Harcourt College.

McAdams, D. P. (2006). *The person: A new introduction to personality psychology* (4th ed.). Hoboken, NJ: Wiley.

McCann, I. L., & Pearlman, L. A. (1990). Vicarious traumatization: A framework for understanding the psychological effects of working with victims. *Journal of Traumatic Stress, 3,* 131–149.

McCrady, B. S., & Epstein, E. E. (2013). *Addictions: A comprehensive guidebook.* New York, NY: Oxford University Press.

McDaniel, S. H. (2005). The psychotherapy of genetics. *Family Process, 44,* 25–44.

McDaniel, S. H., Doherty, W. J., & Hepworth, J. (2013). *Medical family therapy and integrated care* (2nd ed.). Washington, DC: American Psychological Association.

McGoldrick, M., Gerson, R., & Petry, S. S. (2008). *Genograms: Assessment and intervention.* New York, NY: Norton.

Meichenbaum, D. (1977). Cognitive behaviour modification. *Cognitive Behaviour Therapy, 6,* 185–192.

Messer, S. B., & Warren, C. S. (1995). *Models of brief psychodynamic therapy: A comparative approach.* New York, NY: Guilford Press.

Miller, S. D., Hubble, M. A., & Duncan, B. L. (1996). *Handbook of solution-focused brief therapy.* San Francisco, CA: Jossey-Bass.

Miller, W. R., & Rollnick, S. (2012). *Motivational interviewing: Helping people change* (3rd ed.). New York, NY: Guilford Press.

Miller, W. R., & Rose, G. S. (2009). Toward a theory of motivational interviewing. *American Psychologist, 64,* 527–537.

Minuchin, S. (1974). *Families and family therapy.* Cambridge, MA: Harvard University Press.

Minuchin, S. (1987). *Consultation interview.* Staten Island, NY: South Beach Psychiatric Center.

Minuchin, S., & Fishman, H. C. (1981). *Family therapy techniques.* Cambridge, MA:

Harvard University Press.

Mojtabai, R., & Olfson, M. (2010). National trends in psychotropic medication polypharmacy in office-based psychiatry. *Archives of General Psychiatry, 67*, 26–36.

Morgan, O. J., & Litzke, C. H. (2008). *Family intervention in substance abuse: Current best practices*. Philadelphia, PA: Haworth Press.

Morgan, O. J., & Litzke, C. H. (2013). *Family intervention in substance abuse: Current best practices* (Vol. 26). New York, NY: Routledge.

Nagoski, E. (2015). *Come as you are: The surprising new science that will transform your sex life*. New York, NY: Simon & Schuster.

Nathan, P. E., & Gorman, J. M. (2007). *A guide to treatments that work* (3rd ed.).

National Institute of Neurological Disorders and Stroke. (2014). *Brain basics: Understanding sleep*. Bethesda, MD: National Institute of Neurological Disorders and Stroke, National Institutes of Health.

Neff, L. A., & Karney, B. R. (2004). How does context affect intimate relationships? Linking external stress and cognitive processes within marriage. *Personality and Social Psychology Bulletin, 30*, 134–148.

Neff, L. A., & Karney, B. R. (2009). Stress and reactivity to daily relationship experiences: How stress hinders adaptive processes in marriage. *Journal of Personality and Social Psychology, 97*, 435–450.

Neugarten, B. L. (1968). *Middle age and aging: A reader in social psychology*. Chicago, IL: University of Chicago Press.

Nichols, M. P. (2009). *The lost art of listening: How learning to listen can improve relationships* (2nd ed.). New York, NY: Guilford Press.

Norcross, J. C. (Ed.). (2002). *Psychotherapy relationships that work: Therapist contributions and responsiveness to patients*. London, England: Oxford University Press.

Norcross, J. C. (2011). *Psychotherapy relationships that work: Evidence-based responsiveness* (2nd ed.).

Norcross, J. C., Hedges, M., & Castle, P. H. (2002). Psychologists conducting psychotherapy in 2001: A study of the Division 29 membership. *Psychotherapy: Theory, Research, Practice, Training, 39*, 97–102.

Norcross, J. C., Krebs, P. M., & Prochaska, J. O. (2011). Stages of change. In J. C. Norcross (Ed.), *Psychotherapy relationships that work: Evidence-based responsiveness* (2nd ed., pp. 279–300). New York, NY: Oxford University Press.

Norcross, J. C., & Lambert, M. J. (2011a). Evidence-based therapy relationships. In J. C. Norcross (Ed.), *Psychotherapy relationships that work: Evidence based responsiveness* (2nd ed., pp. 3–22).

Norcross, J. C., & Lambert, M. J. (2011b). Psychotherapy relationships that work Ⅱ. *Psychotherapy, 48*, 4–8.

Norcross, J. C., & Wampold, B. E. (2011). Evidence-based therapy relationships: Research conclusions and clinical practices. *Psychotherapy, 48*, 98–102.

O'Dell, M. (2003). Intersecting worldviews: Including vs. imposing spirituality in therapy. *Family Therapy Magazine, 2*(5), 26–30.

O'Donohue, W. T., Henderson, D. A., Hayes, S. C., Fisher, J. E., & Hayes, L. J. (Eds.). (2001). *A history of the behavioral therapies: Founders' personal histories*. Reno, NV: Context Press.

Oksenberg, J. R., & Hauser, S. L. (2010). Mapping the human genome with new-found precision. *Annals of Neurology, 67*, A8–A10.

Orlinsky, D. E., & Rønnestad, M. H. (2005). *How psychotherapists develop: A study of therapeutic work and professional growth.*

Overholser, S. C. (1993). Elements of the Socratic Method: Systematic questioning. *Psychotherapy: Theory, Research, Practice, Training, 30*, 67–74.

Padesky, C. A. (1993, September). *Socratic questioning: Changing minds or guiding discovery*. Paper presented at the meeting of the European Congress of Behavioural and Cognitive Therapies, London, England.

Patterson, G. R., Reid, J. B., & Dishion, T. J. (1992). *A social interactional approach: Vol. 4. Antisocial boys*. Eugene, OR: Castaglia.

Patterson, J. E., & Vakili, S. (2014). Relationships, environment, and the brain: How emerging research is changing what we know about the impact of families on human development. *Family Process, 53*, 22–32.

Paul, N. L., & Paul, B. B. (1986). *A marital puzzle: Transgenerational analysis in marriage counseling*. Hove, England: Psychology Press.

Perel, E. (2006). *Mating in captivity*. New York, NY: HarperCollins.

Perepletchikova, F., Hilt, L. M., Chereji, E., & Kazdin, A. E. (2009). Barriers to implementing treatment integrity procedures: Survey of treatment outcome researchers.

Journal of Consulting and Clinical Psychology, 77, 212–218.

Perls, F. S. (1968). *Gestalt therapy verbatim*. Boulder, CO: Real People Press.

Perls, F. S. (1969). *In and out the garbage pail*. Lafayette, CA: Real People Press.

Perls, F. S. (1971). *Gestalt therapy verbatim*. New York, NY: Bantam Books.

Piaget, J. (1952). *The origins of intelligence in children*.

Pinsof, W. M. (1983). Integrative problem centered therapy: Toward the synthesis of family and individual psychotherapies. *Journal of Marital and Family Therapy, 9*, 19–35.

Pinsof, W. M. (1994a). An integrative systems perspective on the therapeutic alliance: Theoretical, clinical, and research implications. In A. O. Horvath & L. S. Greenberg (Eds.), *The working alliance: Theory, research, and practice* (pp. 173–195). Oxford, England: Wiley.

Pinsof, W. M. (1994b). An overview of integrative problem centered therapy: A synthesis of family and individual psychotherapies. *Journal of Family Therapy, 16*, 103–120.

Pinsof, W. M. (1995). *Integrative problem-centered therapy: A synthesis of family, individual, and biological therapies*. New York, NY: Basic Books.

Pinsof, W. M. (2002). Integrative problem-centered therapy. In F. W. Kaslow (Ed.), *Comprehensive handbook of psychotherapy: Integrative/eclectic* (Vol. 4, pp. 341–366). Hoboken, NJ: Wiley.

Pinsof, W. M. (2017). The Systemic Therapy Inventory of Change—STIC: A multisystemic and multi-dimensional system to integrate science into psychotherapeutic practice. In T. Tilden & B. Wampold (Eds.), *Routine outcome monitoring in couple and family therapy* (pp. 85–101). New York, NY: Springer.

Pinsof, W. M., Breunlin, D. C., Chambers, A. L., Solomon, A. H., & Russell, W. P. (2015). Integrative problem-centered metaframeworks approach. In A. S. Gurman, J. L. Lebow, & D. K. Snyder (Eds.), *Clinical handbook of couple therapy* (5th ed., pp. 161–191). New York, NY: Guilford Press.

Pinsof, W. M., Breunlin, D. C., Russell, W. P., & Lebow, J. L. (2011). Integrative problem-centered metaframeworks therapy II : Planning, conversing, and reading feedback. *Family Process, 50*, 314–336.

Pinsof, W. M., & Catherall, D. R. (1986). The integrative psychotherapy alliance: Family, couple, and individual therapy scales. *Journal of Marital and Family Therapy, 12*, 137–151.

Pinsof, W. M., Goldsmith, J. Z., & Latta, A. T. (2012). Information technology and feedback research can bridge the scientist–practitioner gap: A couple therapy example. *Couple and Family Psychology: Research and Practice, 1*, 253–273.

Pinsof, W. M., & Lebow, J. L. (2005). A scientific paradigm for family psychology. In W. M. Pinsof & J. L. Lebow (Eds.), *Family psychology: The art of the science* (pp. 3–19). New York, NY: Oxford University Press.

Pinsof, W. M., Tilden, T., & Goldsmith, J. (2016). Empirically informed couple and family therapy: Past, present, and future. In T. L. Sexton & J. L. Lebow (Eds.), *Handbook of family therapy* (pp. 500–516). New York, NY: Routledge.

Pinsof, W. M., Zinbarg, R., & Knobloch-Fedders, L. M. (2008). Factorial and construct validity of the revised short form integrative psychotherapy alliance scales for family, couple, and individual therapy. *Family Process, 47*, 281–301.

Pinsof, W. M., Zinbarg, R. E., Shimokawa, K., Latta, T. A., Goldsmith, J. Z., Knobloch Fedders, L. M., . . . Lebow, J. L. (2015). Confirming, validating, and norming the factor structure of Systemic Therapy Inventory of Change Initial and Intersession. *Family Process, 54*, 464–484.

Pisani, A. R., & McDaniel, S. H. (2005). An integrative approach to health and illness in family therapy. In J. L. Lebow (Ed.), *Handbook of clinical family therapy* (pp. 569–590). Hoboken, NJ: Wiley.

Poerksen, B., Koeck, A. R., & Koeck, W. K. (2004). *The certainty of uncertainty: Dialogues introducing constructivism.* Charlottesville, VA: Imprint Academic.

Pos, A. E., Greenberg, L. S., & Warwar, S. H. (2009). Testing a model of change in the experiential treatment of depression. *Journal of Consulting and Clinical Psychology, 77*, 1055–1066.

Prochaska, J. O., & DiClemente, C. C. (1984). *The transtheoretical approach: Crossing traditional boundaries of therapy.* Homewood, IL: Dow/Jones Irwin.

Rampage, C. (2002a). Marriage in the 20th century: A feminist perspective. *Family Process, 41*, 261–268.

Rampage, C. (2002b). Working with gender in couple therapy. In A. S. Gurman & N. S. Jacobson (Eds.), *Clinical handbook of couple therapy* (3rd ed., pp. 533–545). New York, NY: Guilford Press.

Reid, W., & Epstein, L. (1972). *Task-centered casework.* New York, NY: Columbia

University Press.

Rigazio-DiGilio, S. A. (2014). Common themes across systemic integrative supervision models. In T. Todd & C. Storm (Eds.), *The complete systemic supervisor: Content, philosophy, and pragmatics* (2nd ed., pp. 231–282). Chichester, England: Wiley.

Rogers, C. R. (1965). The therapeutic relationship: Recent theory and research. *Australian Journal of Psychology, 17*, 95–108.

Rolland, J. S. (1994a). *Families, illness, and disability: An integrative treatment model.* New York, NY: Basic Books.

Rolland, J. S. (1994b). In sickness and in health: The impact of illness on couples' relationships. *Journal of Marital and Family Therapy, 20*, 327–347.

Rolland, J. S. (2003). Mastering family challenges in illness and disability. In F. Walsh (Ed.), *Normal family processes: Growing diversity and complexity* (3rd ed., pp. 460–489).

Rolland, J. S., & Williams, J. K. (2005). Toward a biopsychosocial model for 21st-century genetics. *Family Process, 44*, 3–24.

Rønnestad, M. H., & Skovholt, T. M. (2003). The journey of the counselor and therapist: Research findings and perspective on professional development. *Journal of Career Development, 30*, 5–44.

Rønnestad, M. H., & Skovholt, T. M. (2013). *The developing practitioner: Growth and stagnation of therapists and counselors.* New York, NY: Routledge.

Rooney, R. H. (2010). Task-centered interventions with involuntary clients. In R. H. Rooney (Ed.), *Strategies for work with involuntary clients* (2nd ed., pp. 167–217). New York, NY: Columbia University Press.

Ruddy, N., & McDaniel, S. H. (2016). Medical family therapy. In T. L. Sexton & J. L. Lebow (Eds.), *Handbook of family therapy* (pp. 471–483). New York, NY: Routledge.

Russell, W. P. (2005, February). *Action, meaning, and emotion in relational therapy.* Lecture presented at the Master of Science in Marriage and Family Therapy Program, Northwestern University, Evanston, IL.

Russell, W. P., Pinsof, W., Breunlin, D. C., & Lebow, J. (2016). Integrative problem centered metaframeworks (IPCM) therapy. In T. L. Sexton & J. Lebow (Eds.), *Handbook of family therapy* (pp. 530–544). New York, NY: Routledge.

Savege-Scharff, J., & Scharff, D. E. (2002). Object relations therapy. In J. Carlson & D. Kjos (Eds.), *Theories and strategies of family therapy* (pp. 251–274). Boston, MA:

Allyn & Bacon.

Scharff, D. E., & de Varela, Y. (2005). Object relations couple therapy. In A. S. Gurman (Ed.), *Handbook of couples therapy* (pp. 141–156). Hoboken, NJ: Wiley.

Scharff, D. E., & Scharff, J. S. (2005). Psychodynamic couple therapy. In G. O. Gabbard, J. S. Beck, & J. Holmes (Eds.), *Oxford textbook of psychotherapy* (pp. 67–75). New York, NY: Oxford University Press.

Scharff, M. E. D. (Ed.). (1995). *Object relations theory and practice: An introduction.* New York, NY: Jason Aronson.

Scheflen, A. E. (1978). Susan smiled: On explanation in family therapy. *Family Process, 17,* 59–68.

Scheinkman, M., & DeKoven Fishbane, M. D. (2004). The vulnerability cycle: Working with impasses in couple therapy. *Family Process, 43,* 279–299.

Schwartz, P. (1995). *Love between equals: How peer marriage really works.* New York, NY: Touchstone.

Schwartz, R. (2013). *Evolution of the internal family systems model.* Oak Park, IL: Center for Self Leadership.

Selvini Palazzoli, M., Boscolo, L., Cecchin, G., & Prata, G. (1978). *Paradox and counterparadox: A new model in the therapy of the family in schizophrenic transaction* (E. V. Burt, Trans.). Lanham, MD: Jason Aronson.

Siegel, D. (1999). *The developing mind: Toward a neurobiology of interpersonal experience.* New York, NY: Guilford Press.

Siegel, D. (2007). *The mindful brain: Reflection and attunement in the cultivation of well being.* New York, NY: Norton.

Siegel, J. P. (2015). Object relations couple therapy. In A. S. Gurman, J. L. Lebow, & D. K. Snyder (Eds.), *Clinical handbook of couple therapy* (5th ed., pp. 224–245). New York, NY: Guilford Press.

Simon, G. M. (2003). *Beyond technique in family therapy: Finding your therapeutic voice.* Boston, MA: Allyn & Bacon.

Simon, G. M. (2006). The heart of the matter: A proposal for placing the self of the therapist at the center of family therapy research and training. *Family Process, 45,* 331–344.

Skenazy, L. (2009). *Free range kids: How to raise safe, resilient children.* San Francisco, CA: Jossey-Bass.

Skerrett, K. (2016). We-ness and the cultivation of wisdom in couple therapy. *Family Process*, *55*, 48–61.

Solomon, A. H. (2001). *Stories of us: A qualitative analysis of sex differences in the relationship narratives of recently married women and men* (Unpublished doctoral dissertation). Northwestern University, Evanston, IL.

Sprenkle, D., Davis, S., & Lebow, J. L. (2009). *Common factors in couple and family therapy: The overlooked foundation for effective practice*. New York, NY: Guilford Press.

Stahl, S. M. (2013). *Stahl's essential psychopharmacology: Neuroscientific basis and practical applications*. Cambridge, England: Cambridge University Press.

Stanton, M., & Welsh, R. (2012). Systemic thinking in couple and family psychology research and practice. *Couple and Family Psychology: Research and Practice*, *1*, 14–30.

Stricker, G., & Trierweiler, S. J. (1995). The local clinical scientist. A bridge between science and practice. *American Psychologist*, *50*, 995–1002.

Substance Abuse and Mental Health Services Administration. (2014). *Results from the 2013 National Survey on Drug Use and Health: Summary of national findings* (NSDUH Series H-48, HHS Publication No. SMA 14-4863). Rockville, MD: Author.

Sue, D. W., Capodilupo, C. M., Torino, G. C., Bucceri, J. M., Holder, A. M., Nadal, K. L., & Esquilin, M. (2007). Racial microaggressions in everyday life: Implications for clinical practice. *American Psychologist*, *62*, 271–286.

Summers, F. (1994). *Object relations theories and psychopathology: A comprehensive text*. London, England: The Analytic Press.

Summers, F. (2013). *Transcending the self: An object relations model of psychoanalytic therapy*. New York, NY: Routledge.

Taffel, R. (2012). Are parents obsolete? The decline and fall of parental authority. *Psychotherapy Networker*, *36*(1), 22.

Tarragona, M. (2008). Postmodern/poststructuralist therapies. In J. L. Lebow (Ed.), *Twenty-first century psychotherapies: Contemporary approaches to theory and practice* (pp. 167–205). Hoboken, NJ: Wiley.

Terkelson, K. (1980). Toward a theory of the family life cycle. In E. A. Carter & M. McGoldrick (Eds.), *The family life cycle: A framework for family therapy* (pp. 21–52). New York, NY: Gardner Press.

Thoma, N. C., & Cecero, J. J. (2009). Is integrative use of techniques in psychotherapy the exception or the rule? Results of a national survey of doctoral-level practitioners. *Psychotherapy: Theory, Research, Practice, Training, 46*, 405–417.

Tomm, K. (1987a). Interventive interviewing: Part Ⅰ. Strategizing as a fourth guideline for the therapist. *Family Process, 26*, 3–13.

Tomm, K. (1987b). Interventive interviewing: Part Ⅱ. Reflexive questioning as a means to enable self-healing. *Family Process, 26*, 167–183.

Tomm, K. (1988). Interventive interviewing: Part Ⅲ. Intending to ask lineal, circular, strategic, or reflexive questions? *Family Process, 27*, 1–15.

Trotter-Mathison, M., Koch, J. M., Sanger, S., & Skovholt, T. M. (Eds.). (2011). *Voices from the field: Defining moments in counselor and therapist development*. New York, NY: Routledge.

Truax, C. B., & Carkhuff, R. R. (1967). *Toward effective counseling and psychotherapy*. Chicago, IL: Aldine.

Turkle, S. (2011). *Alone together: Why we expect more from technology and less from each other*. New York, NY: Basic Books.

U.S. Senate Special Committee on Aging. (2002). *Faces of aging: Personal struggles to confront the long-term care crisis*.

von Bertalanffy, L. (1968). *General systems theory: Foundations, development, applications*. New York, NY: Braziller.

von Bertalanffy, L. (1975). *Perspectives on general system theory: Scientific–philosophical studies*. New York, NY: Braziller.

von Foerster, H. (1984). Principles of self-organization—in a socio-managerial context. In H. Ulrich & G. J. B. Probst (Eds.), *Self-organization and management of social systems: Insights, promises, doubts, and questions* (pp. 2–24).

Walsh, F. (2006). *Strengthening family resilience* (2nd ed.). New York, NY: Guilford Press.

Walsh, F. (2009). *Spiritual resources in family therapy*. New York, NY: Guilford Press.

Walsh, F., & McGoldrick, M. (2004). Loss and the family: A systemic perspective. In F. Walsh & M. McGoldrick (Eds.), *Living beyond loss: Death in the family* (2nd ed., pp. 3–26). New York, NY: Norton.

Watts-Jones, T. D. (2010). Location of self: Opening the door to dialogue on intersectionality in the therapy process. *Family Process, 49*, 405–420.

Watzlawick, P. (1977). *How real is real? Confusion, disinformation, communication.* New York, NY: Vintage Books.

Watzlawick, P., Bavelas, J. B., & Jackson, D. D. (1967). *Pragmatics of human communication: A study of interactional patterns, pathologies, and paradoxes.* New York, NY: Norton.

Watzlawick, P., Weakland, J. H., & Fisch, R. (1974). *Change: Principles of problem formation and problem resolution.* Oxford, England: Norton.

Weinberg, R. S., & Gould, D. (2014). *Foundations of sport and exercise psychology* (6th ed.). Champaign, IL: Human Kinetics.

Whiffen, V. E. (2003). What attachment theory can offer marital and family therapists. In S. M. Johnson & V. E. Whiffen (Eds.), *Attachment processes in couple and family therapy* (pp. 389–398). New York, NY: Guilford Press.

White, M., & Epston, D. (1990). *Narrative means to therapeutic ends.* New York, NY: Norton.

White, M., & Epston, D. (2004). Externalizing the problem. In C. Malone, L. Forbat, M. Robb, & J. Seden (Eds.), *Relating experience: Stories from health and social care* (pp. 88–94). London, England: Routledge.

Wiener, N. (1961). *Cybernetics: Or control and communication in the animal and the machine* (2nd ed.).

Wile, D. B. (2002). Collaborative couple therapy. In A. S. Gurman & N. S. Jacobson (Eds.), *Clinical handbook of couple therapy* (3rd ed., pp. 281–307). New York, NY: Guilford Press.

Winnicott, D. W. (1962). The theory of the parent–infant relationship: Further remarks. *International Journal of Psychoanalysis, 43,* 238–239.

Wolpe, J., & Lazarus, A. A. (1966). *Behavior therapy techniques: A guide to the treatment of neuroses.* Elmsford, NY: Pergamon Press.

Wood, B. (1985). Proximity and hierarchy: Orthogonal dimensions of family interconnectedness. *Family Process, 24,* 487–507.

World Health Organization. (2002). *World Health Report* 2002—*Reducing risks, promoting healthy life.*

World Health Organization. (2016). *International statistical classification of diseases and related health problems* (10th rev.).

Wynne, L. C. (1984). The epigenesis of relational systems: A model for understanding family development. *Family Process, 23*, 297–318.

Zilbergeld, B. (1999). *The new male sexuality*. New York, NY: Bantam Books.

Zinbarg, R. E., Lee, J. E., & Yoon, K. L. (2007). Dyadic predictors of outcome in a cognitive–behavioral program for patients with generalized anxiety disorder in committed relationships: A "spoonful of sugar" and a dose of non-hostile criticism may help. *Behaviour Research and Therapy, 45*, 699–713.

威廉·M. 平索夫（William M. Pinsof） 博士，注册婚姻与家庭治疗师（Licensed Marriage and Family Therapist，LMFT），美国职业心理学委员会成员（American Board of Professional Psychology，ABPP），临床心理学家，家庭治疗师，美国西北大学心理学临床教授。于 1975 年加入芝加哥家庭研究院，在 1986—2016 年担任该院院长，并推动该院成为西北大学的附属学院，将之更名为美国西北大学家庭研究院。平索夫博士提倡心理咨询的整合，致力于将家庭系统的观点和实践整合到更普遍和综合的心理咨询实践中。他在 2016 年成立了"平索夫家庭系统（Pinsof Family Systems）"机构，旨在强化并治愈复杂的家庭系统。

道格拉斯·C. 布瑞林（Douglas C. Breunlin） 社会管理理学硕士，注册婚姻与家庭治疗师，注册临床社工（Licensed Clinical Social Worker，LCSW），现任美国西北大学家庭研究院心理学临床教授，婚姻家庭治疗硕士项目主任。他此前的著作有：《元构架：超越家庭治疗的各模型》（*Metaframeworks: Transcending the Models of Family Therapy*）以及《家庭治疗培训及督导手册》（*The Handbook of Family Therapy Training and Supervision*）。他发表过 60 余篇论文，并任 4 部期刊的编委。他在美国家庭治疗学会（American Family Therapy Academy）担任过秘书、财务主管和委员，并且是美国婚姻家庭治疗协会临床会员。

威廉·P. 罗素（William P. Russell） 社会工作硕士，注册临床社工，注册婚姻与家庭治疗师，现任美国西北大学家庭研究院心理学临床助理教授，婚姻家庭治疗硕士项目的核心教职主任。在过去 30 多年里，他一直在实践、教授并督导系统性及整合性的咨询，并且在学术和临床项目中都担任过领导者。他是美国婚姻家庭治疗协会认证督导师，并持有临床社会工作学位。他曾发表过与整合系统治疗相关的文章和书籍章节。

杰伊·L. 勒博（Jay L. Lebow） 博士，美国职业心理学委员会成员，注册婚姻与家庭治疗师，《家庭过程》（*Family Process*）期刊的主编，现任美国西北大学家庭研究院心理学临床教授及资深咨询师。他撰写或主编过 9 本著作，包括新近出版的《伴侣与家庭治疗》（*Couple and Family Therapy*）、《伴侣咨询临床手册》（*Clinical Handbook of Couple Therapy*），以及《家庭治疗手册》（*Handbook of Family Therapy*）。在过去的 30 多年里，他一直参与伴侣与家庭治疗的临床实践、督导和研究。勒博博士曾任伴侣与家庭心理学学会（Society for Couple and Family Psychology）主席，并且获得了该学会的"年度家庭心理学家"的荣誉称号，以及美国家庭治疗学会的"终身成就奖"。

谢丽尔·兰佩琪（Cheryl Rampage） 博士，现任美国西北大学家庭研究院学术及临床工作的资深顾问，她是西北大学婚姻家庭治疗硕士项目的首任主任，并在 2002—2015 年任家庭研究院副院长。兰佩琪博士是临床心理学家，撰写并发表了大量有关伴侣咨询中的亲密和性别议题的文章及书籍章节。她是西北大学临床助理教授，教授亲密关系课程。此外，她常年从事临床实践工作并聚焦在伴侣咨询上。

安东尼·L. 钱伯斯（Anthony L. Chambers） 博士，美国职业心理学委员会成员，现任美国西北大学家庭研究院首席学术官、应用心理学及家庭研究中心主任、心理学临床教授。他曾任美国心理学协会（American Psychological Association）伴侣与家庭心理学分会（Society for Couple and Family Psychology）会长及会士。钱伯斯博士在美国弗吉尼亚大学获得临床心理学博士学位，并在美国哈佛医学院和美国马萨诸塞州综合医院完成博士实习，专长为伴侣咨询。

主要术语中英文对照表 [①]

（按中文汉语拼音排序）

鲍恩派疗法（Bowenian therapy）

暴露疗法（exposure）

被放逐者（内在家庭系统）［exiles（internal family systems）］

本体论（ontology）

辩证行为疗法（dialectical behavior therapy）

表达性情绪（expressed emotion）

表观遗传学（epigenetics）

表述（statements）

并置（juxtapositions）

部分的工作（parts work）

策略派家庭和伴侣治疗（strategic family and couples therapy）

超越（transcendence）

成本效益指导原则（cost-effectiveness guideline）

此时此地取向（here-and-now approaches）

脆弱敏感循环（vulnerability cycle）

等级（hierarchy）

等价性（equifinality）

雕塑活动（sculpting activities）

动机式访谈（motivational interviewing）

短程心理动力治疗（brief psychodynamic therapies）

对话（conversation）

二次学习（deutero-learning）

发展（元构架）［development（metaframework）］

反馈（feedback）

　　解释性反馈（interpretive feedback）

　　描述性反馈（descriptive feedback）

　　批判性反馈（critical feedback）

　　评价性反馈（evaluative feedback）

　　情感表露的反馈（emotionally-disclosing feedback）

　　延迟的反馈（delayed feedback）

　　意料之外的反馈（unexpected feedback）

非评判的访谈（nonjudgmental interviewing）

非自愿来访者（involuntary client）

[①] 根据原文主题索引的词条列选了与整合系统治疗关联比较紧密的主要术语，以供中文读者学习使用。——译者注

精髓图示（essence diagram）

局部且渐进式认识（partial and progressive knowing）

决策图式（decision-making schema）

客体关系（object relations）

跨代联盟（cross-generation coalition）

来访系统（client system）

类比（analogies）

例行活动（routines）

孪生（twinning）

美国国家神经疾病和卒中研究院（National Institute of Neurological Disorders and Stroke）

美国婚姻家庭治疗协会（American Association for Marriage and Family Therapy，AAMFT）

盟约成分（bond component）

米兰系统治疗（Milan systemic therapy）

内在家庭系统（internal family systems，IFS）

逆向诠释（negative explanation）

评估干预不可分指导原则（assessment and intervention inseparability guideline）

破裂—修复技术（rupture-repair skills）

强制治疗（mandated therapy）

亲密伴侣暴力（intimate partner violence，IPV）

青少年研究中心（Institute for Juvenile Research，IJR）

情境（contexts）

情绪聚焦疗法（emotion-focused therapy）

情绪失调（emotion dysregulation）

人际情境指导原则（interpersonal guideline）

人类体验之网（web of human experience）

认知重构练习（cognitive restructuring exercise）

三明治一代（sandwich generation）

神经科学（neuroscience）

神经生物学（neurobiology）

神经心理评估（neuropsychological evaluation）

生物（元构架）[biology（metaframework）]

生物心理社会系统（biopsychosocial system）

失败驱动指导原则（failure-driven guideline）

时间线活动（timeline activities）

时序指导原则（temporal guideline）

实证依据指导原则（empirically informed guideline）

适当性（人际情境指导原则）[appropriateness（interpersonal guideline）]

适应良好的情感（adaptive emotions）

适应良好的想法（adaptive thoughts）

手把手地教来访者（shadowing clients）

他人—咨询师同盟（other–therapist alliance）

谈话治疗（talk therapy）

提问（questions）

　　反思性提问（reflexive question）

　　封闭式提问（closed question）

　　开放式提问（open question）

意义倦怠（meaning burnout）

引导性立场（instructive stance）

隐喻（metaphors）

优势力量（strengths）

优势指导原则（strength guideline）

有实证依据的咨询（empirically informed therapy）

语境治疗（contextual therapy）

元构架（metaframeworks）

灾难化预期提问（catastrophic expectation questions）

暂停隔离法（time-out intervention）

真实究竟有多真？［How real is real？（P. Watzlawick）］

整合的构架（integrative framework）

整合式行为伴侣咨询（integrative behavioral couples therapy）

整合系统治疗（Integrative Systemic Therapy，IST）

正向诠释（positive explanation）

直接来访亚系统（direct client subsystem）

指令（directives）

治疗蓝图（blueprint for therapy）

治疗情境（therapy context）

治疗同盟（therapeutic alliance）

治疗形式（therapeutic modalities）

主诉问题（presenting problem）

自恋性脆弱（narcissistic vulnerability）

自恋移情（narcissistic transference）

自体客体（self-objects）

自体心理学（self-psychology）

自我—咨询师同盟（self–therapist alliance）

自由放养育儿（free range parenting）

组织（元构架）［organization（metaframework）］

最小复杂度（minimal complexity）

最优治疗策略（best-fit strategy）